国家科学技术学术著作出版基金资助出版

# 现代医院应急理论与应用

Xiandai Yiyuan Yingji Lilun Yu Yingyong

主编 刘中民 王 韬

科学技术文献出版社
SCIENTIFIC AND TECHNICAL DOCUMENTATION PRESS
·北京·

**图书在版编目（CIP）数据**

现代医院应急理论与应用/刘中民，王韬主编. —北京：科学技术文献出版社，2021.3
（2022.7重印）
ISBN 978-7-5189-7667-6

Ⅰ.①现… Ⅱ.①刘… ②王… Ⅲ.①医院—突发事件—卫生管理—研究—中国 Ⅳ.① R199.2

中国版本图书馆 CIP 数据核字（2021）第 035792 号

## 现代医院应急理论与应用

| 策划编辑：邓晓旭 | 责任编辑：胡 丹 邓晓旭 | 责任校对：张吲哚 | 责任出版：张志平 |

出　版　者　科学技术文献出版社
地　　　址　北京市复兴路 15 号　邮编 100038
编　务　部　（010）58882938，58882087（传真）
发　行　部　（010）58882868，58882870（传真）
邮　购　部　（010）58882873
官 方 网 址　www.stdp.com.cn
发　行　者　科学技术文献出版社发行　全国各地新华书店经销
印　刷　者　北京虎彩文化传播有限公司
版　　　次　2021 年 3 月第 1 版　2022 年 7 月第 2 次印刷
开　　　本　787×1092　1/16
字　　　数　429 千
印　　　张　18.25　彩插 2 面
书　　　号　ISBN 978-7-5189-7667-6
定　　　价　158.00 元

# 主编简介

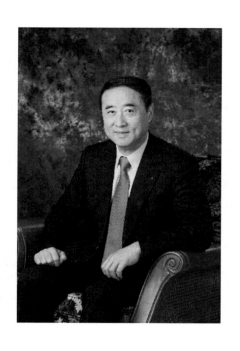

## 刘中民教授

刘中民，主任医师、教授、博士研究生导师，上海市东方医院院长，国务院特殊津贴专家，教育部长江学者特聘教授。中华医学会灾难医学分会、中华预防医学会灾难预防医学分会创始主任委员。曾获何梁何利基金科学与技术进步奖、国家科技进步奖二等奖、华夏医学科技奖卫生管理奖等。

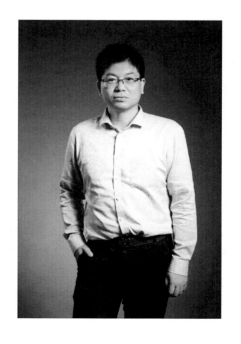

## 王韬教授

王韬，主任医师、教授、博士研究生导师，上海市东方医院灾难医学研究所常务副所长，急诊医学部常务副主任，应急管理办公室主任。上海市公共卫生重点学科负责人之一，赴武汉国家紧急医学救援队副领队。曾获全国创新争先奖状、国家科技进步奖二等奖、上海市科技进步奖一等奖。

# ❧ 编委会 ❧

**主　编**　刘中民（上海市东方医院）

　　　　　王　韬（上海市东方医院）

**副主编**　徐仲卿（上海交通大学医学院附属同仁医院）

　　　　　戴恒玮（上海市健康促进中心）

　　　　　韩　静（上海市东方医院）

**编　委**　（按首字母拼音排序）

　　　　　陈兴屹（上海市东方医院）

　　　　　丁　勇（上海市杨浦区大桥社区卫生服务中心）

　　　　　范璐敏（上海市东方医院）

　　　　　郭林翠（云南省玉溪市人民医院）

　　　　　韩　蕊（复旦大学附属华东医院）

　　　　　居宇峰（上海市第七人民医院）

　　　　　兰　林（四川大学华西医院）

　　　　　梁娜娜（山西医科大学第一医院）

　　　　　刘　欣（天津市天津医院）

　　　　　柳伊娜（上海市东方医院）

　　　　　马东妮（云南省玉溪市人民医院）

　　　　　唐维晶（华中科技大学同济医学院附属协和医院）

田天宁（上海市第七人民医院）

孙　烽（上海市东方医院）

涂斯婧（广西中医药大学）

王建平（浙江中医药大学附属第一医院）

王明宇（山西医科大学第一医院）

魏海斌（广西中医药大学）

温　楠（上海电力实业有限公司）

吴品雯（复旦大学附属闵行医院）

吴胜男（上海市第一妇婴保健院）

肖春玉（北京市第一中西医结合医院）

徐　勇（山西医科大学第一医院）

杨　洋（山西医科大学第一医院）

张持晨（南方医科大学）

张　娣（江苏大学医学院）

张建娜（四川大学华西医院）

周　璐（华东疗养院）

赵黎明（上海市东方医院）

朱建辉（上海交通大学附属第六人民医院）

朱丽红（复旦大学附属华东医院）

# 前言

众所周知,医院是人群聚集的公共场所,容易发生各种突发事件,如不妥善处理,可能威胁到医院的正常运作和人员安全。现代医院的大型化和规模化,更是增加了突发事件发生的可能性。如何有效地处理突发事件,减轻突发事件对医院及医院内人员所带来的危害,减少和预防此类事件的发生,已经成为摆在社会和公众面前的一个亟待解决的重大课题。医院应急管理,作为应对医院内突发事件的有效手段,近年来日益受到各界关注。只有充分认识医院应急管理的重要性,秉承对于医院应急管理建设的重视和决心,规范应急管理的建设,才能全面做好、做实医院应急工作,从而最大程度降低突发事件的发生及危害。同时,医院应急管理作为一个新的学术领域,也同样值得我们研究。

基于此,本书汇聚了国内外知名的医院应急管理专家,从理论、制度、案例三方面,全方位地阐述了现代医院在应急管理中的理论依据、应急管理的工作制度及各种应急预案,从实际案例中分析医院应急管理中的优缺点,剖析其中存在的问题,为今后应急管理建设的完善指明了方向。这是一部内容全面的工具书,更是一部意义重大的学术专著,可为各家医院乃至医学界的应急管理建设提供很好的参考。

在本书编撰的同时,全球发生了新型冠状病毒肺炎(corona virus disease 2019,COVID-19)疫情,再次敲响了突发事件无处不在的警钟。COVID-19是一种新发的传染病,但也只是医院众多应急事件中的一种,这也提醒了我们,医院应急管理需要与时俱进。为此我们适当增加了疫情管理的内容,希望能为广大医院应急管理工作者或者有志于从事医院应急管理研究的科研人员提供参考。

刘中民

2020 年 12 月于上海

# 目录

## 第一篇 理论篇

## 第二篇　制度篇

## 第三篇　案例篇

# 第一篇　理论篇

# 第一章 医院突发事件概述

当今世界，各种类型的突发事件频发。由于我国特有的气候和地理条件，以及随着城市化进程加快、经济社会发展的积聚效应不断增强，故存在着诸多突发事件产生的自然条件和社会因素，是自然灾害和人为所致的事故灾难、突发公共卫生事件、社会安全事件等突发事件频发的国家。

医院作为人群聚集的公共场所，各种突发事件更是经常发生。近年来，我国重大传染病疫情、突发急性中毒等事件明显上升；重大群体性事件、个人极端暴力等事件呈上升趋势，恐怖袭击成为潜在致灾因素。这些事件的危害程度严重，影响和波及范围大，使得处置协调难度加大，故对医院应对突发事件的要求提出更加严峻的挑战和要求。频发的各类突发事件已经严重威胁到医院的正常运作和人员安全。在未来很长一段时间内，我国的医院都将面临突发事件所带来的严峻考验，如何有效地处理这些突发事件，降低突发事件对医院所带来的危害，减少和预防此类事件的再度发生，已经成为摆在各国政府和社会面前的一个亟待解决的重大课题。而医院应急管理是应对医院内发生突发事件的有效方法之一。近年来，随着国内外学术界对医院突发事件应急管理不断深入研究，取得了一系列引人瞩目的成果。在了解相关研究成果之前，有必要对医院突发事件和应急管理进行一些初步的介绍。

## 第一节 医院突发事件的概念

"突发"顾名思义就是突如其来的、出乎预料的、令人猝不及防的状态。"事件"则是指历史上或社会上发生的大事情。学术界研究的突发事件是指影响到社会局部甚至社会整体的大事件，而不是个人生活中的小事件。在汉语中，与"突发事件"的近似说法有"紧急事件""紧急情况""非常状态""戒严状态"等。目前，国际上与突发事件定义相近的、最具代表性的主要是欧洲人权法院对"公共紧急状态（public emergency）"的解释："公共紧急状态"是指一种特别的、迫在眉睫的危机或危险局势，其影响全体公民，并对整个社会的正常生活构成威胁。澳大利亚在 1999 年颁布的《紧急事件管理法》中明确了紧急事件为：已经发生或者即将来临的，需要做出重大决策、协调一致的事件。美国对突发事件的定义为：由美国总统宣布的，在任何场合、任何背景下、在美国的任何地方发生的需联邦政府介入提供补偿性援助，以协助州政府和地方政府挽救生命、确保公共卫生及财产安全或减轻、转移灾难所带来的威胁的重大事件。例如，美国当地时间 2013 年 4 月 15 日，美国波士顿马拉松比赛终点附近发生至少两起爆炸，截至 2013 年 4 月 16 日上午，已经造成 3 人死亡，近百人受伤。随后，美国联邦当局将这次事件定为恐怖袭击突发事件。

2007 年 8 月 30 日，我国通过了《中华人民共和国突发事件应对法》（以下简称《应对法》），对突发事件进行了明确定义：突发事件是指突然发生，造成或者可能造成严重社会危害，需要采取应急处置措施予以应对的自然灾害、事故灾难、公共卫生事件和社会安全事件。按照各类突发事件导致人员伤亡和健康危害情况将医学救援事件由高到低划分为特别重大（Ⅰ级）、重大（Ⅱ级）、较大（Ⅲ级）和一般（Ⅴ级）四个级别，分别用红色、橙色、黄色和蓝色标示。突发事件分级的目的是落实应急管理的责任和提高应急处置的效能。特别重大（Ⅰ级）医学救援事件由国务院及其相关部门负责组织处置，如四川汶川大地震、甬温线铁路交通事故等；重大（Ⅱ级）、较大（Ⅲ级）、一般（Ⅴ级）医学救援事件分别由省级、市级、县级政府及其相关部门负责组织处置。在分级标准中有一条共性的、最重要的标准是人员伤亡 100 人以上且危重人员多，或者核事故和突发放射事件、化学品泄漏事故导致大量人员伤亡为特别重大；伤亡 50~100 人，且死亡和危重病例超过 5 例为重大；伤亡 30~50 人，且死亡和危重病例超过 3 例为较大；伤亡 10~30 人，且死亡和危重病例超过 1 例为一般。具体确定时要结合不同类别的突发事件情况和其他标准具体分析。

故突发事件概念有三层含义：①事件发生、发展的速度很快，出乎意料。②影响面大，后果严重。③事件难以应付，必须采取非常规方法来处理。

狭义的突发事件是指影响到社会局部甚至社会整体的大事件，而不是个人生活中的小事件。

（戴恒玮）

## 第二节　医院突发事件的特点

一般而言，医院突发事件具有以下 5 个基本特点。

### 一、突发性和紧迫性

医院突发事件往往是平素积累起来的问题，因长期不能得到有效地解决，在突破一定的临界点后突然暴发。它看似偶然，实为必然，医院突发事件的发生要求应急管理人员能够在巨大的时间成本和心理压力之下，迅速调动可以掌握的一切人力、物力和财力，进行有效应对，控制事态发展，消除不利的后果与影响。所以，医院突发事件应急管理要坚持"预防为主"的原则，防微杜渐。医院突发事件发生时，应急需求会迅速膨胀；事件结束后，应急需求会突然减少。一般来说，医院应急管理部门平时不会储存过多的应急人力、物力和财力以防止不必要的浪费。但是，如果我们建立起高效的应急机制，就能够实现院内安全效益与经济效益的"双赢"。

### 二、不确定性

不确定性是由于人们认识世界的局限性而导致的，它是人们在现有知识的基础上对世界以及事物的看法而决定的。医院突发事件从始至终都处于不断的变化的过程中，人们很难根据经验对其发展方向做出明确的判断。特别是在经济全球化背景下，各种因素交织、互动，前所未有的新问题不断涌现，更加剧了医院突发事件的不确定性。事件一旦得不到有效的遏制，就有可能产生"连锁反应"产生次生、衍生灾害。

因此，在医院突发事件决策的过程中，要在经验决策的基础上，注重科学决策发挥应急管理人员的创新能力。特别是在当今，我们面对的医院突发事件往往是前所未有的，不确定性超强。例如，"禽流感"至今仍是一种传播路径不明、致死率极高的疾病，其卷土重来的可能性不容小觑。所以，医院应急管理者不仅要有丰富的实战经验，也要具备较强的创新精神和创新能力。而创新精神与应急管理之宽容的组织文化是分不开的。

### 三、复杂性

医院突发事件往往是各种矛盾激化的结果，总是呈现一果多因、相互关联、牵一发而动全身的复杂状态。由于其多变性一旦处置不当可加大损失、扩大范围，甚至转为重大舆论事件。

### 四、危害性

不论什么性质和规模的医院突发事件，都必然不同程度地给医院造成破坏、混乱和恐慌，而且由于决策时间及信息有限，容易导致决策失误，造成无可估量的损失和危害。医院突发事件的危害性突出地表现在：院内公众生命受到威胁；医院经济遭受损失；医院正常运营秩序遭到破坏等。此外，医院突发事件还给人们心理造成无法用量化指标衡量的负面效应。

1998 年 2 月 18 日，16 岁少年宋某因腿部意外刀伤被某市某医院收住院并给了手术治疗。术前所输 300 毫升血与手术中所输 1050 毫升血均采自个体供血员齐某。术后转北京某医院进一步治疗，常规检测发现艾滋病病毒抗体阳性，经北京市法定检测机构确认感染艾滋病。最终，当地卫生局给予涉事卫生机构相关领导行政记大过至警告不等的行政处分。

### 五、持续性和扩散性

医院突发事件的持续性是指其一旦暴发，会有一个持续的过程，可分为潜伏期、暴发期、高潮期、缓解期、消退期。扩散性是指医院突发事件经常会引发次生灾害，形成一个灾害的链条，一个突发事件常导致另一个突发事件的发生。只有通过共同努力，才能最大程度降低突发事件发生的频率和次数，减轻其危害程度及负面影响。因此，要求我们在应对医院突发事件时需加强各个相关部门之间的应急合作与协调。

2018 年 8 月 18 日夜间，江苏徐州市铜山区某医院受灾严重，十数间收治患者的病房被洪水冲毁。受灾地点位于铜山区某医院的病房区，伤亡者均为在该院接受治疗的患者。又因受台风"温比亚"的影响，徐州多地降下大暴雨，18 日晚 22 时许，因短时降雨形成的洪水将医院围墙冲倒后，又将与围墙相邻的病房后墙冲毁，殃及多名已经入睡的患者，导致 3 人死亡 1 人受伤。因此，灾害造成的损失和影响呈现强度大和叠加放大效应。

（戴恒玮）

## 第三节　医院突发事件的分类

在我国，根据医院内突发事件的发生原因、机理、过程、性质和危害对象的不同而被分为自然灾害、事故灾害、公共卫生事件和社会安全事件等八大类。

## 一、自然灾害

医院不仅承担着因自然灾害造成的病患急救任务，同时在医院内也可能遭受台风、暴雨、地震等自然灾害的侵袭。因此医院对于自然灾害突发事件的应对存在对内和对外两个层面。

自然灾害主要包括：①干旱、洪涝、台风、冰雹、沙尘暴等气象灾害。②地震、山体滑坡、泥石流等地震地质灾害。③风暴潮、海啸、赤潮等海洋灾害。④森林草原火灾。⑤农作物病虫害等生物灾害。共五类。

由于所处的自然地理环境和特有的地质构造条件的不同，我国是世界上遭受自然灾害侵袭较为严重的国家之一。特大自然灾害频发，给社会生活造成了巨大的损失，对公众的生命、健康与财产安全提出了严峻的挑战特别是在全球气候变化的背景下，我们必须着力防范极端天气所引起的自然灾害。这其中以气象灾害最为突出。由气象灾害造成的国民经济损失每年达到千亿元，占国内生产总值的 1%~3% 。中国每年受到重大气象灾害损失影响的人口约 4 亿人，造成的直接经济损失约为 2000 亿元。

## 二、事故灾害

同样，事故灾害对于医院突发事件也分为外部和内部两种，外部的主要是对大型事故的医疗救援，灾害主要包括：公路、铁路、民航、水运等交通运输事故，工矿、商贸等企业的安全生产事故，城市水、电、气、热等公共设施、设备事故、核与辐射事故，环境污染与生态破坏事件等；而内部则为医院自身发生的事故，包括火灾、公共设施或设备事故、核与辐射事故等。

我国正处于工业化进程加快发展的时期，许多单位安全保障能力总体较弱，包括医院在内都普遍存在监管措施不得力、不到位的情况，导致安全生产形势严峻、事故频发，给人民群众生命安全造成严重损失。

## 三、公共卫生事件

公共卫生事件主要包括：传染病疫情、群体性不明原因疾病、食物与职业中毒、动物疫情及其他严重影响公众健康和生命安全的事件。目前，人类消灭的传染病病毒只有天花一种。全球新发的 30 种传染病中有一半已经在我国发现。重大传染病和慢性病流行仍比较严重，职业病危害呈上升趋势，食品药品安全事故多发。例如，2008 年发生的三鹿奶粉事件也警示我们绝不能忽视食品安全问题，同一时期在我国暴发的"禽流感"也属于该类事件。

## 四、社会安全事件

社会安全事件主要包括跳楼、火灾、医患纠纷与冲突、医闹、医院数据外泄等。我国医院发展正处于特殊的复杂期，面临着众多非传统安全因素的挑战。因此，绝不能对社会安全事件的防范与处置有丝毫懈怠和麻痹。

## 五、医疗损害事件

医疗损害指在诊疗护理过程中，医疗过失行为对患者所产生的不利的事实。一般医疗损害直接表现为患者的死亡、残疾、组织器官损伤及健康状况相对于诊疗前有所恶化等，是对患者生命健康权及身体权的侵害。此外还可表现为对患者隐私权、名誉权的损害，甚至给患者带来财产和精神上的损害。其后果的表现形式主要为死亡、残疾，或功能障碍、丧失生存机会、丧失康复机会等。大型医疗损害事件容易对医院的公信力造成不利影响，更可能导致公众对医院整体医疗质量和医德医风的误解，给医院带来极为不利的影响。

### 六、突发医疗事件

突发医疗事件主要包含两种：第一种是大型应急抢救事件，包括了上述五大类突发事件所产生的群体性死伤抢救任务。第二种是特殊保障，是一些非常规性的保障任务。例如，保障某些重大活动、紧急任务、重要人物等，往往通知紧急，需要医院平时就做好针对性的应急准备。

### 七、突发事件的常用法律法规及规范性文件

2003 年 5 月 7 日，国务院第 7 次常务会审议通过了《突发公共卫生事件应急条例》；2005 年 1 月 26 日，国务院第 79 次常务会讨论通过了《国家突发公共事件总体应急预案》；2007 年 8 月 30 日，第十届全国人大常委会第 29 次会议通过了《中华人民共和国突发事件应对法》，同年 11 月 1 日，该法正式施行，标志着我国的应急法制体系框架基本建立，实现了应急管理体制、机制的法治化。我国应急法制体系的构成如下：

（一）《宪法》

我国《宪法》中的条款确立了应急法制的基本原则。如将国家尊重和保障人权写入宪法，并对公民的权利和义务确立了宪法依据；2004 年宪法修正案把"戒严"改为"紧急状态"，"紧急状态"入宪标志着我国应急管理进入全面的法律治理阶段。

（二）《突发事件应对法》

《突发事件应对法》共 7 章 70 条，主要规定了突发事件应急管理体制，涵盖了预防与应急准备、监测与预警、应急处置与救援、事后恢复与重建等方面的基本制度，并与宪法规定的"紧急状态"制度和有关突发事件应急管理的其他法律作了衔接。《突发事件应对法》立法目的和基本功能就是预防和减少突发事件的发生，控制、减轻和消除突发事件引起的严重社会危害，规范突发事件的应对活动，保护人民生命财产安全，维护国家安全、公共安全、环境安全和社会秩序。

（三）专项法律法规体系

按照突发事件的分类，我国目前应急专项法律法规主要概括为 3 类：

1. 自然灾害类应急法律法规

共 20 部，其中法律 7 部，行政法规 13 部，主要涉及地震、洪水、气象、地质等自然灾害。如《中华人民共和国防震减灾法》《中华人民共和国防洪法》《中华人民共和国气象法》《森林防火条例》等。

2. 事故灾害类应急法律法规

共 43 部，其中法律 14 部，行政法规 29 部，主要涉及安全生产事故、交通运输事故、公共设施与设备事故、环境与生态事故。如《中华人民共和国安全生产法》《中华人民共

和国道路交通安全法》《中华人民共和国消防法》《危险化学品安全管理条例》等。

3. 突发公共卫生事件类应急法律法规

共 11 部，其中法律 7 部，行政法规 4 部，主要涉及传染病疫情、群体性不明原因疾病、食品安全、动物疫情等。如《中华人民共和国传染病防治法》《中华人民共和国动物防疫法》《中华人民共和国食品卫生法》《突发公共卫生事件应急条例》等。

**八、重大舆情事件**

民众对于医疗突发事件的关注度和参与度高，一旦处理不当就会促使医院突发事件演变成重大医疗舆情事件，从而引发医疗舆情危机，给医院乃至整个行业的形象造成不良影响。如"葛兰素史克事件""魏则西事件""浙江艾滋病感染重大事故"等均是公众耳熟能详的热门事件，特别是当今以新媒体为主的传播环境又加速了信息的流动，致使事件稍有处理不当将立刻暴发为极其严重的舆论事件。

医院突发事件是院内公共安全的严峻挑战。公共安全可以分为"硬安全"和"软安全"。前者主要用来描述物理上的"远离危险"的状态；后者主要用来形容象征意义上的"远离危险"的状态，更突出与治安相关的事件预防与控制。可见，我们应对医院突发事件的目的是：同时实现和确保社会公众的"硬安全"与"软安全"。

（戴恒玮）

## 第四节　医院突发事件的分级

将突发事件划分为不同的级别，从而采取不同的应急措施，这是各国应急管理的共同经验。当前，西方发达国家的政府预警系统一般都强调对突发事件进行分级预警管理，对程度不同的突发公共事件实行不同级别的认定，并采取相应的对策。例如，"9·11"恐怖袭击事件发生后，美国建立了一套五级国家威胁预警系统，用绿、蓝、黄、橙、红五种颜色分别代表从低到高的五种危险程度。

医院突发事件的分级可以从事件的危害程度和政府的控制能力来考虑，但两者考虑事件的角度是不一样的。突发事件分级可以按照突发事件的客观属性（产生原因、影响范围、损失后果等）或者按照应急管理的主观属性（突发事件的影响程度、政府应对能力的强弱等）来区分。分级的意义在于，从政府的应急管理能力出发，科学地确定突发公共事件的级别。例如，有些突发事件损失和影响重大，但政府处理快速、简单，这类事件的级别就不一定很高（如特大交通事故）。相反，有些突发公共事件起初危害和影响不大，但潜在危害很大，波及迅速，难以控制，这类事件的级别就应当被列为较高级别（如新型传染病）。在科学分析、评估各级政府的应急管理能力的基础上，使应急管理组织体系的建设重心由中央、省向市、县下移，即国家应急管理体系建设应当遵循"能力本位"和"重心下移"两个基本原则。

### 一、能力本位

分级标准以应对能力为主，同时兼顾事件的客观属性。虽然这种分级标准可能会造成同样的事件在不同地方的分级不同，但符合实际情况。为了形成突发事件应对能力建设的机制，可以把分级与应对能力评估结合在一起（同样的事件，分级级别高的地方说明应急能力弱）。

## 二、重心下移

市政府、县政府往往处于应对突发事件的第一线，对于辖地的公共安全和社会稳定负有直接的责任。因此，大部分的突发事件都应当和（或）主要依靠本级政府的力量来解决；超出地方政府的应对能力，才由上一级政府介入。

在我国，按照社会危害程度、影响范围、突发事件性质等，将自然灾害、事故灾害、公共卫生事件分为特别重大（Ⅰ级）、重大（Ⅱ级）、较大（Ⅲ级）和一般（Ⅳ级）四级，根据颜色对人的视觉冲击力不同，依次用红色、橙色、黄色和蓝色进行预警和分级管理。法律、行政法规或国务院另有规定的，从其规定，比如核事故等级的划分。

1. 蓝色预警（Ⅳ级）

预计将要发生一般以上的突发公共安全事件，事件即将临近，事态可能会扩大。但是影响局限在社区和基层范围之内，可被县级政府所控制。

2. 黄色预警（Ⅲ级）

预计将要发生较大以上的突发公共安全事件，事件即将临近，事态有扩大的趋势。影响范围大，发生在一个县以内或是波及两个县及以上，超出县级政府应对能力，需要动用市级有关部门力量方可控制。

3. 橙色预警（Ⅱ级）

预计将要发生重大以上的突发公众安全事件，事件即将临近，事态正在逐步扩大。并且规模大，后果特别严重，发生在一个市以内或是波及两个市及以上，需要动用省级有关部门力量方可控制。

4. 红色预警（Ⅰ级）

预计将要发生特别重大的突发公共安全事件，事件会随时发生，事态在不断蔓延。该突发事件规模极大，后果极其严重，其影响超出本省范围，需要动用全省的力量甚至需请求中央政府增援和协助方可控制，其应急处置工作由发生地省级政府统一领导和协调，必要时（超出地方处理能力范围或者影响全国的）由国务院统一领导和协调应急处置工作。

之所以用不同颜色标注不同的突发事件等级，一是比较醒目，方便判断和识别；二是方便弱势群体（如文盲）辨识。但是，社会公众必须接受一定程度的公共安全教育，否则难以感知各种不同颜色的含义。

突发事件分级的主要意义在于：规定我国各级政府对突发事件的管辖范围，一般和较大的突发事件分别由地市级和县级政府领导，重大的突发事件由省级政府领导，特别重大的突发事件由国务院统一领导，这是因为我国应急资源的配套特点是：政府行政级别越高，所掌控的应急资源越丰沛，处置突发事件的能力也就越强。

对于突发事件的分级，我们必须注意以下几点：①我国对突发事件分级的具体标准有待进一步明晰化。②突发事件处于不断的演进过程，分级是动态的。③当突发事件形势不够明朗时，分级应遵循"就高不就低"的原则。④分级要突出"三敏感"原则，即对敏感时间、敏感地点和敏感性质的事件定级要从高。

同时，突发事件通常都具有高度的不确定性，因此进行分级制度设计时必须给予地方政府一定的、必要的应急处理权限，同时在确认主体、指标构成、级别认定、发布主体等各个方面都需要根据实际情况及时做出调整和更新（表1-1-4-1）。

表1-1-4-1　突发事件等级与响应主题的关系

| 应急组织 | 特别重大<br>（Ⅰ级）红色 | 重大<br>（Ⅱ级）橙色 | 较大<br>（Ⅲ级）黄色 | 一般<br>（Ⅳ级）蓝色 |
|---|---|---|---|---|
| 国家 | √ | | | |
| 省级 | | √ | | |
| 市级 | | | √ | |
| 县级 | | | | √ |

在分级标准的确认方面，由国家相关的应急管理部门根据事件的性质、严重程度、可控性和影响范围确定，并加以细化。不同类型的突发公共事件，不同地域都应当根据实际情况确立不同的分级标准。尽管预警信号在全国统一使用，但由于我国地域辽阔，各地所面临的突发公共事件都有着明显的差异，同样的突发公共事件对各地造成的危害可能不一样，突发公共事件等级的区分也就不同，所以各地应当根据自身的情况使用这些预警信号。

在级别的指标体系方面，重点要以政府的应急管理能力为核心，综合其他相关因素。突发公共事件的级别是由各种因素综合构成的，除了事件的性质、严重程度等"硬"指标外（基本上是以人员伤亡和财产损失作为衡量指标），还应当包括事件的影响范围、潜在危害性以及可能带来的连锁反应等"软"指标。在所有指标中，政府的应急管理能力是关键。

在发布主体级别方面，应当明确信息发布机构（如相关卫生部门或指挥部），各种发布渠道（电视、广播、网络、手机短信等），最大程度让民众知情。政府以及其他应急管理主体应当通过电视、广播、手机短信、滚动新闻、手册等多元化、立体性的信息网络方式，以最快的速度向公众发布预警信号，确保公众能及时、准确、全面地获悉相关信息。

（朱建辉）

## 第五节　医院突发事件的连锁反应

连锁反应也可称为"蝴蝶效应"，是指事物未来发展的结果对初始条件具有极为敏感的依赖性，即最初的"微不足道"只要具备合适的条件，最终的变化发展同样可以影响一种格局。如果盲目处理突发事件，一件小事可能会对其他人产生不良影响，形成连锁反应。这不仅影响人们正常生产生活，还会危害社会的安全。

突发事件的连锁反应指一个突发事件的发生导致或触发了另一个或多个其他突发事件的发生。灾难或重大突发事件给社会形成的危害有限，但灾难或重大突发事件一旦扩散，将引发社会连锁响应，给社会造成严重危害。

由于各类重大突发事件源（如火灾源、洪灾源、地震源、恐怖活动前期、投毒事件前期、瘟疫源、生产事故源等）因自然系统或社会系统的能量释放和突变，将引发不同种类的重大突发事件暴发，重大突发事件的暴发将引发一系列其他事件，最终导致重大突发事件发生。重大突发事件扩散的后期，流言或谣言、社会大众心理恐慌、破坏社会正常秩序，这三个因素之间会相互作用和相互影响，形成放大式扩散效应。如果对破坏社会正常生产秩序进行细分，还可以分为物质匮乏、经济衰退、社会组织不能正常运转、生产停顿、交通瘫痪等事件。次生事件与流言或谣言、社会大众心理恐慌之间也会产生相互扩散和放大的反应。此外，扩散过程中的流行性疾病、流言或谣言、大众心理恐慌、被破坏的社会正常秩序等事件可能引发其他地区的重大突发事件。

各种灾害链、爆炸事件、南方冰雪灾害等都是突发事件引起的连锁反应事件。以自然灾害重大突发事件的洪灾为例，其扩散过程可以描述如下：自然灾害重大突发事件暴发（洪水泛滥）→ 破坏生存环境和人工设施（破坏交通、生产设施和住宅等）、危害社会大众生命健康、导致社会大众心理恐慌三个次生事件。①次生事件：生存环境和人工设施的破坏 → 破坏社会正常秩序、引发流行性疾病（瘟疫）和危害社会大众生命健康（如房屋倒塌造成人身伤亡）三个次生事件。②次生事件：社会大众生命健康的危害 → 社会大众心理恐慌和破坏社会正常秩序两个事件。③次生事件：社会大众心理恐慌 → 社会正常秩序的破坏和引发流言或谣言。④次生事件：流行性疾病（瘟疫）的暴发 → 危害社会大众生命健康（造成人员伤亡）和导致社会大众心理恐慌。重大突发事件扩散路径的模拟表明，重大突发事件的扩散过程极为复杂，次生事件的形成往往与多种已发生的事件相关联，如果不中断所有次生事件被引发的扩散路径，任何单一路径的中断都不能阻止重大突发事件的扩散。

所以处理小事件应从多方面着手，谨慎地做好准备与预防工作，避免形成负面影响。社会安全事件经常体现出发展变化的连锁反应。2001 年美国"9·11"事件的直接经济损失不到 100 亿美元，但事件之后，美国工业生产下降，零售业急剧下滑，债券投资风险加大，公司筹资困难，企业利润和固定资本投资下降，失业人数剧增，房地产业成了"重灾区"。给交通运输和旅游业造成严重损失，保险业面临困境，证券交易商和交易所损失严重，使美元相对主流货币贬值、股市下跌、石油等战略物资价格一度上涨，并波及欧洲及亚洲等主流金融市场，引起市场的过激反应从而导致美国和世界其他国家经济增长减慢。

2011 年 3 月发生的日本强震与核泄漏事件撼动全球经济，原油、黄金等期货价格大幅攀升，而天然橡胶期货则由于丰田、本田、日产三大汽车厂商的部分关闭而一度跌停。利率和汇率波动导致跨境资本流动，并且通过房地产和股市对金融稳定产生不利影响。

条块分割是我国突发事件应急管理的一大弊病。对此，我们对突发事件进行分类、分级，这应当有助于划清责任主体，实现分类管理、分级负责，推动条块结合，做到以"块"为主。当突发事件发生时，事发地政府要积极开展先期属地处置，防止突发事件扩大升级。如果超出自己的管辖范围，则需要边处置边上报。同时，对于专业性、技术性强的突发事件，处置一定要体现专业的原则，即以政府的有关职能部门为主要处置机关，调集专业化的队伍进行处置。属地政府要积极配合，可在专业队伍到来前简单地进行处置，在专业队伍到来时进行道路引导，到来后介绍情况、协助处置、维持秩序、做好后勤保障工作。

各级政府在构建应急管理体系的过程中，也需要遵循条块结合的原则。例如，北京市已经形成了"3 + 2 + 1"的应急管理体系。所谓的"3"，就是市级应急管理机构、18 个区县应急管理机构和 13 个应急专项指挥部。所谓的"2"，就是以"110"为龙头的紧急报警服务中心和以"12345"为龙头的非紧急救助服务中心。所谓的"1"，就是指应急社会动员体系。这个体系就体现了分类管理、分级负责以及条块结合的思想。

在应对突发事件时，要以综合减灾防灾为目标，以预警为出发点，以突发事件的连锁反应为对象，对突发事件的连锁反应进行预警。当一种突发事件发生时，能够提示决策者可能存在的连锁反应路径及危害程度，使决策者对可能发生的各种连锁反应事先有一个充分的估计，并做好应急准备，选择最佳应对策略，做到"为之于未有，治之于未乱"。

（朱建辉）

# 第二章　医院应急和应急管理概述

## 第一节　医院应急和应急管理的概念

近年来，随着卡特琳娜飓风、印度洋海啸、汶川地震等自然灾害频繁发生，日本福岛核电站泄漏、我国天津滨海新区爆炸等重大事故不断出现，SARS 疫情、禽流感、埃博拉病毒等严重传染疾病肆虐，美国"9·11"恐怖袭击等威胁社会安全稳定事件升级，应急管理越来越得到了政府及相关部门的重视与认可，应急管理已经成为各国、各地区维护社会安全稳定、可持续发展的必要手段。

### 一、应急管理发展脉络梳理

根据国内外的学术研究发展过程以及各国家和地区的探索实践历程，本书将应急管理的发展分为早期阶段、起步阶段、发展阶段和提升阶段四个阶段。

1. 早期阶段——应对自然灾害而生

早期的西方学术界对于应急管理研究的重点是自然灾害，应急管理工作最初也起源于人类对于自然灾害的认知和了解，是基于人类生存发展的本能所做出的系列反应，目的在于减少自然灾害对人类生产生活造成的损失。国际上早期的应急管理工作也大多是应对自然灾害的。例如，为了协调在野外灭火过程中不同部门之间的关系，美国政府部门建立了突发事件指挥系统（incident command system）。又如俄罗斯于 1994 年设立联邦民防、应急和减除自然灾害影响事务部（ministry of civil defense，emergencies and elimination of consequences of natural disasters，EMERCOM；简称联邦紧急事务部），负责整个联邦应急救援的统一指挥和协调。

2. 起步阶段——研究领域有所扩大

随着应急管理领域研究的不断深入，应急管理工作的范围和研究领域逐步扩大。到了20 世纪下半叶，研究领域开始从自然领域向社会领域扩展。也就是说，应急管理的对象由自然灾害扩大至突发事件。根据《中华人民共和国突发事件应对法》的规定，突发事件是指突然发生，造成或者可能造成严重社会危害，需要采取应急处置措施予以应对的自然灾害、事故灾难、公共卫生事件和社会安全事件。突发事件具有多样性、复杂性、不确定性等特征，针对"多灾种"的综合性应急管理模式是国内外应急管理发展的总体趋势，我国应急管理部的组建正是这一趋势的直接体现。

3. 发展阶段——成为独立的管理学科

相关交叉学科理论的日益丰富和完善为应急管理的学科发展提供了理论基础。20 世纪 70 年代，应急管理发展成为一门独立的管理学科，应急管理研究的重点主要聚焦在应急工作的过程管理方面，尤以美国和澳大利亚两个国家为代表。人们逐渐认识到应急管理不应当是一个仅仅对突发事件做出反应的被动行为，而应当是一个主动的管理过程，这个过程包括防范、准备、反应、恢复四个阶段。此外，20 世纪末在应急管理流程研究的基础上，学术界还从时间序列的视角分析了应急管理工作中突发事件从酝酿到发生、应对和恢复的全过程，即从灾害的减除、准备、应对到恢复的全过程。从处置要素角度，包括不同的响应系统；从预防方面来分析，包括风险管理的各种要素。应急工作过程管理在后续的研究中，推动了应急管理关口的前移，因而突发事件风险防控和监测预警成为该领域的研究热点。

4. 提升阶段——由宏观进入中、微观

进入 21 世纪之后，应急管理的研究更加细化，由宏观层面进入到了中观甚至微观层面。首先表现在应急管理工作的主体逐渐呈现出多元化的特征，主要表现为从单一的政府为主体向多元化主体转变，政府、企业、社会组织和公众等均是应急管理主体。其次，相比之前的阶段，21 世纪的应急管理工作也更加彰显出层次性。新西兰也是应急管理工作较为成熟的典型代表之一，新西兰应急管理体制有 3 个层次：国家层次为民防与应急管理部；地区层次（14 个）为应急管理委员会；市级（86 个）为应急管理委员会。3 个层次的机构均隶属各级政府，在处理灾害时，各级政府的灾害协调小组与民防与应急管理部（委员会）联合办公。再次，学术界更加注重对于应急管理机制的研究，尤其是对于应急资源的调配。我国真正意义上的应急管理工作是从 2003 年抗击 SARS 疫情开始的。经过近 20 年的发展，尤其是在成立了应急管理部之后，我国的应急管理工作已逐步迈上正轨，并实现了快速发展，主要体现在建立了较为完善的应急协调联动机制、应急救援力量和保障资源较为充分、灾害事故调查评估与重建工作能够迅速有效开展等方面。

**二、应急管理基本概念界定**

应急管理的基本概念主要源于英文单词"Emergency"，而这个单词在《现代英汉综合大词典》中具有三层含义，概括起来分别是突发事件、紧急事件以及危机事件。突发事件更强调于事件的突然性、偶然性；紧急事件更侧重于强调处置事件的时间性、紧迫性；危机事件更侧重于强调事件的规模和影响程度。在此基础上，进而衍生出了应急管理及其相关的概念。

1. 突发事件

除了前文中所提及的我国法律法规提出的定义外，学术界对于突发事件的概念也做出了界定，同时往往又将之称为突发公共事件。目前普遍较为接受的是将突发公共事件定义为突然发生，对全国或部分地区的社会安全和法律制度、公共秩序、公民的生命和财产安全已经或可能构成重大威胁和损害，造成巨大的人员伤亡、财产损失和社会影响的涉及公共安全的紧急公共事件，并将之划分为自然灾害、灾难事故、突发公共卫生事件、突发社会安全事件以及经济危机几大类。

2. 紧急事件

紧急事件往往指短时间内发生的，需要国家或地区的相关部门迅速采取行动予以处置的恶性事件。由于紧急事件往往会使整个国家或地区陷入危急状态，因此在部分国家或地区又称其为紧急事态。例如，美国 2000 年的《灾难减除法》（即修正的斯塔福法），将紧急事态分为在地方管理层次和需要联邦介入层次两类。第一类，"紧急事态"是正常情况下可以在地方得到处理的危险事件。第二类，"紧急事态"意味着需要总统决定、联邦政府提供帮助，增强州和地方政府的处理能力，以拯救生命、保护财产和保证公共卫生与安全，减少或防止在美国任何地方发生大灾难威胁的任何源头或场合。政府进行干预和处理紧急事态的最终目的是让国家或地区摆脱危急状态，恢复到紧急事件发生之前的安全稳定状态。

3. 危机事件

罗森豪尔和皮恩伯格指出，危机（Crisis）是对一个社会系统的基本价值和行为准则架构构成严重威胁，并且在时间压力和不确定性极高的情况下必须对其做出关键决策的事件。国内学者更倾向于将危机事件定义为社会中发生的一个或一组事件，它或它们对社会大众的正常工作和生活产生较大影响，严重的可能危及正常的工作和生活秩序，影响到社会的稳定和国家的稳定。从国内外学者对于危机事件界定的概念来看，所谓危机事件一般具有突发性、偶然性、破坏性、紧迫性和可变性的特征。因此，这就要求危机事件发生及影响的区域和范围及时做出反应，有效地、妥善地解决危机事件。此外，危机事件的前期信号甄别、发展动态监测以及建立预警机制是当前国内外学者研究的热点和危机事件反应工作的重点。

4. 应急管理

应急管理（emergency management）在维基百科中给出的定义是对资源和职责的组织管理，以应对突发事件的所有方面（包括准备、响应和恢复）。目的是减少所有灾害的不利影响。依据自身应急管理工作发展实际，各个国家和地区对应急管理的概念也具有不同的界定。例如美国联邦紧急事态管理局对"应急管理"定义为：组织分析、规划、决策和对可用资源的分配以实施对灾难影响的减除、准备、应对和从中恢复。其目标是拯救生命、防止伤亡、保护财产和环境。又如澳大利亚的紧急事态管理署的定义是：应急管理是处理针对社区和环境危险的一系列措施。它包括建立的预案、机构和安排，将政府、志愿者和个人的努力结合到一起，以综合的、协调的方法满足应对全部类型的紧急事态需求（包括预防、应对和恢复）。我国的学者近年来倾向于将应急管理定义为在应急事件发生前、中、后的各个阶段，通过应急准备、现场处置等，预防引起突发应急事件的潜在因素、及时控制已发生的突发应急事件，使其造成的损失和危害减至最少。

5. 应急管理体系

应急管理体系是由专业技术、管理方法、行为规范、实施机构组成的有机结合体，以实施完成各种应对突发事件的方案和措施。作为突发事件应急管理实体的体系，是必须以机理和机制的研究为基础，并根据现阶段自身系统的实际情况，进行整合或改组而实现。例如，2001 年日本设立了由首相直接任命的危机管理总监，改变了各省厅各自为政的管理方式。

## 三、应急管理理论基础

一个学科的成立与发展都离不开相关学科的交叉与融合，主要体现在灾害社会学、脆弱性分析、风险管理以及危机管理的理论知识与应急管理学科发展密切相关，不仅为其奠定了理论基础，还推动着应急管理学科自身理论的创新和发展。

1. 灾害社会学理论

灾害社会学（disaster sociology）作为灾害学与社会学交叉的一门新兴学科，是以与社会相关的一般灾害为研究对象，其主要任务在于探明一般灾害运动及其与社会发展的相互作用的一般过程、特点和规律，寻求适用于一般灾害防治的通用理论、原则与方法。克里普斯和周运清提出，灾害社会学的研究可从两个层次分析。①灾害与人的关系，人是灾害研究以及社会发展的直接承担者。②灾害与社会的关系，社会是由人群（集合体）构成的，它有自身的组成要素、结构功能及运行规律。在分析人与灾害关系之后，更要着重分析灾害与社会的关系，也要从灾害对社会发展（人和社会）的影响（正面和反面的）及社会发展对灾害的影响两方面进行分析（气象社会学和地震灾害社会学这两种灾害社会学就是依上述路线进行的）。从美国的国家应急体系的建立与发展能够看出，灾害社会学对于应急管理学科建立的具有重要影响：美国国家应急体系的起源可追溯至 1803 年的国会法案，这是美国第一部防灾专项法规，其为罕布什尔州火灾提供援助恢复重建。

2. 脆弱性分析理论

社会脆弱性（social vulnerability）是指社会群体、组织或国家暴露在灾害冲击下潜在的受灾因素、受伤害程度及应对能力的大小。澳大利亚紧急事态管理署率先将脆弱性概念引入应急管理领域，并提出：①社区与环境对危险的易感性和康复力的程度；②风险中的特定元素的损失度，或者设定在一个规定量级的现象发生时产生的这些元素的损失度，用从没有损失到全部损失的数值来表示。脆弱性分析是识别潜在危害、确定应对重点、制定应急预案、采取防范措施、开展培训和演练、完善物资保障的基础。通过进行脆弱性分析能够准确判断社区或区域的脆弱程度，从而有利于科学地做出应急管理决策。

3. 风险管理理论

风险管理（risk management）是指通过对风险的认识、衡量和分析，选择最有效的方式，主动地、有目的地、有计划地处理风险，以最小成本争取获得最大安全保证的管理方法。风险管理与应急管理既有联系又有区别。风险管理的对象是风险，主要解决如何防范和应对各种风险，以避免演化为突发公共事件和危机；而应急管理的对象则是突发事件，是对已经成为现实的突发事件的处理，主要解决方式为采取有效措施及时控制和妥善处理各类突发事件。英国于 2004 年提出了风险管理模型，对国家、地方层级的风险评估与防范作了详细规定和描述。德国 2010 年发布了《公民保护中的风险分析方法》，明确要按照"规范化开展风险分析、流程化制定应急规划、针对性编制应急预案"加强风险防范和应急准备。

4. 危机管理理论

危机管理（crisis management）是专门的管理科学，它是为了应对突发的危机事件，抗拒突发的灾难事变，尽量使损害降至最低点而事先建立的防范、处理体系和对应的措施。罗伯特·希斯的《危机管理》从管理的角度对危机进行了系统的研究，涉及危机反应、预防、恢复、计划、风险评估和危机评价等方面，贯穿了危机管理的全过程，为实践中进行危机管理提供了宝贵的理论依据。危机管理理论在 2003 年的 SARS 之后进入我国医院管理者的视野，并在应对医疗卫生危机事件方面发挥越来越重要的功效。

### 四、应急的主体分类

应急管理工作具有多个环节和阶段，目前普遍认可的是减除（mitigation）、准备（preparedness）、应对（response）和恢复（recovery）四阶段。每个阶段的职责与任务有所不同，这就要求应急管理工作的主体也有所不同，因此，可以依据不同的应急主体对应急管理工作进行如下分类：

1. 医疗机构应急

医疗机构是突发重大伤亡事件处置中的一个关键环节，其应急管理工作水平的高低不仅关系到人民群众的生命和健康，更关系到社会的稳定。因此，但凡发生重大自然灾害或者群死群伤事件，为了减少人员伤亡，需要医疗机构迅速做出反应。目前医疗机构应急集中体现为医学救援行动，医学救援概念的引入源于战争活动，现代的医学救援是指通过医学等手段使受困对象脱离灾难或危险，得到医学救护的活动。

在此基础上，国内学者更精准地提出了应急医学救援的概念，即对突发公共事件引发的伤病员，按时效救治理论和原则，组织并实施医疗救治的活动。例如，2019 年 8 月我国浙江、上海、江苏、山东等省市部分地区受台风"利奇马"影响而不同程度受灾，国家卫生健康委员会及时部署、做好卫生应急准备和处置工作，并调派国家紧急医学救援队、疾病预防控制中心等医疗卫生机构，迅速开展了紧急医学救援工作和现场卫生防疫工作。

2. 行业应急

医疗卫生行业同社会的其他行业一样，都面临着自然灾害（如气象、地质、地震等）、事故灾难、公共卫生事件和社会安全事件等公共事件的威胁和危害。因而医疗卫生行业应急主要是对突发公共卫生事件，以及由其他自然灾难、事故灾难、社会安全事件所引发的公共卫生和社会危害所采取的预防、响应处置、恢复重建等全部活动的过程总称。同时，与其他行业相比，医院自身又有其特殊性。医疗卫生行业是公认的高风险行业，医疗卫生行业也面临着自身的应急工作。

首先，医疗卫生技术诊治疾病有限。即便现代医疗卫生技术已经取得了十分巨大的进步，但是在诊疗疾病、拯救生命的过程中，仍然具有高度的不确定性，医疗卫生技术并不能够完全地诊治所有疾病、恢复人民群众的生命健康，一旦出现疾病诊治效果不理想或无效的情况，对于医疗卫生部门而言，应急工作随即开展。例如，近年来频发的医患纠纷和医闹事件，患者及其家属对于"医疗卫生技术诊治疾病有限"这一事实的认识不清，导致了患者一旦出现医治无效身亡或其他健康受损的情况就会第一时间起诉医院或者进行医闹，甚至伤医、杀医等恶性事件。

其次，医疗卫生行业内外信息高度不对称。由于医疗卫生行业具有高度的专业性，这就造成了医疗卫生从业人员与非从业人员之间具有极大的信息不对称。加之随着互联网行业以及微信公众号、微博等自媒体的迅速发展，医疗卫生行业变得异常敏感，应急工作也随之复杂化。例如，发生于 2010 年的"缝肛门事件"，正是由于医务人员和患者之间信息不对称而导致了医疗卫生行业的轩然大波，一度引发医疗卫生行业信任危机，造成医院停业、医务人员饱受舆论抨击，但经法院审理，此次事件并非医疗事故。当然，这也与医疗卫生行业在对自身公共事件应急处理方面重视程度和处理经验不足、缺乏专业性的管理学人才、未制定突发公共事件应急预案等等有关。可见，应急管理是现代化医院管理的重要组成部分，应急管理体系的建设，是医院管理者面临的一项重要的课题。

最后，医疗卫生信息安全问题不容忽视。近年来，随着互联网、云计算等信息技术的快速发展，已经深度融入我国经济社会的各个方面，极大地影响和改变了社会的生产生活。在医疗卫生行业的应急工作中集中体现在以下两个方面：

（1）网络安全应急管理是医疗卫生行业应急的一项重要内容。国家对此予以高度重视，专门制定并出台了《信息安全技术信息安全事件分类分级指南》（GB/Z 20986-2007），其中明确将医院网络安全事件分为四级：特别重大网络安全事件、重大网络安全事件、较大网络安全事件、一般网络安全事件。

（2）医疗卫生行业需要对患者个人健康的网络信息进行保密，以保障患者及就诊人群的隐私权。在"华大基因检测数据泄露事件"中，华大基因研究人员并未泄露基因检测人群的原始数据，并不包含可识别个人身份信息，但由于涉及"个人健康网络信息泄露"议题，以至华大基因深陷舆论漩涡，迅速企业市值缩水。

3. 国家应急

国家应急是国家层次的应急主体对超出日常处置范围的突发事件或影响广泛的日常突发事件的系列反应和行动。当前的国家应急工作集中体现在"一案三制"。"一案"是指国家突发公共事件应急预案体系；"三制"是指应急管理体制、运行机制和法制，主要包括《防震减灾法》《破坏性地震应急条例》《突发事件应对法》《政府信息公开条例》。同时，随着《国家突发公共事件总体应急预案》的制定和颁布，尤其是应急管理部的成立，我国国家应急工作迈上了一个新的台阶。

根据应急管理部官方网站显示，应急管理部承担着组织编制国家应急总体预案和规划、建立灾情报告系统、组织灾害救助体系建设等重要职责，为有效实现防灾救灾、保护人民群众人身财产安全、维护社会稳定奠定了坚实的基础。

**五、应急的分类**

从前文中关于"emergency"的三层含义可知，应急就是采取应对突发事件、紧急事件以及危机事件的行动。而所采取的行动，又可以根据是否在常规的应急行动范围之内，将应急分为常规应急和非常规应急两类。一般而言，非常规应急与常规应急具有较为明确的界限，即常规应急行动范围，但二者之间在一定程度上也可以相互转化。从应急的全过程来看，部分事件应急前期、中期、后期会随着不同应急主体的有效介入而有所缓解，应急行动范围也相对由非常规转入常规。例如，2006 年北京市的禽流感疫情防控工作，在暴发初期是非常规应急状态，随着应急方案的制订及相关政策的实行，疫情得到了有效控制，并由应急状态转为常规状态。

1. 常规应急

所谓常规应急，是指日常进程中可能频发的、具有突然性特点，但是在常规的管理范围之内的事件（如交通事故）。这类事件虽然具有突发性，但它仍属于常规的突发事件。

2. 非常规应急

与常规应急相对，非常规应急是指以常规管理办法和行动方案无法有效进行解决，同时具有日益严重的发展趋势的突发性事件。对于非常规突发事件，单一突发事件的分散型应急职能部门难以应对，需要跨部门的协调和合作。在应对非常规突发事件实践中，我国在国家层面上逐步形成了政府主导下，多力量合力应对危机的拳头模式，即以国务院为主导的国家应急管理工作组（national emergency management working group，NEMWG）模式，通常由国务院成立若干具有一定功能的工作组，各职能部门根据各自职责和能力被纳入相应工作组。

（魏海斌）

## 第二节 医院应急管理的内涵

### 一、医院应急管理的概念

医院应急管理（hospital emergency management）属于医院管理的一部分，也是政府与社会应急管理的一个分支。它包含了医院与应急管理两个方面，这两方面都有各自不同的角色定义与职责。应急管理是针对自然灾害、恐怖袭击及其他突发事件时采取对策，保护生命、财产和环境安全。而医院应急管理就是将医院的职能与应急管理这两个看似独立的部分进行有机的结合，采用科学的管理手段建立有效的应急机制，将自然灾害、恐怖袭击及其他突发公共卫生事件造成的不良影响降至最低，是完成各类突发事件紧急医学救援和应急处置任务的一系列管理活动的集合。国内外文献资料中除了医院应急管理外，类似的表述还有"医院应急救援""医院风险管理""医院危机管理""医院突发事件管理""医院突发公共事件管理"等。

医院应急管理是一个动态的，内涵不断变化、内容不断丰富的领域。它可能会涉及许多相关领域，需要解决多方面的问题，但是医院应急管理的核心就是保证医疗服务的连续性，保障患者生命与健康安全。

医院应急管理的对象包括自然灾害、事故灾害、公共卫生事件、社会安全事件、医疗损害事件、突发医疗事件、重大舆情事件等。

医院应急管理的特征包括：严密的组织体系、科学的协作模式、快速的反应机制、高效的信息系统、广泛的支持保障和健全的规章制度。

医院应急管理的基本流程分为：预防、准备、应对、恢复、提高。

此外，以下概念也经常在医院应急管理的文献资料中被提及。

1. 大规模伤亡事件

指突发事件造成的人员伤亡规模使医院的日常组织结构和医疗资源受到了严重的挑战，医疗需求大于可提供的医疗资源。如果不能及时应对，会造成伤亡人数的持续增加。

2. 大规模影响事件

指突发事件造成的影响干扰了医院工作的正常运行，使医院日常的医疗容量和医疗能力都被严重地削弱。如果处理不当，会造成医疗服务连续性的中断。

3. 医院的组织弹性

这里的弹性指医院从突发事件中迅速恢复常态的能力。医院对突发事件的吸收能力、缓冲能力和应对能力是评估一家医院弹性的重要指标。其中，吸收能力是指医院在其基本功能没有被削弱的情况下将突发事件化解的能力；缓冲能力是指医院以最小的功能损失化解事件影响的能力；应对能力是指医院在突发事件发生后将其影响降低到最低限度并且尽快恢复的能力。增强医院的组织弹性有助于化解一般突发事件的影响，在严重突发事件发生后也能有效地应对、尽快地恢复。

4. 医疗应急的可容量与兼容性

当突发事件造成的医疗需求超出医院日常极限时，医院对患者进行必要的诊断和治疗的能力称为医疗应急。医疗应急的可容量是指医院应对患者数量明显增加的能力。医疗应急的兼容性是指医院能够满足患者特殊需求的能力。在医院应急管理中，提高医院应急的可容量和兼容性同等重要，否则会影响医院在突发事件中功能的发挥。

5. 危害需求与反应需求

危害需求是指危害本身所形成的，需要医院根据自己的职责去加以应对的需求，比如在突发事件中对伤者的救治等。反应需求是指在组织相关部门与相关人员对突发事件做出反应的过程中所产生的需求。例如，参与应急反应的部门需要采取不同于平时的信息收集、处理机制，以便获取及时、准确的信息，做出恰当的反应。医院应急管理不能仅仅被动地应对危害需求，更要关注反应需求，从而提高整个应急反应的行动效率，达到事半功倍的效果。

6. 风险传播

是指在自然灾害、恐怖袭击及其他突发事件发生后，医院为公众提供相关信息以及应对危机的建议，以减少他们的焦虑和恐慌。我们把这个主动积极的过程叫作风险传播。风险传播在某些情况下是公众获取有关突发事件的情形和严重性信息的唯一途径。

**二、医院应急管理的发展**

（一）医院应急管理的发展背景

医院应急管理的产生与发展是由外部因素以及医院自身的特殊性所决定的。

进入 21 世纪，世界范围内突发事件频发，代表性的事件包括：

1. 恐怖袭击

2001 年"9·11"恐怖袭击，2004 年马德里地铁连环爆炸案，2004 年俄罗斯别斯兰人质事件，2005 年伦敦地铁爆炸案，2008 年印度孟买连环恐怖袭击，2010 年莫斯科地铁爆炸事件，2011 年莫斯科多莫杰多沃机场恐怖袭击，2011 年"7·22"挪威奥斯陆爆炸枪击案，2013 年美国波士顿国际马拉松赛联合爆炸事件，2015 年法国巴黎恐怖袭击等。

2. 传染病流行

2003 年 SARS 病毒，2013 年 H7N9 型禽流感，2019 年新型冠状病毒肺炎（COVID-19），以及至今还未完全消灭的登革热、寨卡病毒、埃博拉病毒等。

3. 自然灾害

2004 年印度洋海啸，2008 年中国汶川大地震，2010 年海地大地震，2010 年中国玉树地震，2019 年 8 月超强台风"利奇马"等。

4. 其他突发事件

2015 年天津港"8·12"特大火灾爆炸事故等。

随着这些突发事件的发生而暴露出各种应急管理方面的问题，促使各国政府对应急管理的认识不断提高，经过多年的研究发展，应急管理已作为一门科学得到了广泛认可。医院是整个应急反应框架中的一个重要环节，在处理突发公众事件中具有十分重要的战略意义。因而医院应急管理作为应急管理的一个分支，也受到了社会的关注。近年来，各国政府和社会公众对医院应急管理的需求与期待也在不断提高，以往的经验式管理已经无法适应新形势的应急管理的要求。

除了外部因素的影响，医院自身的特殊性也决定了医院应急管理需要得到有效的发展，主要表现以下方面：

1. 医疗技术具有高风险性,这是导致医疗行业成为高风险行业的客观因素之一。医疗技术的高风险性容易引发争议、纠纷甚至导致严重事故,非常考验医院应急管理的水平。

2. 医院内部有大量危险因素存在,主要包括:

(1) 建筑物密集,容易存在消防隐患。

(2) 人员密集,尤其是大型三甲医院医务人员和患者众多。

(3) 突发事件发生后,人们易将医院当成重要的避难场所,造成大量人员涌入,影响医院的正常运行,这十分考验医院的应急处置能力。

(4) 存在大量危险物品,如危险化学品、生物制品、核物质、放射性物质、爆炸品等。

(5) 基础设施问题,如电力容量不足、负荷过大、电路老化、供水及水质问题等。

(6) 空气流通、消毒净化处理能力不足,尤其是在不明原因传染病患者涌入或集中出现时。

(7) 医院供应的食品安全问题。

(8) 医院易成为恐怖袭击的目标。

上述的外部环境和医院自身的特殊性,决定了医院需要应对社会和医院自身双重公共事件的应急处理。在这样的背景下,越来越多的医院管理人员、相关学者开始思考如何将应急反应实践中积累的经验上升为理论,如何及时跟踪国内外医院应急管理研究的最新趋势,如何运用医院应急管理的基本理念与基本原则来指导医院的应急反应实践等等问题。医院应急管理的理论体系正逐渐系统化、深入化。

(二) 医院应急管理的发展历史

医院应急管理作为应急管理的一个分支,是随着应急管理学科的发展而逐渐发展起来的。医院应急管理的一些基本理念和基本原则是在自然灾害研究和管理学研究的基础上建立起来的。

自 20 世纪 40 年代以来,科学家有关自然灾害的研究以及相关的社会学研究使我们对各种灾害的物理特性、社会影响有了不断深入的理解。在诸多研究中,对于灾害社会学的研究,特别是关于危机状态下人类行为的研究构成了医院应急管理的理论基础之一。

20 世纪 70 年代以后,应急管理学在灾害研究的基础上逐渐成形。研究中,人们认识到有效的应急管理不仅仅是被动地对突发事件做出反应,而是应对其进行主动管理,防患于未然,并将应急管理的过程归纳为预防、准备、响应、恢复这四个阶段。这也是目前被广泛接受的医院应急管理的基本流程。同时,人们意识到应急管理不能局限于对某种特点的危害,而应广泛关注所有潜在的危害。在这一时期,美国政府部门为了协调在野外救火过程中不同部门之间的关系建立了突发事件指挥系统 (incident command system),将应急管理的组织结构分为指挥、行动、计划、后勤、财务与管理五个功能模块,提出了"统一的术语、一体化的信息传递、模块式的组织、统一的指挥、合理的管理跨度、共同的行动计划、综合的资源管理、必备的应急设施"这八项原则。当前,被美国大部分医院及部分其他国家采用的医院突发事件指挥系统 (hospital incident command system) 就是在此基础上形成的。

20 世纪 80 年代初，美国的联邦应急管理署（federal emergency management agency）在阐述应急管理的框架时，特别突出了脆弱性分析的重要性，认为它对于识别潜在危害、确定应对重点、制定应急预案、采取防范措施、开展培训和演练、完善物资保障具有重要意义。脆弱性分析目前也成为医院应急管理负责人员日常重要的职责之一。

20 世纪 90 年代，应急管理的概念和内涵更加细致深入。主要体现在：提出了关于应急管理层次的概念，强调了协调应急反应行动与不同级别政府部门之间的关系的重要性；运用目标管理的防范来实现不同层次、不同部门的协调行动；将应急反应的可容量与兼容性的概念进行了区分，应急管理不仅要应对受害者数量的急剧增加，还要满足受害者的特殊需求；提出了连续性的概念，参与应急行动的机构不但要完成应急反应的各项任务，还要保证原有功能的发挥。这些概念也均在当前的医院应急管理研究中得到体现。保证医疗连续性更是成为医院应急管理的核心任务。

进入 21 世纪，各类突发事件使人们愈加认识到应急管理的重要性，应急管理作为一门管理学科逐渐得到了人们的普遍认可。医院应急管理也随之进入了大众的视野，许多国家的政府、医疗机构和相关组织也相继出台了有关医院应急管理的各项方案和标准，来指导、规范医院应急管理工作。有关医院应急管理的研究也日益增多，医院应急管理正朝向系统化、深入化的方向发展。

（三）医院应急管理的发展过程

21 世纪以来，医院应急管理进入了快速发展时期，其中以美国的医院应急管理发展最为突出。美国联邦政府在"9·11"事件后出台了一系列国土安全总统令，要求医院根据国家应急管理体系和国家应急反应预案的要求进行应急准备，要求医院不仅要做好应对传统灾害事件的准备，还要提高应对生物恐怖袭击的能力等。此外，美国国会和联邦政府也相继出台了一些相关的政策和法规，包括：

1. 2000 年的《灾害减缓法案》，要求各级接受联邦拨款援助的政府机构达到联邦应急管理局关于灾害减缓计划编制的标准。医院作为医疗卫生设施的一部分，也被要求达到上述标准。

2. 2002 年的《公共卫生安全、生物恐怖准备与反应法案》，要求各级各类医院做好应对生物恐怖和其他公共卫生事件的准备。

3. 2006 年的《大规模流行疾病与各类灾害应急准备法案》，要求卫生与人类服务部负责协调突发公共卫生事件和其他灾害事件的医疗应对。要求医院制定并且贯彻应急管理计划，达到卫生与人类服务部的基本要求和标准。

4. 2011 年的《总统政策第八号指令》，要求系统性地应对威胁到国家安全性的事件，包括：恐怖袭击、网络攻击、流行病、严重自然灾害等，从而提高国家的安全性和灾后恢复能力。该指令被认为是美国应急管理体系重构的分水岭。

5. 2015 年美国联邦政府根据 4 年来应对突发事件的经验教训，以及核心能力的建设和运行情况，陆续对"全国规划框架"和"联邦跨机构行动计划"进行了修订，并且发布了第二版《全国准备目标》。

相比而言，中国应急管理的发展晚于美国，国内学者普遍认为，中国的医院应急管理的发展以 2003 年 SARS 事件为节点。在 2003 年以前，国内的医院对于医院应急管理并不十分重视。直到 2003 年 SARS 疫情暴发后，在抗击 SARS 的过程中，暴露出了很多医院应急管理的弊端，比如：医院应急管理事前准备不充分、医院应急管理信息渠道不通畅、医院应急管理的体制和法治不健全等。至此，医院应急管理的重要性才引起了广泛地关注。在这一时期，许多医院都出台了有关 SARS 疫情的应急管理方案。同期，在党中央的统一指导下，相关部门围绕着应急预案、应急管理体制、机制和法治建设开展工作，构建了应急管理体系的核心框架，取得了显著的成效。其中的许多政策和措施对医院应急管理提出了要求。

2003 年，党中央、国务院召开的全国防治"非典"工作会议，在总结经验教训的基础上，提出了我国"公共卫生事业发展滞后，公共卫生体系存在缺陷；突发公共事件应急机制不健全，处理和管理突发公共事件能力不强"等问题。随后，国务院提出"争取用 3 年左右的时间，建立健全突发公共卫生事件应急机制""提高突发公共卫生事件应急能力"。有学者认为，此次会议是我国应急管理体系建设的"起跑点"。

2003 年至 2006 年，党的十六届三中全会、四中全会、六中全会反复强调要建立健全社会预警体系，形成统一指挥、功能齐全、反应灵敏、运转高效的应急机制，提高保障公共安全和处置突发公共事件的能力。并提出按照"一案三制"的总体要求建设应急管理体系。至此，基本完成了我国应急管理体系框架的蓝图设计工作。

2003 年 5 月发布的《突发公共卫生事件应急条例》（以下简称《条例》），对突发公共卫生事件进行了定义，为医院应急管理提供了依据。《条例》规定了预防与应急准备的主要内容，建立了突发公共卫生事件的报告制度，制定了应急处理的总体流程、明确了相关机构的法律责任，以及违反条例的处罚措施。与医院应急管理密切相关的内容包括：要求医院配备相应的医疗救治药物、技术、设备和人员，提高应对能力；定期对医疗卫生机构和人员开展突发事件应急处理相关知识、技能培训，定期组织医疗卫生机构进行应急演练；医疗卫生机构应当对因突发事件致病的人员提供医疗救护和现场救援，对就诊患者必须接诊治疗，并书写详细、完整的病历记录；对需要转送的患者，应当按照规定将患者及其病历记录的复印件转送至接诊的或者指定的医疗机构；医疗卫生机构内应当采取卫生防护措施，防止交叉感染和污染；医疗卫生机构应当对传染病患者密切接触者采取医学观察措施，传染病患者密切接触者应当予以配合；医疗机构收治传染病患者、疑似传染病患者，应当依法报告所在地的疾病预防控制机构等。

2004 年 8 月修订的《中华人民共和国传染病防治法》虽然是对传染病防治的规定，但其中的许多内容对医院的应急管理产生了影响。如医疗机构知识和技能的培训、突发事件的报告、制定应急预案、医疗救治、患者隐私保护等。

2006 年 1 月发布的《国家突发公共事件总体应急预案》，明确了国家应对突发公共事件的六项基本原则，分别是：以人为本，减少危害；居安思危，预防为主；统一领导，分级负责；依法规范，加强管理；快速反应，协同应对；依靠科技，提高素质。为医院应急管理提供了政策上的依据。在具体内容中，要求卫生部门负责组建医疗卫生应急专业技术队伍，赴现场开展医疗救治、疾病预防控制等卫生应急工作。及时为受灾地区提供药品、器械等卫生和医疗设备。必要时，组织动员红十字会等社会力量参与医疗卫生救助工作。同年 2 月发布的《国家突发公共卫生事件应急预案》，将医疗机构界定为突发公共卫生事件应急处理的专业技术机构。要求医疗机构结合本单位职责开展专业技术人员处理突发公共卫生事件能力培训，提高快速应对能力和技术水平，在发生突发公共卫生事件时，要服从卫生行政部门的统一指挥和安排，开展应急处理工作。要求各级医疗机构开展突发公共卫生事件的日常监测工作，及时、准确地报告突发公共卫生事件及其处置情况。

2007年9月卫生部发布的《全国卫生部门卫生应急管理工作规范（试行）》，进一步明确了各级卫生行政部门和各级各类医疗卫生机构在突发公共卫生事件应对工作中的职责。规范中要求"各级各类医疗机构要建立和完善应急准备、伤病检诊、现场抢救、信息报告、院内会诊、院内救治、运送转诊、消毒隔离、院感控制、健康教育、技术指导、考核评估、奖励惩处等各类应急管理制度，要求医疗机构组建相应的现场应急队伍。规范中明确了卫生应急制度包括：应急保障、监测预警与报告、现场处置、实验室检测、信息发布与通报、风险沟通与健康教育、卫生评估这七个方面"。同年11月1日起正式实行的《中华人民共和国突发公共事件应对法》是我国应急管理领域的一部基本法，为医院突发事件的预防与应急准备、监测与预警、应急处置与救援、事后恢复与重建等活动提供了国家层面切实可行的管理模式与法律支持。

2009年4月发布的《全国自然灾害卫生应急预案》，除了以往的要求之外又增加了心理援助和物资储备的内容。

2010年6月卫生部、国家发改委的《关于加快突发公共事件卫生应急体系建设和发展的指导意见》明确要求医院应有专门的部门和人员负责应急管理，完善各类预案，建立专业队伍，建立应急物资储备制度，提高供应的时效性。

2010年11月卫生部印发《国家卫生应急队伍管理办法（试行）》要求医院要根据统一安排选派人员参加国家卫生应急队伍，支持队员参与国家卫生应急工作，不得以任何理由推诿、拖延、妨碍队员参加卫生应急工作；保障队员在执行卫生应急任务期间的工资、津贴、奖金及其他福利待遇。

2011年卫生部印发的《三级综合医院评审标准（2011年版）》第一次对医院应急管理提出一系列要求。提出：要建立健全医院应急管理组织和应急指挥系统，负责医院应急管理工作；开展灾害脆弱性分析，明确医院需要应对的主要突发事件及应对策略；编制各类应急预案；开展全员应急培训和演练，提高各级各类人员的应急素质和医院的整体应急能力，制订应急物资和设备储备计划等。该版三级综合医院评审标准的出台，进一步提高了医院对应急管理的重视，促进了医院应急管理工作的开展。

2016年12月，国家卫生和计划生育委员会发布《关于加强卫生应急工作规范化建设的指导意见》提出：通过努力，到2020年末，使我国卫生应急体制机制、能力建设、应急处置、运行保障等相关制度更加完备，基本实现卫生应急平时准备和突发事件应急处置的制度化、程序化、标准化、信息化，逐步形成科学规范、运转高效、保障有力的卫生应急体系，有效满足国内突发事件卫生应急工作需要，不断提升我国在全球公共卫生安全领域的影响力。

2017年6月9日，国家卫生和计划生育委员会印发的《突发事件卫生应急预案管理办法》为医院应急预案管理提供了参考。同年，国务院办公厅下发《国家突发事件应急体系建设"十三五"规划》，将"一案三制"为核心的应急管理体系建设、应急平台体系建设等相关内容纳入到"十三五"规划中。

2018年3月中共中央印发的《深化党和国家机构改革方案》中提出：将设立国家应急管理部，经第十三届全国人民代表大会第一次会议表决通过了国务院机构改革方案的决定，国家应急管理部正式设立。国家应急管理部的设立充分体现了国家层面对灾害突发事件及各类危机的防范、管理和应对的重视程度，也体现了我国政府加强应急管理以及资源配置的决心和力度。

2019 年底新型冠状病毒肺炎疫情暴发以来，在党中央、国务院领导下，各级医院进一步加强了医院应急管理的建设。2020 年 5 月国家发展改革委员会、国家卫生健康委员会以及中医药局联合发布的《关于印发公共卫生防控救治能力建设方案的通知》中指出要探索建立中西医结合的应急工作机制，每个省份建设 1～2 所重大疫情救治基地，使其具备应对突发公共卫生事件一级响应所需的救治能力，同时组建高水平重大疫情救治专业技术队伍（含中医应急医疗队伍）。

2020 年 10 月中国共产党第十九届中央委员会第五次全体会议通过的《中共中央关于制定国民经济和社会发展第十四个五年规划和二〇三五年远景目标的建议》中提到要完善突发公共卫生事件监测预警处置机制，健全医疗救治、科技支撑、物资保障体系，提高应对突发公共卫生事件能力。

### 三、国内外医院应急管理发展状况

（一）中国

当前，我国对应急管理日益重视，出台了一系列的政策，并且将医院应急管理纳入了三级医院的评审中。以此为契机，许多医院成立了医院应急工作委员会，积极开展医院的应急管理工作，具体工作内容大致包括：开展医院灾害脆弱性分析，制定和完善医院应急管理的规章和制度，进行应急能力的培训和演练等。有医院将应急管理与职工的绩效挂钩，将风险预报工作纳入各科室的日常管理工作当中。也有医院在积极探索建立自己的医院应急管理系统，如基于北斗二号卫星导航系统的医院应急管理系统。2019 年底 COVID-19 疫情暴发以来，各级医院进一步完善了医院的应急管理工作，构建应对新型冠状病毒肺炎疫情应急管理体系，并开展医院应急管理长效机制的研究。

尽管我国医院都在积极开展应急管理工作，然而经过分析发现，大多数医院的应急管理工作内容主要还是依据医院评审的标准设立，也有部分医院将质量管理的 PDCA 循环应用到医院应急管理的建设中来。可见我国医院整体上并没有形成清晰、系统、统一的应急管理模式。此外，我国医院的应急管理研究还不成熟，大多数的研究都是对各自医院的应急管理的实践进行总结，讨论存在的问题并提出改进意见，理论研究不够充分。尚未建立医院应急管理的系统，对于医院应急管理的系统性、深入性研究不够，关于医院应急管理使用指南和工具研究较少。综上，我国医院应急管理还处于起步阶段，今后还有很大的发展空间。

（二）美国

美国是当今世界上医院应急管理发展得比较系统和全面的国家。其中，最具代表性的就是创建了医院突发事件指挥系统（hospital incident command system，HICS）。

20 世纪 80 年代末期，美国医院普遍应用的应急管理系统是由加利福尼亚应急医疗机构建立的 *Hospital Emergency Incident Command System*（简称 HEICS）。直到 2006 年，HEICS 进行第四次修订时，由于当时使用突发事件管理系对于日常工作、预先计划事件、非紧急事件进行管理的重要性和意义已经十分明晰，最终在 HEICS 的基础上建立了可以同时应用与紧急和非紧急情况下的医院突发事件指挥系统。目前，最新的 HICS 指南为 2014 年 5 月更新的 HICS 第五版。

　　HICS 采用与美国国家突发事件管理系统（national incident management system，NIMS）中的突发事件事件指挥系统（incident command system，ICS）相同的原则，涵盖了突发事件应急的各个方面，包括预防、保护、缓解、响应和恢复。HICS 是一个非常灵活、可扩展的、具良好适应性的系统，可应用于各类医院、应对各种突发状况。它主要有以下特点：

　　1. 作为医院应急管理的模型，不仅被美国的医院广泛使用，在国际上也有其他国家的医院使用 HICS 系统。

　　2. 模块化的设计非常灵活，不单可以用来应对紧急事件，也可以用于处理非紧急事件，比如机构之间转移患者、流感疫苗项目管理、举办大型医院或社区活动等。

　　3. 有非常清晰的组织结构（图 1-2-2-1），主要由指挥、运行、计划、后勤、财务/行政这五个部分以及其他相关的分支部门和技术专家组成。每个岗位都有明确的应急目标和职责，并根据突发事件所处的具体情况调整。

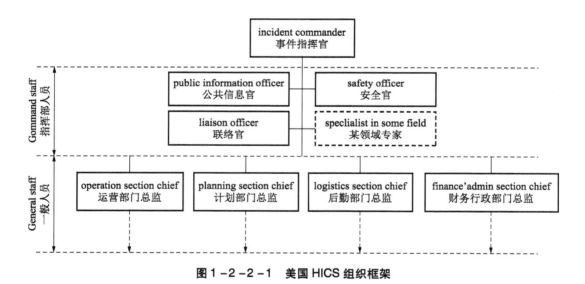

图 1-2-2-1　美国 HICS 组织框架

　　4. 有详细的事件管理指南和规范的培训流程和资料。

　　5. 处于应急状态时所设立的职位是根据事件的影响范围和严重性程度来决定的，可以保证这个系统有一定的扩展性。在突发事件应对过程中，一旦某个岗位职能完成，不再被需要时，相应的应急工作人员就可以立刻回到日常的岗位上。

　　6. 与多机构协作系统（multi-agency coordination system，MACS）和社区响应机构无缝对接。

　　除了被医院广泛采用的 HICS 系统，目前美国许多医院都成立了专门医院应急管理部门。例如，哈佛大学麻省总医院就设立了灾害医学中心（center for disaster medicine，CDM）专门负责医院的应急管理工作、从事医院应急管理的研究、面向社会开展应急管理培训等。

此外，在美国联邦应急管理署（federal emergency management agency，FEMA）网站上可以看到，美国许多大学都开设了应急管理的高等教育项目，包含普通的培训课程、本科、硕士乃至博士项目。这其中，少数大学也专门开设了健康领域的应急管理教育项目，比如波士顿大学医学院的 *Master of Science in Healthcare Emergency Management* 等。

（三）日本

日本是一个自然灾害频发的国家，经过多年的发展已经形成了相对完备的应急模式。日本的医疗行业的突发公共事件应急管理体系是由厚生劳动省建立，属于国家危机管理体系的一部分。日本突发公共事件应急管理体系覆盖面较广，包括由厚生劳动省、8 个派驻地区分局、13 家检疫所、47 所国立大学医学系和附属医院、62 家国立医院、125 家国立疗养所、5 个国立研究所组成的国家突发公共事件应急管理系统；由都道府县卫生健康局、卫生实验所、保健所、县立医院、市村町及保健中心组成地方应急管理系统。同时，日本急救医学会、日本临床急救医学会、日本急救医疗财团这三个团体成立了"急救医疗综合研究机构"，针对社会性和政治性的应急救援问题进行协商调节，制定具体解决方案，构成了应急救援的一个专有网络。

日本的急救医疗系统主要由定点急救医疗机构（医院、门诊部）、急救站、假日与夜间急诊站，急救医疗机构、急救中心组成。其中，日本急救定点医院分为三个等级，对应收治轻度、中度、重度的患者。一级急救医疗主要收治相对较轻的急诊患者，只需门诊治疗后即可回家，实行 24 小时服务制；二级急救医疗收治需短期住院的急诊患者，要求配备麻醉科、神经外科和心血管科等，可随时接纳一级急救医疗机构转送的急诊患者；三级急救医疗机构可随时接收二级或一级急救医疗机构转送的严重急诊患者，是当地的急救中心，要求设有脑血管病中心、心脏病中心等特殊医疗服务。

此外，日本医疗应急还包括了完善的急救医疗情报系统，通过计算机将机构和消防系统联系起来，根据掌握的医疗机构情况，选择最恰当的医疗机构通知家属或急救中心派救护车运送。

整体来看，日本医院应急管理覆盖面广，参与的医疗机构多，医疗机构救援组织机构设置完善。同时，日本也非常重视防灾救灾教育训练，重视伤员康复治疗和心理护理。

（四）英国与澳大利亚

英国应急管理主要的实施和参与部门为突发事件计划协作机构（EPCU）和国民医疗服务体系（NHS），他们承担着推动重大突发事件准备训练和保持卫生部和其他政府部门之间的联系的重要作用。其下设机构：卫生保护局，承担着召集有关卫生专家，共同从事公共卫生、传染病、突发事件规划、传染病控制、试验以及毒物、化学和射线危害方面的事务。英国医院非常注重应急弹性和可恢复性，在突发事件发生后，保持医疗服务的连续性，满足医疗应急需求，通过建立医疗应急管理规范来提高应急救治能力，相继成立了地区性创伤救治中心/医院，通过集中收治突发事件中创伤伤员方式，达到降低创伤伤员的死亡率的目的。英国医院应对重大事故主要有以下几个原则：①提供一个有组织有层次的应对系统，明确了指挥和调控结构，建立与岗位职责相统一的行动卡。②创造容纳吸收能力强、加强和外部机构合作，确认可以出院的患者和不紧急的服务。③统筹管理大量伤亡人员能力强，加强与急救部门和救护车服务协同合作，为患者提供及时治疗。

澳大利亚的医院应急管理主要是基于政府制定的澳洲跨机构事件管理系统（australian

inter-service incident management system，AIIMS）。AIIMS 是 20 世纪 90 年代初建立的应急管理体系，最早被火灾和土地管理机构使用。AIIMS 构建的基本原则包括：目标管理、功能管理（控制、计划、实施、后勤）以及范围管控。经过多年的发展，AIIMS 已经成为一个灵活、可以指导各类突发事件的应急管理系统。AIIMS 将突发事件分为三个等级，根据突发事件的不同等级设置了专门的应急方案。在 AIIMS 的框架基础上，澳大利亚的每个州都建立符合自身情况的公共卫生应急管理模式，出台了相应的应急管理方案，例如：昆士兰州健康灾害与突发事件管理方案（queensland health disaster and emergency incident plan）和南澳大利亚州的公共卫生应急管理方案（public health emergency management plan）等。各个州的应急方案尽管表述方式有所差异，但是整体的应急流程基本按照预防、准备、响应、恢复这四个步骤进行，人员结构也大致类似。

（唐维晶）

## 第三节　医院应急管理的对象及重要意义

随着大自然气候、环境的改变和人类社会的不断发展进步，一些不可人为预见和防控的突发性事件变得越来越多。这些层出不穷的突发事件对公众安全造成很大威胁，影响和制约社会的安全有序发展。医院应急管理（hospital emergency management）是针对突发事件做出的事前防范、事中反应、事后恢复的工作体系，能够最大限度地把突发事件带来的危害降到最低，从而为医疗工作的正常运行扫清障碍，在公共安全突发事件的应对工作中起着重要作用。

人类的生产、科研以及经济活动中的事故及灾害，影响着人们的生活和健康。产业革命推动了人类社会生产力的发展，但同时也影响和破坏着生活环境，导致灾害性事故的出现、大量有害物质的泄漏，带来许多新的医学问题。近几十年，全球地震和水灾等自然灾害频繁发生，恐怖袭击与核泄漏等人为灾难、SARS 疫情等公共卫生突发事件直接威胁着人类的生存和发展。

中国是一个多灾国家，自然灾难频发且强度逐渐升级，人为灾难也在不断衍生和发展，不仅需要提高全民的防灾抗灾意识，更需要对医务人员进行灾难医学专业教育。新世纪合格的医学人才必须接受灾难医学的专业培训，应掌握灾难事故的特征规律、各项卫生防疫应急处理的基本技能以及急救的基本知识，从而提高医务人员对各种灾难和突发事件的应急反应能力和医疗救援水平。我们必须认识到，应急管理不应当仅仅是一个对突发事件做出反应的被动行为，而应当是一个主动的管理过程，这个过程包括防范、准备、反应、恢复四个阶段。同时，应急管理不应当孤立地关注某一种特定的危害，而应当着眼于可能发生的所有潜在危害。医院内人员复杂、流动性大、建筑物密集、交通拥挤、管道、线路密集、易燃易爆物品多，如何针对性地制定应急预案，防患于未然；如何在突发事件当中从容调度，科学应对；如何在应急管理后期反馈学习，剖析原因，都要用到灾害医学的理论与方法。因此，灾害医学教育和医院灾害脆弱性分析对于医院应急管理意义重大。

**灾害医学与医院灾害脆弱性分析**

灾害医学（disaster medicine）是研究在各种灾害情况下实施紧急医学救治、疾病预防和卫生保障的科学规律、方式、方法和组织的一门学科，其涉及灾害救援的各个方面、各个阶段，是灾害救援的重要组成部分，是安全科学与预防医学的交叉学科。近年来，随着对灾害医学研究的深入，出现了一些令人耳目一新的成果，灾害医学的脆弱性分析理论就是其中的代表。

脆弱性分析的概念起源于对自然灾害问题的研究，是风险性、敏感性、适应性和恢复力等概念的集合，包括：暴露于不利影响或遭受损害的可能性；遭受不利影响损害和威胁的程度；承受不利影响的能力等。目的是通过查找易受危险侵袭的问题，分析应对措施，为制定应急预案提供参考，从而减少风险和损失。20 世纪 80 年代初，美国联邦应急管理局在阐述应急管理的框架时，特别强调了脆弱性分析的重要性。认为它是识别潜在危害、确定应对重点、制定应急预案、采取防范措施、开展培训和演练、完善物资保障的基础。同时还指出，应急管理的防范阶段与反应和恢复阶段同等重要，不可忽视。

医院灾害脆弱性分析（hospital hazard vulnerability analysis，HHVA）是指在医学领域这个特定的系统、次系统或系统的成分暴露于灾害、压力或扰动下可能经历的伤害，即医院受到某种潜在灾害影响的可能性以及对于灾害的承受能力。其内涵主要包括以下三个方面：①描述某种灾害发生的可能，如隐患存在的可能、隐患引发事件的可能、事件形成灾害的可能、灾害演变成灾难的可能。②其外在的表现形式是医疗环境被严重破坏，医疗工作受到严重干扰，医疗需求急剧增加等。③与灾害的严重程度成正比，与医院的抗灾能力成反比。

各种自然灾害或人为事故是经常发生和难以避免的，人类社会始终存在着各种各样的风险。然而有了充分的预防和准备，一场重大事件的损失也可以降至最低。反之，没有准备或准备不足，则可能损失巨大。

2003 年发生的 SARS 暴露了我国在新型传染病预防与应对上的不足，这令我国政府开始意识到单一"防灾减灾"的传统体制难以应对各种新的威胁。在总结抗击 SARS 经验与教训的基础上，国家开始考虑如何系统地应对各类灾害，着手建立综合应急管理体系。在这套体系中，各类灾害被统一抽象为"突发事件"，各类灾害的预防与应对被统一抽象为"应急管理"，进而确立了突发事件应急管理的组织体系、一般程序、法律规范与行动方案，综合应急管理体系初步确立。

对医院来说，在突发事件中同时扮演受害者和救助者的双重角色，这意味着突发事件的应急管理对于医院更加重要。因此，医院存在哪些风险、有可能遇到什么样的突发事件、事件形成灾害的可能性是制定和启动应急管理时必须明确的问题。如何才能花费最小的成本得到最大的收益，就需要进行灾害脆弱性分析，把有限的人力物力集中到最有用的地方，从而有的放矢地进行医院应急管理。

**医院应急管理的对象**

笔者综合了近年来各地区多个医疗中心的研究结果，将医院应急管理的对象总结如下：

1. 自然灾害

水灾、旱灾、地震、气象灾害、地质灾害、海洋灾害、森林草原火灾等。

2. 事故灾害

火灾、停水、停电、设备故障、交通事故、核辐射、环境污染等。

3. 公共卫生事件

院内感染、传染病疫情、群体疾病、食品安全、职业危害等。

4. 社会安全事件

跳楼、医疗纠纷、婴儿诱拐、恐怖袭击、经济安全事件、涉外突发事件等。

5. 医疗损害事件

手术错误、药品发放错误、输血错误等。

6. 突发医疗事件

群死群伤、特殊保障等。

7. 重大舆情事件

"媒体曝光"、网络舆情等。

根据突发事件的性质、危害程度、涉及范围可划分为四级：

1. 特别重大事件（Ⅰ级）

（1）一次事件出现特别重大的人员伤亡，且危重人员多，或者核事故和突发放射事件、化学品泄漏事故导致大量人员伤亡，事件发生地省级人民政府或有关部门请求国家在医疗卫生救援工作上给予支持的突发公共事件。

（2）跨省（市、区）的特别严重人员伤亡的突发公共事件。

（3）国务院及有关部门确定的其他需要开展医疗卫生救援工作的特别重大突发公共事件。

2. 重大事件（Ⅱ级）

（1）一次事件出现重大人员伤亡，其中死亡和危重病例超过 5 例的突发公共事件。

（2）跨市（地）的有严重人员伤亡的突发公共事件。

（3）省级人民政府及有关部门确定的其他需要开展医疗卫生救援工作的重大突发公共卫生事件。

3. 较大事件（Ⅲ级）

（1）一次事件出现重大人员伤亡，其中死亡和危重病例超过 3 例的突发公共事件。

（2）市（地）级人民政府及有关部门确定的其他需要开展医疗卫生救援工作的较大突发公共卫生事件。

4. 一般事件（Ⅳ级）

（1）一次事件出现重大人员伤亡，其中死亡和危重病例超过 1 例的突发公共事件。

（2）县级人民政府及有关部门确定的其他需要开展医疗卫生救援工作的一般突发公共卫生事件。

## 一、自然灾害

我国领土辽阔广大，总面积约 960 万平方千米，地势西高东低，呈阶梯状分布，山地、高原面积广大。东西相距约 5200 千米，陆地边界长达 2.28 万千米，大陆海岸线长达1.8 万千米，气温降水的组合多种多样，形成了千姿百态的气候和地理地貌。我国也是世界上受自然灾害（natural disasters）影响最严重的国家之一，自古以来自然灾害频繁发生，每年均因其造成重大人员和财产损失。随着全球经济一体化进程的加速，工业化和城市化的快速发展，产业结构以及生态环境的变化，我国自然灾害的防控形势愈发严峻。

自然灾害是指由于人类赖以生存的自然界发生异常变化而造成人员伤亡、财产损失、社会失稳、资源破坏的一系列事件。依据 2012 年 10 月由国家质检总局和国家标准化委员会共同发布的国家标准《自然灾害分类与代码》(GB/T 28921-2012) 可分为：气象水文灾害、地质地震灾害、海洋灾害、生物灾害和环境灾害 5 大类共 39 种。气象水文灾害包括干旱、洪涝、台风、暴雨、大风、冰雹等；地质地震灾害包括地震、崩塌、滑坡、泥石流等；海洋灾害包括风暴潮、海啸、海冰等；生物灾害包括植物病虫害、疫病、鼠害等；生态环境灾害包括水土流失、风蚀沙化、盐渍化等。

由于能够造成巨大破坏，自然灾害对于人类、动物、农业、基础设施以及社会和经济发展都是严重威胁。自然灾害的成因和结果往往因为人类活动而加剧，包括社会发展、定居模式、改变地貌、排放温室气体和其他行动。例如，在洪泛区或堰洲岛上建社区会大大增加飓风、洪水和风暴潮的风险。通过加深对自然灾害本身以及如何影响人类社会的理解，我们可以更合理的规划发展并最大限度地降低损失。

有报道对近 15 年我国发生的 110 起重特大自然灾害进行分析，其中气象水文灾害 79 起，占 71.8%；地质地震灾 30 起，占 27.3%；海洋灾害 1 起，占 0.9%。110 起重特大自然灾害中，气象水文灾害和地质地震灾害死亡人数占比分别为 5.3% 和 94.7%，而直接经济损失占比分别为 56.9% 和 42.9%。有文献统计了 2007—2017 年间我国死亡人数前十的自然灾害事件中，地震灾害 4 起，洪涝灾害 6 起，具体数据详见表 1 - 2 - 3 - 1。

表 1 - 2 - 3 - 1　2007—2017 年间中国死亡人数前十的自然灾害事件

| 死亡人数 | 事件 | 起始时间 | 经济损失（亿元） |
|---|---|---|---|
| 69 227 | 汶川特大地震 | 2008-05 | 8523.1 |
| 2698 | 青海玉树地震 | 2010-04 | 228.5 |
| 1478 | 甘肃舟曲特大山洪泥石流 | 2010-08 | 1469.8 |
| 729 | 云南鲁甸地震 | 2014-08 | 63 |
| 319 | 四川盆地及西北华北地区洪涝灾害 | 2013-07 | 527.6 |
| 268 | 长江中下游地区暴雨洪涝过程 | 2010-06 | 1287.2 |
| 256 | 南方洪涝灾害 | 2011-06 | 483.5 |
| 219 | 东北地区洪涝风雹灾害 | 2013-08 | 447.1 |
| 196 | 四川芦山地震 | 2013-04 | 851.7 |
| 190 | 西南至长江中下游地区暴雨洪涝灾害 | 2016-07 | 578.5 |

从时间上看，干旱、洪涝和台风等气象水文灾害的发生具有一定规律，相对集中在 6～9 月。干旱灾害主要发生在 6～7 月和 12 月；洪涝灾害主要集中在 5～10 月期间；台风灾害在 7～10 月发生较多；而地震灾害在全年不同月份的发生较为分散。

从地域上看，东北、华北及西南地区常在秋冬春发生干旱灾害，而华中、华南及西南地区则洪涝灾害高发。袭击我国的台风 80% 在华南地区登陆且受台风影响时间最长。西北、西南及华北地区多发生地震、滑坡及泥石流等灾害。

**医院应急管理对于自然灾害的重要意义**

通过对各类型自然灾害事件研究分析，将当地发生频率高、危害大、范围广的或重特大灾害列为医院应急管理的重点对象，并根据不同灾害发生的季节、地域等特点因地制宜、统筹规划，制定应急预案，开展应急管理。在中国，暴雨、洪涝、地震、台风、滑坡泥石流、干旱和冰雪等灾害种类发生频率较高，占到各类自然灾害的 95% 以上。笔者统计 2007—2017 年期间我国死亡人数前十的自然灾害事件中，重特大地震和洪涝灾害的发生极易造成人员群死群伤，而且对于医疗资源的破坏程度明显大于其他种类灾害，导致更大范围和程度的人员伤亡与财产损失。地震往往造成大面积的、严重的人员伤亡，能引起火灾、水灾、有毒气体泄漏、传染病流行以及放射性物质扩散，还可能造成海啸、滑坡、崩塌、地裂缝等次生灾害。较典型的案例有：①2004 年 12 月 26 日印度尼西亚苏门答腊发生 9.1 级地震，地震引发的海啸席卷斯里兰卡、泰国、印度尼西亚及印度等国，导致约 30 万人失踪或死亡。②2008 年 5 月 12 日中国四川省汶川县发生 8.0 级地震，导致 69 227 人遇难，374 643 人受伤，17 923 人失踪。③2011 年 3 月 11 日本宫城县以东 130 公里的太平洋海域发生 9.0 级大地震并造成核泄漏，强震及其引发的海啸已确认造成 14 063 人死亡，13 691 人失踪。医院的住院楼楼层往往较高，如遇大地震不易逃生；许多医院存在老楼，其容易在地震中损坏；住院和门急诊楼出入口往往较小且医院人员密集，地震时不容易疏散人员；地震发生时，需要保护、转移的患者多，而患者本身很可能没有逃生能力；地震发生后，医务人员可能存在伤亡，医疗场所受到破坏，周边交通瘫痪，给救援工作带来困难。以地震灾害为例，种种情况要求医院具有完备的应急管理体制和能力，这也是医院应急管理的重大意义所在。

与一般灾害相比，重特大自然灾害往往造成批量伤员的产生，呈现伤亡惨重、伤员集中、伤情紧急复杂等特征，伤员医疗救治需求更加迫切。批量伤病员救治存在急救时间窗，严重创伤如能得到及时救治，约 35% 可免于死亡，严重创伤患者的预后 80% 取决于院前急救。对严重出血和气道梗阻的伤员在 10 min 内实施正确救治，可挽救 1/3 以上患者的生命。加强自然灾害的医院应急管理，对于自然灾害救助工作，加强综合防灾减灾救灾能力建设，促进国内相关领域专业人员开展应急医疗现场救治组织指挥、制订合理规范的救治预案和针对性开展救治装备研发具有重要意义。

除重视常见自然灾害外，对于近年来发生的 2009 年 6 月上旬安徽、河南遭受大风、冰雹等强对流天气袭击，2016 年 6 月江苏盐城龙卷风冰雹重特大灾害，以及 2010 年 1 月前后渤海、黄海海域海冰灾害等，提示救援组织管理、应急医疗救治和恢复重建等方面也应引起高度重视。

在自然灾害的应急管理中，除了系统灵活的应急预案、充足的救援设施、丰富的药品供应，基本生活物资的补给也是不可或缺的必要因素。我国部分医院，特别是偏远地区的基层医院或受灾严重地区，应急物资的贮备和存放场所明显不足，配套先进的设备比较缺乏，更新、调运机制尚不完善，影响到应急管理的实施效果。因此，一方面我们要充分利用当前发达的科技，全面实现应急管理的信息化，研究出高科技的管理设备，自动化操作指挥平台；另一方面要及时运输补充配套的医疗器材和突发事件检测仪器，并安排专人进行监管，定期维修护理。搭建药品健康安全采购渠道。改善医院附近的交通运输状况，并在紧急时刻开通绿色通道，全方位保障物资、设备畅通无阻。

通过前期的管理和研究工作，针对不同种类灾害深入开展医疗救援的共性和特殊性研究，分析不同种类灾害疾病谱并制定针对性应急医疗救治基本框架，为应急医疗救治队伍建设和人员专业化培训提供参考依据。

## 二、事故灾害

事故灾害（accident disaster）多指人为因素，即人类活动或社会活动导致的灾害，可以是突发的，也可以是缓慢的，都可给人类和环境带来严重后果。根据以往的研究，医院面对的常见高风险事故灾害主要有：火灾、信息网络故障、停电、停水、职业暴露、环境污染、医疗装备不足或故障等。

医院是人员非常密集的场所，大量的门急诊患者、住院患者，以及探视、陪护人员、医院工作人员，使医院交通异常拥挤繁忙。其中有相当一部分是非健康人员（行动不便甚至生活不能自理的患者），身处高楼大厦之中，卧于病床，一旦有突发事件发生，疏散撤离人员难度很大。锅炉、压力容器、压力管道，毒麻精放药品，水电汽油，管网交错，设施遍布，各种仪器设备随处可见。有的用于医疗工作，有的用于后勤保障，有的在楼宇内，有的在地下室，有的穿过墙面、地面，有的分布在天花板上，有的显露在建筑体外，有的隐藏于墙体之内。大多数设备常年使用从不间断，高峰繁忙季节更是高强度超负荷运行，随时随处的隐患难以掌控。

1. 火灾成为各医院历年灾害脆弱性高风险事件。虽然火灾的发生概率较低，但因许多医院楼房老旧且建筑密集，内部可燃物多，电气线路老化、用电超负荷，人流量大，门诊及住院患者消防安全知识欠缺等，一旦发生不可控火灾，人员疏散、患者转移工作量巨大，火势易蔓延，扑救难度高，尤其危重患者的持续抢救治疗等工作棘手，可能造成重大财产损失和人员伤亡。2005年12月15日16时10分，吉林省某医院突然停电。电工在一次电源跳闸、备用电源未自动启动的情况下，强行推闸送电。16时30分，配电箱发出"砰砰"声，并产生电弧和烟雾，导致配电室起火。在自救无效的情况下，于16时57分才打电话报警，前后历时近30分钟，造成了火势的迅速发展蔓延。因该单位延误了扑救初起火灾、控制火势的最佳时机，消防队到达现场时，已形成大量人员被困的复杂局面，群死群伤事故已不可避免。这次大火造成40人死亡、28人重伤、182人受伤，火灾直接损失数百万元。因此，在消防设施、消防通道、消防宣传教育、消防演练、重点部门火灾应急预案都到位的情况下，也不能掉以轻心，防范胜于救灾，要加强科室电源线路和易燃危险物品的管理，坚持每日防火巡查，及时消除火灾隐患。

2. 由于医院存在供水管道老化现象，易造成堵管或爆管，或电缆沟渗水，线路损坏，部分医疗设备、供电线路及用电器老化造成供电故障以及自然灾害等，造成停水停电，导致锅炉无法运行，影响物品消毒，手术医师无法洗手，手术被迫停止，大型设备停止运行，检查中断，人员被困电梯、治疗室，造成恐慌等，甚至直接威胁患者的生命。

3. 信息网络突发事件是指医院信息系统由于软硬件问题或自然灾害、电力、病毒、人为破坏等原因导致医院信息系统或门户网站瘫痪、数据破坏、信息丢失等事件。造成患者拥堵，就诊缓慢，延误治疗，直接影响医院信息系统的正常运行和医疗业务开展，数据安全问题会给医院和患者带来巨大潜在风险和损失。

4. 职业暴露是指医务人员在从事诊疗、护理活动过程中接触有毒、有害物质，或传染病病原体，从而损害健康或危及生命的一类情况。分为感染性职业暴露、放射性职业暴露、化学性（如消毒剂、某些化学药品）职业暴露及其他职业暴露。医护人员每天接触大量患者及其体液、血液、排泄物等，容易暴露在肝炎、梅毒、结核、艾滋病等传染病以及各种细菌、病毒的感染风险中，某些科室的医疗工作需要医护人员长期暴露在放射线中，或频繁接触使用消毒剂和化学药物，种种因素都可对医护人员的生命健康造成损害。

**医院应急管理对于事故灾害的重要意义**

医院建筑物密集、人员复杂、交通拥挤、管道、线路密集、大型用电设备集中、有放射源、易燃易爆物品多，医院内患者面对突发事件应对能力差，有些患者生活不能自理，甚至丧失逃生能力，部分科室如急诊、手术室、重症监护室对水电依赖性大，一旦发生事故灾害，应对不及时将造成灾难性后果。

医院各部门是有机联系的整体，因此医院的事故处理也是不可割裂的过程。拥有一套健全完备的危机管理组织体系，是医院应急管理成熟度的体现。事故灾害中有一部分事件是人为因素酿成的。意识影响人主观能动性的发挥，拥有强烈的危机防控意识和应对意识才能让医院人员在突发事件面前临危不乱。突发事件的处理其实也是综合素养和能力的体现，其中就包括医院工作人员的准备工作。如果平时没有对事故灾害进行深入了解，树立强烈的危机意识，做到居安思危，那么在危险来临时就会手足无措。加强工作人员的防范意识和危机意识能在一定程度上避免事故灾害的发生。例如，在平时注意仪器设备的规整和检查，严格按照规范步骤操作，注意药物搭配，必要的隔离措施避免传染病的蔓延等。只有把危机意识根植到每一位工作人员心里，才能够有效增强医院化解突发事件和抵御危机冲击的能力，减小事件扩散的可能。因此，要采取意识灌输的措施，对医院全体人员开展危机意识的教育和培训活动。使其详细了解事故灾害类型，逐一分析可能造成的因素，用多媒体展示国内外已经发生的重大事故灾害案例，总结经验教训，了解基本的应对处理方法，熟悉各种突发事件的应对过程和步骤，用图文并茂的方式介绍相关知识理论，还可以制作成方便携带的知识手册让人随时学习翻阅。另外还要帮助职工提高及时准确地收集信息的能力，训练其危机的敏感度，从而预警危机。总之，一定要建立完善的理论培训机制，营造出危机氛围，让医院全体上下树立危机感，随时防范并且为危机的产生和有效化解做充足的准备。

事故灾害的预测与防范应对需要一个完善系统的管理组织体系。一旦有突发事件发生，要求医院迅速敏捷地做出反应。把平常的管理转化成危机管理模式并且及时做出部署和调控，这对医院的压力是非常大的。医院既要在速度和时效上紧跟事态的发展，同时也要有运筹帷幄的组织能力，要动用一切可以支配利用的资源，把事故灾害的不良影响降到最低。

**三、公共卫生事件**

公共卫生事件（public health emergency）是指突然发生，造成或可能造成社会公众健康损害的重大传染病疫情、群体性不明原因疾病、重大食物和职业中毒，以及其他严重影响公众健康的事件。例如院内感染、传染病疫情、群体疾病、食品安全等。具有突然发生、难以预测、患者数量多、病情严重、死亡率高、传播速度快、波及范围广、危害性大的特点。公共卫生事件发生后，根据应急处理的需要，应急指挥部有权紧急调集人员、储备物资、交通工具以及相关设施、设备。必要时，对人员进行疏散或隔离，并可以依法对传染病疫区实行封锁。参加公共卫生事件应急处理的工作人员，应当按照预案的规定采取卫生防护措施，并在专业人员的指导下进行工作。

院内感染是指住院患者在医院内获得的感染，包括在住院期间发生的感染和在医院内获得出院后发生的感染，但不包括入院前已开始或者入院时已处于潜伏期的感染。医院工作人员在医院内获得的感染也属院内感染。院内感染暴发即在医疗机构或其科室的患者中，短时间内发生 3 例以上同种同源感染病例的现象。

传染病是由各种病原体引起的能在人与人、动物与动物或人与动物之间相互传播的一类疾病。病原体中大部分是微生物，小部分为寄生虫，寄生虫引起的又称寄生虫病。有些传染病，防疫部门必须及时掌握其发病情况，并及时采取对策，因此发现后应按规定时间及时向当地防疫部门报告，称为法定传染病。中国目前的法定传染病有甲、乙、丙 3 类，共 40 种。通常这种疾病可借由直接接触已感染的个体、感染者的体液及排泄物、感染者污染到的物体，可以通过空气传播、水源传播、食物传播、接触传播、土壤传播、垂直传播（母婴传播）等。不同于其他疾病，传染病蔓延速度快、影响范围广、对人体危害大，对社会稳定易造成重大影响。

食品安全事件是指食物中毒、食源性疾病、食品污染等，对人体健康有危害或者可能有危害的事故。不仅伤害人的身心健康，甚至影响社会安定。群体性食物中毒事件在调查处理时如果方法不当，不能科学应对，往往引发社会问题。

回顾我国部分重大公共卫生事件：

1. 上海甲肝暴发

1988 年 1 月 19 日起，上海市民中突然发生不明原因的发热、呕吐、厌食、乏力和黄疸等症状的病例，数日内成倍增长。截止到当年的 3 月 18 日，共发生 30 余万例。根据流行病学调查分析，专家明确了本次甲型病毒性肝炎暴发是因毛蚶产地的毛蚶受到甲肝病毒的严重污染，而上海市民缺乏甲肝的免疫屏障，又有生食毛蚶的习惯，最终酿成传染病暴发。明确病因后，上海市政府提出针对性防治措施：禁捕、购、销毛蚶，教育市民不生食毛蚶，防止污染水源和食品等，使疫情在 3 个月内得到控制。

2. 山西朔州毒酒事件

1998 年春节前，山西省文水县一些不法分子用甲醇勾兑散装白酒，批发给外地个体户。这些散装白酒流向社会后，被山西省朔州市、大同市部分群众饮用，从 1 月 26 日开始有人中毒。经山西省技术监督局测定，这些勾兑的散装白酒每升含甲醇 361 g，超过国家标准 902 倍。患者出现呕吐、头痛、呼吸困难等症状，甚至死亡。短短几天时间，朔州、大同等地先后发现数百名群众饮假酒中毒住院，其中近数十人死亡。"朔州毒酒案"后来演绎成"山西毒酒案"。事件发生后，使得朔州白酒企业几乎全部陷于停顿，甚至山西的名酒也销量大跌。

3. 传染性非典型肺炎（SARS）重大疫情

2003 年中国发生了 SARS 重大疫情，起于广州，很快蔓延全国，扩散到内地 24 个省、市、自治区的 266 个县（区），确诊病例 5327 例，死亡 349 人。全球波及 4 大洲 32 个国家和地区，确诊病例 8439 例，死亡 812 人。

4. 新型冠状病毒肺炎（COVID-19）疫情

2019 年 12 月武汉首次报道不知名的病毒性肺炎患者，流行病学调查显示，大部分是来自华南海鲜批发市场的个体户。排除流感、禽流感、腺病毒、SARS 和中东呼吸综合征（MERS）等呼吸道病原后，实验室检出一种此前从未在人体中发现过的冠状病毒，暂时命名为新型冠状病毒，并获得该病毒的全基因组序列。2020 年 1 月 12 日，世界卫生组织（WHO）正式将新型冠状病毒命名为 2019-nCoV，其引发的肺炎命名为 COVID-19。1 月 23 日，武汉市疫情防控指挥部发布通告：武汉"封城"；隔离一座九省通衢、人口超千万的城市，在人类历史和城市发展史上前所未有。1 月 30 日晚，世界卫生组织宣布，将新型冠状病毒疫情列为国际关注的突发公共卫生事件（PHEIC）。2 月 12 日，中国科学院西双版纳热带植物园联合华南农业大学和北京脑科中心的科研人员一起收集了全世界各领域共享到 GISAID EpiFluTM 数据库中覆盖了四大洲 12 个国家的 93 个新型冠状病毒样本的基因组数据，通过全基因组数据解析，追溯传染源及扩散路径。研究结果发现：新型冠状病毒并非来自武汉华南海鲜市场。3 月 11 日，WHO 宣布新型冠状病毒肺炎疫情的暴发已经构成一次全球性"大流行"。4 月 8 日零时，历经 76 个日夜后武汉"重启"，标志着全国疫情防控取得重大阶段性胜利。截至 2020 年 11 月 28 日 24 时，据 31 个省（自治区、直辖市）和新疆生产建设兵团报告，我国现有确诊病例 280 例（其中重症病例 8 例），现有疑似病例 7 例，累计报告确诊病例 86 512 例，累计治愈出院病例 81 598 例，累计死亡病例 4634 例。累计追踪到密切接触者 879 310 人，尚在医学观察的密切接触者 8211 人，全国疫情防控进入常态化。国外现有确诊病例 17 689 208 例，累计报告确诊病例 61 035 868 例，累计治愈出院病例 41 917 637 例，累计死亡病例 1 429 023 例。

近年来，我国公共卫生事件频发，仅 2008 年就有雪灾引发大范围人群冻伤、汶川大地震引起巨大伤亡、手足口病以及三鹿奶粉事件对经济发展、社会稳定和人民群众正常生活秩序构成了严重威胁。特别是截至成稿仍在全球蔓延的新型冠状病毒肺炎疫情，导致全世界几近"停摆"。这是自新中国成立以来发生的传播速度最快、感染范围最广、防控难度最大的一次特别重大突发公共卫生事件；这也是自第二次世界大战胜利以来全人类面对的最大挑战，考验着各个国家的治理能力。

**医院应急管理对于公共卫生事件的重要意义**

突发的重大传染病疫情、群体性不明原因疾病、职业中毒，以及因自然灾害、事故灾难造成的公共卫生事件严重影响公众的身心健康。医院的医疗救援是突发公共卫生事件处置中的重要环节。而救援中的应急处置能力不仅反映医疗机构的整体实力，也直接影响到救援效果，医院应急体系的建设和管理对于公共卫生事件具有重要意义。

根据《突发公共卫生事件应急条例》和《国家突发公共卫生事件应急预案》，医疗机构是突发公共卫生事件应急处理的专业技术机构。因此，医院在突发公共卫生事件中既要做好医疗救治工作，又要与相关各部门配合，完成公共卫生突发事件的监测、控制、预防等环节的工作。突发公共卫生事件虽然具有突发性的特点，但其发生或多或少与当地的环境、疫情、灾害等有关，应对起来还是有某种规律可循的，这就要求医院针对本地区可能会发生的突发公共卫生事件的救治准备工作一定要充分，同时对当地的疫情和本医院接诊的批量救治病种加强监测，并及时做好防范准备。主要包括以下几个方面：

1. 患者的急救与治疗

医院在突发公共卫生事件中必须开展患者接诊、收治和转运工作，实行重症和普通患者分开管理，对疑似患者及时排除或确诊；协助疾控机构人员开展标本的采集、流行病学调查工作；做好医院内现场控制、消毒隔离、个人防护、医疗垃圾和污水处理工作，防止院内交叉感染和污染；对因突发公共卫生事件而引起身体伤害的患者，任何医疗机构不得拒绝接诊。

2. 信息的收集与报告

医院在突发公共卫生事件中必须做好传染病和中毒患者的报告，医院是突发公共卫生事件的责任报告单位，应当在2小时内向所在地卫生行政主管部门报告。

3. 病例的总结与研究

医院在突发公共卫生事件中必须对群体性不明原因疾病和新发传染病做好病例分析与总结，积累诊断治疗的经验。重大中毒事件，按照现场救援、患者转运、后续治疗相结合的原则进行处置；开展科研与国际交流，开展与突发事件相关的诊断试剂、药品、防护用品等方面的研究，加快病源查寻和病因诊断。

目前在突发公共卫生事件中主要的相关法律、法规有：《中华人民共和国传染病防治法》《中华人民共和国食品卫生法》《中华人民共和国职业病防治法》《中华人民共和国国境卫生检疫法》《突发公共卫生事件应急条例》《国内交通卫生检疫条例》《医疗废物管理条例》《国家突发公共事件总体应急预案》《国家突发公共卫生事件应急预案》等。同时，突发公共事件因其种类不同而与不同的法律发生着联系，如中毒、疫情常与《传染病防治法》《食品卫生法》有关；车祸、烧伤、爆炸等事件常与《刑法》《消法》《民法》有关。因此，医务人员要有较强的法律意识。一是要依法办事，特别是在疫情暴发时，要严格执行《传染病防治法》，严格各项消毒隔离措施；二是要注重保存证据，重视病历文书的书写、记录，尤其是对今后可能成为法律证据的相关内容要详细记载。

任何突发公共卫生事件都会对人的心理造成一定的负面影响，尤其是重特大事件对医患双方心理的影响都是冲击性的。首先，要加强对患者的心理治疗和护理。突发事件往往使患者产生紧张、恐惧、焦虑心理，特别是发生像SARS这样传染性强、目前控制治疗手段局限的重特大突发公共卫生事件，患者会出现过度害怕、容易激怒等情绪反应；持续的应激状态下继而可能出现绝望、无助、麻木、忧郁或罪恶感、害怕即将死去等情绪。其次，要对医护人员给予必要的心理支持。面对突发公共卫生事件，恐惧、震惊会带来巨大的心理压力，特别是亲自参与应对突发事件的医护人员，他们是与受伤害者接触最多的人，或目睹事件造成的惨痛场面，或与患者一道封闭在严密的隔离生活区，非常事件、非常环境、非常工作，造成非常的心理压力，使得医护人员在工作中比平时容易紧张和焦虑，身不由己地感到害怕。因此，医院在应急管理中要加强对医护人员的心理干预和疏导，通过语言、文字、眼神、手势、体态等各种有效的沟通途径，及时了解他们的心理、情绪，为他们提供必要的信息，降低他们的孤独感和无助感，给予必要的心理支持。

在经历了SARS、甲型H1N1流感、地震等多次公共卫生事件后，医院应急管理积累了大量经验，比如面对2019年春节期间突然暴发的COVID-19疫情，武汉"封城"当日，1000张床位的火神山医院启动建造，10天后就开始收治患者；15天，1600张床位的雷神山医院拔地而起；一天半一座，16家方舱医院在体育馆、会展中心迅速建起，为轻症患者提供13 000余张病床。"封城"后武汉迅速成为全国抗疫主战场，集结号吹响，人力、物力紧急调动，举全国之力与时间赛跑，与病毒作战。全国陆续派出340多支医疗队、4.2万名医护人员赶赴湖北，带来呼吸机、ECMO（体外膜肺氧合）等高精尖设备，最优质的医疗战队迅速集结。口罩、消毒液、蔬菜等从全国各地涌来，解决了疫情严重地区的各类物资短缺。我国应急管理体系经受住了重大考验并得到进一步完善。但同时也面临着一些不利的社会因素，包括医患矛盾的加剧、医务人员的过劳、医院在功能上除了承担医疗服务外还要应对非医疗问题，医院的应急管理复杂而重要。因此要规范建立一致性强的管理系统，同时要加强应急管理的研究，重视预案的实用性和加强教育与演练来强化应急管理的实施，这对于突发公共卫生事件的应对意义重大。

### 四、社会安全事件

社会安全事件（social security emergency）是指医院内外涉及医院职工或患者的各种非法集会、游行、示威、请愿，以及聚众闹事等群体性事件，各种非法传销活动、政治活动、针对医疗行业的各类恐怖袭击事件，患者及医务人员非正常死亡、失踪等可能影响医院和社会稳定的事件。主要包括跳楼、医疗纠纷、婴儿诱拐、恐怖袭击、经济安全事件、涉外突发事件等。

从医院的实际情况出发，参照《国家大规模群体性突发事件应急预案》，根据社会安全事件的紧迫程度、规模、行为方式和激烈程度、潜在危害、发展蔓延的趋势等，可分为4个等级。

1. 特别重大事件（Ⅰ级）

聚集事件失控，未经批准走出医院进行大规模游行、集会、绝食、静坐、请愿以及实施打、砸、抢等暴力行为，引发行业间连锁反应，已形成严重影响社会稳定的大规模群体事件；针对医务人员的各类恐怖袭击事件；以及需要视情况做出Ⅰ级对待的事件。

2. 重大事件（Ⅱ级）

聚集事件失控，医院内出现大面积的串联、煽动和蛊惑信息，院内聚集规模膨胀并出现多方串联的趋势；院内出现未经批准的大规模游行、集会、绝食、静坐、请愿等行为，医院正常秩序受到严重影响甚至瘫痪；以及需要视情况做出Ⅱ级对待的事件。

3. 较大事件（Ⅲ级）

单个突发事件引起连锁反应，院内出现各种横幅、标语、大小字报，引发院内局部聚集，一次或累计聚集人数不足100人，但已形成影响和干扰医院正常秩序的群体性事件；以及需要视情况做出Ⅲ级对待的事件。

4. 一般事件（Ⅳ级）

处于单个事件状态，可能出现连锁反应出现聚集，群体性事件萌芽状态。单个突发事件已引发职工或患者广泛关注，出现少数过激的言论和行为，医院内出现大小字报，呈现可能影响医院稳定的苗头性信息；以及需要视情况做出Ⅳ级对待的事件。

医疗纠纷是指发生在医疗卫生、预防保健、医学美容等具有合法资质的医疗企事业法人或机构中，一方（或多方）当事人认为另一方（或多方）当事人在提供医疗服务或履行法定义务和约定义务时存在过失，造成实际损害后果，应当承担违约责任或侵权责任，但双方（或多方）当事人对所争议事实认识不同、相互争执、各执已见的情形。在时下医闹事件频发的背景下，医务人员人人自危，医院内拉横幅、堵大门、设灵堂事件屡见不鲜，各种破坏医疗秩序、进行人身攻击甚至打杀医护人员的行为时有发生。暴力伤医数量在2012年出现高峰，随后有所下降，但在2016年又呈现上升趋势。仅2016年全国发生典型暴力伤医案例 42 起，共导致 60 余名医务人员受伤或死亡，涉及医闹人员 230 人。此外，医护人员受到性骚扰和性袭击趋势也呈上升趋势，和五年前相比翻了一倍以上。恶性伤医事件大多不是医疗纠纷造成的。2012 年 11 起恶性伤医事件中，仅 3 起是患者与医院存在医疗纠纷，其余主要因为疾病无法治愈而迁怒医师，还有部分因支付医疗费困难而与医院闹事。行凶者大多受教育程度低，家庭贫困，无业、农民、下岗及打工者占七成以上。诊疗结果与期待落差大成为暴力伤医的导火索，如患者对治疗效果不满意、怀疑因检查而产生不良后果、医患沟通不到位等。而医患纠纷暴力伤医根本原因是社会矛盾积累过多，社会整体信任缺失，特别是医疗供求矛盾突出。

2009 年 6 月 8 日，一名女子不明原因在杭州市某医院门诊跳楼。虽经全力抢救，但终因患者伤势过重，未能挽回生命。6 月 9 日下午，其父金某率一百余人赶到医院，堵在科室门口围攻打砸，严重扰乱医疗秩序，干扰其他患者就诊，并造成 6 名医护人员受伤。

2012 年 3 月 23 日，李某某闯入哈尔滨医科大学某医院风湿免疫科，突然拔刀砍伤多名医务人员，其中硕士研究生王某被刺中颈动脉，经抢救无效死亡。

2013 年 10 月 25 日，连某某在温岭市某医院耳鼻咽喉科门诊行凶，用匕首捅伤该科主任医师王某等 3 名医师，其中王某因伤势过重抢救无效死亡。

2014 年 2 月 17 日，黑龙江省齐齐哈尔市某医院耳鼻喉科主任孙某在出诊过程中，齐某某突然闯进诊室（因对治疗效果不满意）用钝器猛击其头部，导致孙某死亡。

2015 年 9 月 8 日，田某某因对便秘治疗效果不满，对徐州市铜山区某卫生室的胡医师进行报复，持匕首连捅数刀致其死亡。

2016 年 5 月 5 日，广东省某医院原口腔科行政主任陈某在同夫人回家途中遭遇其 25 年前诊治的患者袭击，身中数刀，抢救两天后因伤势过重死亡。

2016 年 10 月 3 日，莱钢医院儿科医师李某被陈某某在院内持刀袭击，身中 15 刀，头部 12 刀，颅骨粉碎，脑浆迸裂，经抢救无效于当日离世。李某年仅 35 岁，妻子在同一医院当护士，他们有个 6 岁的孩子，那年刚上小学一年级。

2017 年 11 月 4 日，吉林省四平市某医院消化内科主任朱某在同一男子及家属进行沟通时，遭男子突然拔刀捅伤，经过 19 天的抢救，终因伤势过重死亡。

据不完全统计，2001—2018 年记录在案的杀医案件共发生 47 起，伤医事件不计其数。有 50 位医务工作者因此丧命，平均每年就有 3 位医师被害身亡。

**医院应急管理对于社会安全事件的重要意义**

医院公共安全事件发生后，会在社会上形成连锁反应，由最初的单一灾害、事故或破坏事件衍生出新的危害形式，造成人心不安，引发不必要的大规模事件，严重干扰正常的工作、生产。其具有突然性、传播性、破坏性的特点，而且与国家的法律法规密切相关，这就对医院应急管理提出了新的挑战。

从自然属性来看，医院是对外开放的公众聚集场所，人员复杂，流动性强。到医院就诊的患者会随身携带一定数量的财物，加之医院有贵重的仪器、易燃易爆的危险药品以及每日大量的现金流，一旦发生意外事故，都有可能引发社会安全事件，给社会稳定带来极大的影响。

从社会属性来看，医院又是医患关系的冲突之地。笔者通过对 326 所医院调查显示：遭遇患者扰乱医院诊疗秩序占比高达 73.5%；其中医院打砸事件 143 起，占 43.86%；对医院设施直接造成破坏的占 35.58%；打伤医务人员 113 人，占 34.66%。这些数字体现着患者方对院方极不信任以及患者方对现有医疗纠纷解决机制的不满。

近年来，随着医改政策陆续出台，已经对缓和医患冲突、消解医患矛盾发挥了重要的作用，但全国各地医疗纠纷并没有因此而"偃旗息鼓"。基于患者方引发的突发事件中，暴力性冲突占了很大比例。医患纠纷中，患者不愿诉诸法院，而希望通过"小闹小解决，大闹大解决"这一非正式方式引起媒体和社会的关注，然后直接与医院讨价还价。另一方面，医院出于"大事化小，小事化了"的考虑，为避免名声受损或逃避行政、刑事责任，即使在没有明显过失的情况下，出于维护稳定的大局，医院也不愿进行司法诉讼。医院主动妥协于患者方引发的暴力冲突，从另一方面激励了患者采取暴力行为，因为采取这种行为患者方可以预期更多利益，而且收益更加直接。这又激励了患者"大闹大解决"的想法，而院方又再一步退让等，如此恶性循环。目前甚至出现了某些有计划有组织地暴力"讨钱"的方式，"医闹"现象愈演愈烈。

"医闹"作为一种社会现象，是指患者、亲属及受雇于患者方的个人或群体，为了发泄或得到赔偿，以非法聚众、围堵医院，在医院悬挂标语、停放尸体、摆设灵堂或现场滋事、扩大事态、制造负面，甚至用打砸医院，威胁、侮辱、伤害医务人员等方式严重妨碍医疗秩序的行为。

2013 年 12 月国家卫生计生委、公安部等 11 部门联合下发了《关于印发维护医疗秩序打击涉医违法犯罪专项行动方案的通知》。2015 年 8 月 29 日，第十二届全国人大常委会第十六次会议表决通过了《刑法修正案（九）》，将《刑法》第二百九十条第一款修改为："聚众扰乱社会秩序，情节严重，致使工作、生产、营业和教学、科研、医疗无法进行，造成严重损失的，对首要分子，处三年以上七年以下有期徒刑；对其他积极参加的，处三年以下有期徒刑、拘役、管制或者剥夺政治权利"。国家将聚众破坏社会秩序罪中加入"医疗"二字，正式将"医闹"纳入刑法的调整范围。此次"医闹"纳入刑法，体现了国家依法整治"医闹"问题的决心，其目的在于维护医疗公共秩序，保障医务人员的合法权益，也保障了患者的就医环境，进而改善目前紧张的医患矛盾。

当前，我国医院在社会安全事件管理方面仍存在缺失，预警通道未理顺，相关职能部门对可能面临的潜在危机应对措施不明确，不能把危机的前期控制过程纳入医院日常管理中，常常是处于被动应付或难以应对的局面。医院应当树立危机意识，及时修订应急管理预案、调整策略、完善组织结构，建立与公检法、政府部门和社会媒体高效沟通、密切配合的联动机制。在事件发展过程中，与上述部门保持紧密联系、加强保卫、及时取证、维持医院正常医疗秩序，加强社会舆论的正面引导。医院应从行为手段和结果来划分"医闹"和患者合法维权、普通医患纠纷之间的界限，在日常的应急管理中，应明确事件性质和态势，"医闹"纳入刑法锁定的是特定"分子"，对于单纯的医疗纠纷事件应做到区别对待与分类管理。同时也要注意动态管理，如果事件向"医闹"转化，应及时做出相应的处理。据统计，80% 的医患冲突是由双方沟通不畅所致，即使剩余 20% 与医疗技术有关的医患冲突，也都与医患沟通不到位密切相关。国际上对于医患纠纷中的沟通有一套详细的方式方法：确定你有一个随时可逃离现场的线路；不要催逼患者的空间，也不要触碰患者及家属，与他们保持 2 米的距离；保持自己的情绪稳定和平静呼吸，真诚地表现愿意倾听患者的意见；当患者喊叫时，不要试着与他谈话；当他听你说话时，要保持正常、平静的声音；让患者表达抱怨；试着澄清误解，在患者及家属行为发展到暴力之前，向同事明确表示需要帮助或电话寻求支援。

医患双方在法律面前是平等的，法治强调权利、义务的对等性。对权利、义务的均衡分配应当成为医患关系立法的导向，以达到医患关系和谐发展的预期法律效果。打击"医闹"，规范患者方行为在一定程度上保护了院方的权利，与此同时，院方更需要履行相应的义务。特别是公立医院，在真正做到救死扶伤、治病救人的同时，更需要回归公立医院的公益性，履行相应的社会责任，使得医患双方建立互爱互信的良性循环，彻底改变造成医患冲突的根源，做到标本兼治，方能防患于未然，让患者放心，让医师安心。

医务人员在医疗工作中，应始终保持清醒的头脑，善于发现和预见引发医疗安全隐患的苗头。为此，医务人员要加强对有关法律法规的学习，了解自己的合法权利和应尽义务，自觉规范自己的医疗行为，在尊重和保护患者合法权益的同时，学会用法律保护自己，从而减少医疗纠纷的发生。

医院是救死扶伤的阵地，是为人民身心健康发展保驾护航的重要场所。因此，维持医院的和谐安全的环境是每一位医院工作人员义不容辞的职责，各种突发事件的存在无疑触碰到了医院的"底线"，建立并完善应急管理系统能有效地预防应对突发事件带来的破坏，由于目前我国医院这方面的经验不够丰富，需要我们在不断地探索实践中找到合适的应对措施，提高医院处理社会安全事件的能力和应急管理水平。

**五、医疗损害事件**

医疗损害事件是指在诊疗护理过程中，医疗过失行为对患者产生不利的事实。一般医疗损害直接表现为患者的死亡、残疾、组织器官的损伤及健康状况相对于诊疗前有所恶化等情形，是对患者生命健康权及身体权的侵害。此外还可表现为对患者隐私权、名誉权的损害，给患者带来财产上和精神上的损害。其后果的表现形式主要分为死亡、残疾或功能障碍、丧失生存机会、丧失康复机会等。例如患者意外死亡、器官重大损害、手术错误、输血错误、输液错误、药品发放错误、严重的手术前后诊断不符、严重医疗设备器械意外等。

根据事件性质和后果的严重程度可分为医疗不良事件和医疗事故。医疗不良事件是指由医疗导致的伤害与疾病的自然转归相反，延长了患者的住院时间或导致残疾的一切事件，包括可预防和不可预防的不良事件。不可预防的不良事件指正确的医疗行为造成的不可预防的损伤；可预防的不良事件指医疗中由于未能防范的差错或设备故障造成的损伤。即任何可能影响患者的诊疗结果、增加患者的痛苦和负担并可能引发医疗纠纷或医疗事故，以及影响医疗工作的正常运行和医务人员人身安全的因素和事件。

国家卫健委将医疗不良事件分为四类：

1. 警告事件

患者非预期的死亡，或是非疾病自然进展过程中造成永久性功能丧失。

2. 不良后果事件

疾病医疗过程中是因诊疗活动而非疾病本身造成的患者机体与功能损害。

3. 未造成后果的事件

虽然发生了错误事实，但没有给患者机体与功能造成任何损害，或有轻微后果而不需任何处理可完全康复。

4. 隐患事件

由于及时发现错误，未形成事实。

医疗事故是指医疗机构的主要医务工作人员因违反医疗卫生管理法律、行政法规、部门规章和诊疗护理规范、常规，在接诊运输、登记检查、护理治疗诊疗等活动程序中，未尽到应有的措施和治疗或措施不当、治疗态度消极、延误时机，告知错误，误诊漏诊、弄虚作假、错误干预等不良行为，以致患者智力、身体发生了不应有的损害或延误了治疗时机造成了病情加重或死亡所产生的生命财产有额外损失的情况。医疗事故必须是治疗结束后经医疗事故鉴定委员会，根据患者受损害的程度和医政部门出台的《侵权责任法》《医疗事故处理条例》等法律法规，进行医疗过错参与责任度鉴定和因果关系等级评定。

根据对患者人身造成的损害程度，医疗事故分为四级：

1. 一级医疗事故

造成患者死亡、重度残疾或植物生存的。

2. 二级医疗事故

造成患者中度残疾、器官组织损伤导致严重功能障碍的。

3. 三级医疗事故

造成患者轻度残疾、器官组织损伤导致一般功能障碍的。

4. 四级医疗事故

造成患者明显人身损害的其他后果的。

**医院应急管理对于医疗损害事件的重要意义**

应急管理不是医院某一个部门的责任，是需要多个部门的参与、协调合作，要建立一套系统、协调、高效的应急管理组织体系。首先，要求医务人员严格遵照医疗卫生管理法律、行政法规、部门规章和诊疗护理规范、常规进行医疗工作，避免可预防事件的发生，降低不可预防事件的危害。定期组织全员学习《医疗机构管理条例》《医疗事故处理条例》《传染病防治法》《执业医师法》等医疗相关法律法规，树立依法行医的医疗安全意识。检查、诊疗设备在设计、制造、安装过程中存在的重大缺陷和隐患，定期校验、维修、保养，避免因为设备超负荷、超龄运行、结果失真等造成的医疗事故。其次，要履行医疗告知义务，增大医疗服务信息的公开性和透明度，让患者"明白就医"，了解越多，信任就越多。建立患者意见表达机制，利用各种方式，主动征求意见，妥善处理患者投诉。临床工作人员发现不合格服务或患者和（或）家属提出疑问，但尚未引发医疗纠纷时，当事人应立即报告科室负责人，及时采取积极有效的补救措施，包括药物干预、解释等，防止损害后果的扩大，尽量避免医疗纠纷。医院更要加强与公安机关、卫生行政部门、司法机关以及媒体等部门的沟通与协作，明确与这些部门在维持医疗秩序及保障医院安全、上级沟通、调查取证、舆论宣传等方面的分工与配合，增强医院自查、自防、自护能力，维护正常的医疗秩序，预防和减少医疗损害事件和医疗纠纷的发生发展。

**六、突发医疗事件**

突发医疗事件是指突然发生的，造成严重社会危害或非常规的，需要采取应急处置措施应对的医疗事件，如群死群伤、特殊保障等。

例如，1991 年，山西太原迎泽公园灯展踩踏事故致数百人伤亡。2012 年，河北赵县一座化工厂爆炸，造成 13 死 43 伤。2014 年，昆明火车站发生一起恐怖袭击事件，造成 29 死 143 伤。2014 年，沪昆高速公路湖南段发生一起装在危化品小货车与一辆大客车相撞的事故，造成 43 人死亡。2014 年，上海市黄浦区外滩陈毅广场发生群众拥挤踩踏事故，造成 36 死 49 伤。不难看出，各地防控群死群伤性事件形势严峻。与此同时，迅速控制事件现场、第一时间抢救伤员生命始终是各级政府部门与医疗机构处置群死群伤事件的第一要务。

**医院应急管理对于突发医疗事件的重要意义**

突发事件的突然性、不确定性、其决策的非程序性决定了医院应急管理的内部与外部环境总是处于不断变化之中。这就要求医院管理者对应急管理的实践进行连续性的评估，通过对应急目标、组织结构、工作程序的调整；人员素质的提升；设施、设备、物资供应的改善来实现持续的改进，以适应突发事件应对的需要：①协调应急反应行动与不同级别部门之间关系、协调相同级别以及不同级别部门之间关系。②运用目标管理的方法来实现不同层次、不同部门的协调行动。③区分应急反应的可容量与兼容性的概念。不仅应对受害者数量的急剧增加，还要满足受害者的特殊需求。④要求参与应急行动的部门不但要完成应急反应的各项任务，还要保证原有功能的发挥。

群死群伤所造成的健康危害使医院的日常组织结构和医疗资源受到严重的挑战，如果不及时应对，会导致伤亡人数的持续增加。而大规模影响事件是指：突发事件所造成的影响干扰了医院工作的正常运行，使医院日常的医疗容量和医疗能力被严重削弱。在以往的医院应急管理工作中，人们通常只重视大规模伤亡事件，不注意对大规模影响事件的应对。实际上，如果处理不当，后者同样会造成医疗服务连续性的中断，使医院的内部系统崩溃。

在预见到将有大批伤员涌入时，医院要迅速启动相关的应急预案，由院长宣布进入紧急状态，成立临时指挥机构，并针对事件的特点对医院各方面力量进行调整，果断采取措施，防止事态扩大。医院管理者在制定应急管理规划、开展各个阶段的工作、确定管理结构、过程和程序时，除了关注特定突发事件之外，还应当着眼于危害的综合应对。这样才能不断完善医院的应急反应机制，提高应急反应能力，保障医疗工作的连续性。

**七、重大舆情事件**

舆情是"舆论情况"的简称，是指在一定的社会空间内，围绕中介性社会事件的发生、发展和变化，作为主体的民众对作为客体的社会管理者、企业、个人及其他各类组织及其政治、社会、道德等方面的取向产生和持有的社会态度。它是较多群众关于社会中各种现象、问题所表达的信念、态度、意见和情绪等等表现的总和。

随着互联网和智能手机的飞速发展，社交媒体的出现并盛行，使得网络舆情容易引起关注和形成焦点。与报纸、无线广播和电视等传统媒体相比，网络媒体具有进入门槛低、信息超大规模、信息发布与传播迅速、参与群体庞大、实时交互性强等综合性特点。由于网络信息的发布成本极低，信息的提供者、传播者和阅读者之间已经没有明显的界线，易形成重大舆情事件。

医疗卫生是和每一个人息息相关的重大民生问题，据统计80%的医疗行为发生在公立医院，因此，公立医院是网络舆情高发地。医院是治病救人的场所，也是公共场所，既有医疗行业的专业性和特殊性，又有公共场所的流动性和开放性。就医行为发生在每个人身上，就医体验获得共鸣后很容易在网络上被放大和扩散。

想了解一下医疗卫生行业的信息，搜索"医疗卫生"就有100 000 000条的信息，而再搜索一下"医疗事故"就有19 000 000条的信息。如"活婴当死婴扔弃""手术台上医师跑人""误诊切掉食管并致死亡""黑心医师乱收费"等事件，无不触痛老百姓的心灵，更引起医务工作者的反思。如何保护医疗行业的良好形象，这就要求医疗行业高度关注舆论环境，对医疗行业的舆论保持高度的敏感性，并根据舆论环境的变化自我调整，抓住机遇或规避风险。"医疗"一直是舆论的焦点，各种医患矛盾、医疗纠纷、医疗事故等信息层出不穷。医疗相关的舆情通过网络媒体迅速传播放大，往往给公众心理、情绪与行为选择带来影响，特别是将现实生活中的医患矛盾、医疗纠纷、医疗事故通过网络放大，民意往往偏向弱势一方。

2017年初，相继爆出两大医疗"丑闻"：先是浙江某医院技术人员违反"一人一管一抛弃"操作原则，致5名患者感染艾滋病病毒；后有青岛某医院血液透析室违反操作规程，致9名血液透析患者感染乙肝病毒。一南一北，两起重大医疗事故"遥相呼应"，在全国引发重大舆论事件。《"为什么重大医疗事故"如此频发？是医师、医院的错吗？》等文章揭露了"公立医院降低成本压力""医院市场化运作""科室外包"等行业现状是从业者冒险违规的根本原因。医疗安全直接关系人民群众的生命健康，易引发全民讨论，容不得半点疏忽。

从另一个角度看，封堵医疗舆情等同堵塞生命通道，责任归属和回应主体均需明确。面对汹涌的舆情，个别部门仍然存在"封""堵""删""滞"等陈旧舆情处理思维，舆情素养缺失成为网民众怒的导火索。湖南某中学群体性肺结核事件中，8月就初见端倪的疫情在11月才通报为"公共应急事件"，舆论围绕学校"唯成绩论"的讨论愈演愈烈，"瞒报""迟报"成为众矢之的。舆情治理如同治水，一味封堵不如合理疏导，天下没有密不透风的墙，新媒体环境加速了信息的流动性，有关部门想要"掩盖"过错的初心往往得不到善终，第三方的爆料只会让舆情来得更加凶猛。

医患关系一直是医疗舆情的"关键词"，但近年来舆情传播有了新特征，个别患者及家属佯装弱势姿态再难获得舆论同情，恶性伤医和暴力医闹事件通常能被客观理性看待，医护人员的人身安全和舆论弱势地位获得深度聚焦。

在部分"未闭环"医患舆情中，传统媒体在舆论引导中发挥了"定海神针"作用。2017年11月24日央视新闻发表了《"陕西榆林产妇坠楼"事件还原！央视独家采访在场人员》，数天内阅读量达320万，财经网、环球网等多家权威媒体转载，主流媒体的公信力和影响力把握事实、还原真相，避免重大舆情事件不断发酵，误导民心。

2017年11月3日，国务院通过了国家卫生和计划生育委员会关于"设立中国医师节"的申请，同意自2018年起，将每年的8月19日设立为"中国医师节"。随后中央电视台等主流媒体在每年"中国医师节"期间进行宣传报道，大力弘扬"敬佑生命、救死扶伤、甘于奉献、大爱无疆"的崇高精神，营造全社会尊医重卫的良好氛围。

**医院应急管理对于重大舆情事件的重要意义**

医院参与了事件处理与医疗救治的全过程，掌握着医疗卫生信息资源，因此要非常重视信息的管理，所有信息的收集、上报和发布都要严格统一。因为各类突发公共事件的发生必然引起社会的广泛关注，甚至关系到社会的稳定与和谐。因此，除医院信息管理责任部门外，医院的任何个人和科室不建议擅自接待新闻媒体，不建议擅自发布未经核实的事件信息。

应对媒体是必须考虑的问题。由于医疗问题涉及面广，而且炒作医疗问题又易吸引关注，一旦发生医患纠纷，媒体舆论为了吸引公众的眼球，常将医疗纠纷过度描述，民众易产生对院方的偏见。为此，医院宣传部门在平常工作中应加强与媒体的交流合作，形成良好的舆论导向。在发生医患冲突时，应积极寻求媒体的报道，良好的沟通可以防止信息的误传和谣言的传播。宣传应急小组应主动发布信息与外界交流，避免流言的滋生与扩散。

医院应急管理作为一个跨学科、跨机构、跨组织、跨政府部门的活动，具有明显的系统特征。它需要更多的内部与外部协调来保证其功能的正常发挥，实现应急反应的各项目标。当大型的突发事件发生时，单凭医院的单方力量是远远不够应对的。一方面医院应该有完善的事件信息报告、传递系统，及时、稳定地与政府部门、网络媒体和人民大众进行交流和沟通，有利于抵制危机发生时的流言四起，抑制恐慌情绪的扩散，抚慰民心，争取一切可以团结的力量为应对突发事件创造有利的环境和条件。部分医院在事件发生后的舆论引导力度不够，公关能力不强，耽误了事故应对的进程。此时，完备的医院应急管理对于舆情事件的预警、防范、引导和处置就显得尤为重要。

（王明宇）

## 第四节　医院应急管理的特征

### 一、严密的组织体系

医院应急管理机构需具有严密的组织体系来保证其应急救援工作的迅速反应和有序进行。应急管理机构应当包括医院应急管理的领导机构、应急响应中心和其他相关部门，各级部门还要明确在应急活动中自身所承担的任务，并且要确定应急机构的各项职责及所对应项的负责人。

1. 应急工作领导小组

应急工作领导小组组长一般由医院院长或党委书记担任，副组长由相应分管领导担任。小组组员涵盖各职能部门负责人（包括但不限于医务、院办、总务后勤、人事、财务、医院感染管理科、护理等）。

其主要职责：①在当地政府及卫生健康主管部门的领导下，全面负责组织指挥，协调医院应急工作。②负责建立、健全医院卫生应急组织体系，落实卫生应急工作制度及岗位职责，制定医院应急预案和各项工作方案，对医院应急工作实施监督、检查及考核。③决定医院应急工作的重大决策和重要事项，决定启动、变更及终止医院应急响应。④突发事件发生后，负责向当地政府及卫生健康主管部门明确受领任务，确保政令畅通。⑤决定是否提请当地政府及卫生健康行政主管部门予以技术、装备物资等支持以及医院向外分流患者的请求。⑥与当地其他医疗机构及院前急救机构做好协调联络，确保伤员转运和救治工作无缝对接。⑦指挥调度医院救援力量，实施督察指导，按规定和时限上报医院救援信息，并在任务完成后进行总结讲评。

2. 应急管理办公室

主要职责：①在应急领导小组的领导下，负责日常应急工作，贯彻落实应急领导小组的各项决策和指令。②制定及修订医院各类突发事件的应急预案，制定应急工作制度。③制定紧急医学救援队伍的队员选拔标准，组织队员选拔工作，定期更新，定期轮换。④协调后勤保障部门落实应急所需药品、耗材、器械、设备等物资的储备及管理工作。⑤定期组织相关部门和紧急医学救援队伍开展应急培训和演练，并对培训和演练效果进行考核评估。⑥接到上级指令后，按照应急工作预案的相关要求，开展应急处置工作，密切与相关部门的协调联络，收集汇总相关信息并及时上报，处置结束后完成总结报告。⑦承担应急领导小组交办的其他工作。

3. 院内感染管理组

组长：分管领导。

副组长：医院感染防控部门负责人。

组员：医院感染管理及相关专业人员。

主要职责：①负责突发事件卫生应急处置时对医院感染及其相关危险因素进行监测、分析并及时反馈。②负责督促、执行消毒隔离制度和消毒技术规范，提供消毒方法和个人防护技术方案。落实分级防护原则和职业暴露的处置，监测、控制和督导常规防护消毒及相关临床科室及部门的感染控制。

4. 新闻宣传小组

组长：分管领导。

组员：宣传科指派人员。

主要职责：①负责突发事件应急处置工作影像视频采集、新闻稿件撰写以及新闻发布等工作。②协助新闻媒体做好新闻报道工作。③针对性地开展宣传教育工作，激发全体人员的应急工作热情。

5. 后勤保障组

组长：分管领导。

组员：总务、保卫、药学、设备、财务等部门指派专项负责人组成。

主要职责：①负责制定应急药品、器械、设备、水电气、车辆、通信、食宿等需求计划和分配计划。②做好卫生应急所需药品、耗材、设备等物资储备及管理工作。③建立突发事件卫生应急保障机制，确保经费、人力、物资等足额按时到位。④做好车辆的维护保养，确保应急工作及时开展。⑤做好处置突发事件现场的保障工作，确保现场救援所需物资和生活保障物资充足，确保通信畅通。

6. 卫生应急专家组

组长：分管领导。

组员：由临床、医技、药学、护理等多学科专家组成。

主要职责：①负责提供紧急医学救援咨询、建议和支持，制定切实可行的诊治方案。②接受上级卫生计生行政主管部的调配，对其他医疗机构进行医学救援技术指导。③指导并参与日常卫生应急培训和演练工作。④参与卫生应急工作总结讲评。

7. 医疗救援队

人员构成：根据各类突发事件特点，从医院相关科室抽调人员组成。队员应相对固定，形成动态轮换机制，并建立应急队员个人档案。

主要职责：①根据工作指令，按规定时限集结，严格按照救治常规与技术操作规程对伤病员进行现场医学救援。②按要求参加卫生应急培训与演练，熟练掌握各类突发事件医学救援技术及救治流程。

**二、科学的协作模式**

为提高医院保障公共卫生安全和处置灾害及突发事件的能力，最大限度地预防和减少突发公共事件及公共卫生事件所造成的损害，保障公众的生命财产安全，维护医院安全和社会稳定，医院内、外各部门科室之间应具有科学的协作模式和应急协调机制。

（一）领导小组及职责

医院在卫生健康部门的统一领导下，成立医院突发公共事件及公共卫生事件应急领导小组，负责协调、指挥、决策，组织医疗救护，协调抢救设备、药品、救护人员的调配，紧急情况下向上级有关部门汇报请求支援，负责信息发布及秩序维护和后勤保障。根据卫生应急需要，配合市自然灾害卫生应急领导小组，承担突发公共事件的紧急医疗救援任务和配合突发公共卫生事件防控工作，应急领导小组办公室设院务党务部，由院务党务部部长负责组织协调应急工作。全院各应急专业组要以大局为重，无条件服从并圆满完成指令性应急任务。

（二）专业分组及职责

领导小组下设四个专业组，分别负责以下具体工作。

1. 协调督导组

负责全院应急人员的调配；对外协调、宣传、信息发布以及思想政治工作；各项规章制度及应急预案执行情况的检查、督导。

2. 医疗护理组

负责意外伤亡事件抢救的组织实施、转诊，对危重伤员进行及时有效的抢救及手术。负责全院参加应急的医护人员调配及医疗、护理质量管理，外派医疗队等。

3. 感染管理及疫情信息组

负责疫情上报；全院公共场所、各科的常规消毒及发现传染病后的特殊消毒及终末消毒，重点是发热诊区、急诊科、放射科和检验科；加强员工保健及密切接触者的管理。

4. 后勤保障组

由供给保障部、总务科、保卫科、药械科、工会办负责人组成。供给保障部负责各种后勤物质及防护用品的供应，工作人员的饮食、休息及其他后勤保障工作；药械科负责各种急救所需的医疗器械及急救药品的供应；工会办负责各种捐献物资的管理及一线工作人员的生活、慰问等；保卫科负责院内安全保卫工作。在应急工作的过程中保障医院的工作秩序，保障工作人员及医院的人身及财产安全。

（三）快速的反应机制

应急反应，又称应急处置或响应，是指突发事件发生后，为减缓、控制、减轻或消除突发事件造成的危害，维护民众生命健康安全，保障社会、经济、组织系统与秩序的正常和有效运转，由政府及卫生部门领导和协调，其他部门、组织和民众共同参与并采取的一系列策略措施。其中包括指挥与管理、资源协调整合与调动、疾病预防与控制、医疗救援与救治、公众心理危机干预等活动。

危机暴发时，医院应急管理的主要工作是通过有效的指挥和管理、资源协调与调动，实现对危机态势的有效控制。其中的关键任务之一是通过快速的现场流行病学调查和评估，找出危机暴发的原因并对危机的未来发展态势做出预测和判断，通过科学的决策和指挥以及对各种医疗救援行动的快速组织和现场处置，实现对危机的有效控制和管理。应急反应的关键环节：

1. 确认危机

在紧急状态下，组织有关各方通过多种渠道，获得及时、准确的信息，以确认危机类型、严重程度等基本情况，为进一步果断决策、采取行动抢夺先机。

2. 控制危机

一旦确认危机，组织应当立即启动和实施预先制订的危机应对计划，各个部门应按照应急预案有条不紊地开展工作，并根据实际情况灵活变通、迅速调整，防止危机扩散蔓延，防范次生灾害和减轻其影响。

3. 注重领导力的发挥

在日益高发的危机面前，组织领导者的危机管理能力成为帮助组织成功应对危机的重要因素，领导者在危机情境下的快速反应和决断力、强有力的领导和协调力、对各种资源的整合和调动能力，特别是对公众行为的有效引导和管理能力，成为影响应急反应成效的关键要素之一。

4. 建立公开、权威、统一的信息沟通机制

危机信息管理是控制危机的重要和关键环节。在应急反应过程中，应注重建立公开、权威、统一的信息发布和沟通机制，统一信息来源，规范信息发布，向社会与公众传达事实真相与处理进程，消除流言与谣传，以稳定公众情绪，防止群体性恐慌产生。

5. 关注对公众心理恐慌、心理危机的干预和管理

由于危机信息来源渠道的日趋多样化，导致很多危机信息含混不清，各种小道消息、谣言的肆虐传播对公众恐慌和心理危机的产生起到了推波助澜的作用。因此，与公众之间有效的危机沟通，科学、有效、快速专业化的公众心理危机干预，通过新闻媒体对各种谣言及时纠正并发布专业权威的可靠信息，是防范公众心理恐慌演化成为更大危机的重要危机管理策略之一。

（四）高效的信息系统

医院信息系统属于迄今世界上现存的企业级信息系统中最复杂的一类。这是医院本身的目标、任务和性质决定的。医院信息系统是指利用计算机软硬件技术、网络通信技术等现代化手段，对医院及其所属各部门的人流、物流、财流进行综合管理，对在医疗活动各阶段中产生的数据进行采集、存储、处理、提取、传输、汇总、加工生成各种信息，从而为医院的整体运行提供全面的、自动化的管理及各种服务的信息系统。医院信息系统是现

代化医院建设中不可缺少的基础设施与支撑环境。因此，鉴于医院环境的独特性，信息系统在医院的实现具有其特殊的功能要求：①有一个大规模、高效率的数据库管理系统的支持。②有很强的联机事务处理（online transaction processing，OLTP）支持能力。③典型的7天/24小时不间断系统，要求绝对安全、可靠。④易学易用的、友善的人机界面。⑤可剪裁性和可伸缩性，能适应不同医院的发展计划需求。⑥开放性与可移植性，适应不同软硬件平台。⑦模块化结构，可扩充性好。

应急通信能力是在面对突发事件状态下的应急过程中与外界保持联系的首要保障，也是获得外界救援帮助的重要手段。无论是在现场指挥部和各级应急救援部门之间，还是上级政府和外部救援机构之间，每一层级都应当保证拥有畅通的应急通信网络。信息安全管理人员、医院信息技术部、信息系统管理委员会负责制定、监测整体应急计划。医院各科室负责当前业务的恢复计划。假设在拒绝登陆工作程序、工作站、资料和声音信息和服务器系统的情况下，该计划允许他们向患者提供基础操作和服务。医院科室负责当前业务的恢复计划，假如不能按程序工作，不能进入计算机工作站、资料和声音通信、主机和服务器系统的情况下，该计划可保证科室向顾客持续地提供基本的医疗服务。

（五）广泛的支持保障

应急保障体系是顺利开展医院突发公共卫生事件应急处置的重要保证。定位准确并能满足实际功能需要的应急保障体系，是建设医院突发公共卫生事件应急机制的重要环节。医院应急专业队伍建设、应急资金管理、应急物资储备以及应急信息管理是应急保障体系建设的必要组成部分。这些工作涉及医院多个行政职能部门，部门间的沟通协同和有序推进是建设应急保障体系的基础。

1. 医院应急专业队伍建设

由内科、外科、急诊、重症监护、麻醉、流行病学、卫生应急管理等方面的医护技人员组成。其职责是在接到救援指令后要及时赶赴现场并根据现场情况全力开展医疗卫生救援工作；到达现场的医疗卫生救援应急队伍要迅速将伤员转送出危险区，本着"先救命后治伤，先救重后救轻"的原则开展工作；当现场环境处于危险或伤病员情况允许时，要尽快将伤病员转送。

2. 应急资金与技术管理

在医院财政预算中建立应急管理基金，明确突发事件各环节所需资金支出的保障措施，并加强专款专用的管理。应急技术是提高应急管理科学化水平的重要基础性资源，卫生应急技术资源主要包括三类：①科学研究资源，主要包括高等院校、科研院所和有关企事业单位。②技术开发资源，主要包括应急管理预防、预警、现场处置、善后等领域的应急技术、应急系统、应急装备等研发资源。③技术维护资源包括技术维护队伍及相应的维护技术和维护装备等。

3. 应急物资储备

本着节约高效的原则，统一规划，分级储备，制定物资储备目录和标准。根据当地应急物资的生产、市场供应、储备条件和应急需求实际决定实物、资金、计划和信息四种储备形式的比例，并根据应急处置工作需要调用储备物资，使用后要及时补充。结合突发公共卫生事件的级别进行医院应急物资的采购、验收、储备、领用、补充、更新和应急处置时的调集、征集工作。

4. 应急信息资源管理

应急信息资源管理就是要建设满足应急处置和管理要求的，可供各级部门应急平台和其他相关应急平台远程运用，具备实时更新能力的信息库和知识库，同时完善各地区和各有关部门应急平台间的信息共享机制。

（六）健全的规章制度

应急管理工作制度和规章需按照医院实际情况及国家法律、法规等相关要求制定。

1. 建立应急预案管理制度

明确医院应急预案编写要求，建立预案评价和修订机制，并不断修订完善，实现预案的动态管理。

2. 建立应急队伍管理制度

明确医院应急队伍队员选拔标准、工作职责、激励措施、补充淘汰机制等。如建立专家库、应急救援队的管理制度。

3. 应急装备物资管理制度

明确医院应急装备物资管理责任部门，明确各类物资的采购、储备、使用、补充等各项管理机制。如制定应急物资库房管理制度、应急药品管理制度等。

4. 应急培训演练制度

明确医院开展的应急培训和演练的计划、内容、方法、质量，并对培训演练效果进行评价与改进。

5. 应急信息报告制度

对各类突发事件紧急救援工作信息应在规定的时限内向指定部门进行报告；明确各类各级突发事件的报告范围、报告方式及程序、报告内容等。

6. 应急响应工作制度

建立应急响应启动与终止制度，明确医院启动应急响应以及终止应急响应的基本条件和相关工作流程。

7. 新闻危机处置制度

明确新闻危机责任人、新闻危机管理工作交底、新闻危机应急处理程序等内容。

8. 奖惩制度

对应急工作表现突出者，根据国家或部门相关规定予以嘉奖和表彰；在同等条件下，对应急工作人员的职称晋级、评先选优等方面予以倾斜。在应急行动中，对不服从调派者，不认真履职，违反相关制度和纪律的个人和部门要予以惩处。如因失职等原因造成突发事件危害扩大，产生严重后果的，依法追究相关部门和当事人的责任。

（张持晨）

# 第五节 医院应急管理的基本流程

医院应急管理的实施工作中面临着诸多问题，例如当突发事件发生时，没有详细的应急指导措施、资源使用未达到最大化、队伍专业性建设有待加强、医院内部沟通不当等。医院的应急管理重在预防，医院应急管理流程的标准化就是建立一个统一的规定，使得相同或类似突发事件发生时，能更好地指导医院应急管理的实践。

**一、预防**

（一）医院应急管理架构建立

根据相关国家及当地法规，结合医院自身组织构架，医院成立应急管理委员会。管理委员会下设应急管理办公室，起到灾害事件或社会重大时间发生时医院内整体决策、通知及协调的相关功能。

按照医院突发事件的七大分类：自然灾害、事故灾害、公共卫生事件、社会安全事件、医疗损害事件、突发医疗事件和重大舆情事件。医院管理委员会应当有医院内领导班子相关成员作为主要成员，应急管理办公室应有办公室主任，成员涉及院长办公室、医务处、感染控制办公室、后勤维护部、医学装备部、信息技术部、监察审计部及宣传科等相关科室。

与此同时，需要在院内各科室逐步组建不同职能的工作组，以便突发事件发生时便于院内相应及调度。

（二）建立医院内应急体系

医院突发事件发生后，需要由应急管理办公室统一负责，协调组织院内不同各个科室针对不同突发事件完成相应工作任务。应急管理办公室依据相关制度，安排不同部门、不同工作组分别完成自身相关突然事件应急管理工作，形成一种可联动、有秩序、响应快的应急体系。

不同部门和工作组应当建立首要联系人和备选联系人，以便在突发事件发生时能够第一时间联系到相应人员以最快时间相应并开展工作。

（三）开展医院灾害脆弱性分析

灾害脆弱性分析，即预测和评价外部胁迫（自然的和人为的）对系统可能造成的影响，以及评估系统自身对外部胁迫的抵抗力及从不利影响中恢复的能力。医院的灾害脆弱性（风险系数）：医院受到某种潜在灾害影响的可能性、严重程度及它对灾害的承受能力。

考虑到医院本身在突发事件发生时所承担的职能之外；有些突发事件，例如自然灾害和事故灾害，医院多数时候本身也会因为突发事件蒙受损失，导致工作暂停甚至中断，使得医院不能正常发挥或无法发挥本身的功能。因此，开展医院灾害脆弱性分析非常必要。

可由医院应急管理委员会组织，医院应急管理办公室牵头，进行对医院的灾害脆弱性分析，确认灾害范畴，进行危害的资料收集，统计相关分数，针对全院和局部特定的风险制定方案。目前较为主流的分析方法为基于 KAISER 模型的灾害性脆弱分析。KAISER 模型是由美国 Kaiser Permanente 医疗集团研究开发，便于对各类突发事件脆弱性进行分析及评价。

调取院内相关科室骨干对院内突发事件进行脆弱性评估，并根据突发事件危害风险的高低，了解医院对突发事件的承受能力，对不同的突发事件进行等级的划分，目前针对各类突发事件，一般可按照其性质、可控性、严重程度和影响辐射范围等因素分为四级：Ⅰ级特别重大，Ⅱ级重大，Ⅲ级较大，Ⅳ级一般。

（四）医院突发事件预案制定

医院突发事件预案的编制依据可参考《中华人民共和国突发事件应对法》《国家突发

公共事件总体应急预案》等结合本省市相关法律法规相关章程，背靠各自医院实际情况，参考对医院灾害脆弱性的分析，可以了解到目前突发事件对于医院造成重大影响，以及目前医院应急管理工作中所要应对的重点进行编制。

预案主要适用在各自医院内须要由医院负责应对并处置，或者是在医院外，须要由医院参与应对并处置的各类突发事件；其中需要包含预测与预警、应急处置、恢复与重建、信息发布，例如预案的启动条件，信息报告与先期处置，善后处置与评估等。

根据不同的灾害类型，由应急管理办公室牵头，预案由不同的部门制作用于应对突发事件的发生：①自然灾害，常涉及台风、冰雹、暴雨等灾害型天气，可安排后勤维护部牵头制定相关预案。②事故灾害，易涉及设备故障、放射源及水电等保障类问题，需要由后勤维护部、医学装备部和医务处等部门协同制定相关预案。③公共卫生事件，例如院内感染、传染疫情等，预案需由感染控制办公室和医务部为主导制定。④社会安全事件，例如与患者发生纠纷冲突、医院内部数据外泄等事件，预案需要由患者服务部、宣传科以及信息科为主导制定。⑤医疗损害事件，常见有手术失误、输血失误、药品发放失误等事件，其相关预案需要由医务处、宣传科、审计部门和院长办公室等部门制定。⑥突发医疗事件，多见于重大事件引起的群死群伤和特殊保障需求，预案需要由院长办公室、医务处和宣传科制定。⑦重大舆情事件，例如 SARS 疫情和葛兰素史克公司事件，则需要院长办公室、宣传科以及审计等多部门联合制定。

（五）医院突发事件预案日常演练

突发事件预案演练在应急管理中有较为重要的作用，医院内各个部门地相关人员，针对特定突发事件，按照应急预案所规定的职责和程序，在特定事件和范围内开展执行任务的训练活动。目的是通过演练查找预案中存在的问题，进而对预案进行完善，提高其可操作性和实用性；另外可对于物资、装备、技术等方面准备情况有所查缺补漏，发现隐患或不足，并给予及时调整；再者可便于各个部门和人员之间相互磨合，提高人员的应急处置能力，并对医院内的工作人员或者公众起到科普宣教的作用。

医院根据各自制定的预案，按照突发事件类型、分级等不同因素，有计划地在院内安排桌面演练和实战演练。桌面演练可以通过各部门定期会议探讨、实地参观或者书面问答方式，明确相关部门和人员的职责和程序。实战演练可模拟某种突发事件的发生，以贴近实际情况和相对紧张的环境下，通过模拟不同情景，按照预案章程完成突发事件应对，以提高相关人员的组织指挥、应急处置和物资保障的相关综合应急能力。

（六）医院日常巡查、培训和教育

医院内的突发事件，除去自然灾害这类外部不可控原因，其他一些突发事件应当做好院内日常巡查、培训和教育工作。医院内可以对各个系统和可能发生危害的医疗过程进行确认及备案，采取减少失误的措施和方法。

建筑物内结构、空间的改进，水电气等管线的定期及步行器检查，应急物资设备的添置和确认。加强组织管理和医疗安全教育，加强医护人员法制意识，维护自身权益。增加医务人员及院内工作人员的日常工作培训和重点教育，规范日常医务操作的流程。

除了日常规范流程，还应培养医院内的工作人员，针对突发事件，一旦发现问题及时上报的良好的风险意识，提高工作人员认识，强化危机意识，避免隐瞒或漏报等情况，造成更大的不良后果。

## 二、准备

针对医院可能面临的突发事件，除去医院本身需要协助应对的事情之外，医院本身也会陷入突发事件之中，使得医院本身发挥的作用中断甚至终止，因此日常准备工作显得尤为重要。一般情况下针对不同的突发事件，医院本身需要做好如下准备：

### （一）预案准备

针对不同的突发事件，在预防期间需要做好相应预案。应急办公室应牵头做好准备。根据不同部门通知进行应急预案启动及通知，例如自然灾害需及时获取水利部门或地震局等相关通知，社会安全事件及时获取公安部门通知等。明确突发事件发生时各个部门应当启动的环节以及调用的相关资源。

### （二）人员准备

所有的突发事件，难免会有人员发生受伤，甚至死亡等情况。有关医院特别是涉及急救等，应当组织好相应的医务人员储备。针对不同的突发情况产生的问题，能够具备相关医疗常识，识别受伤人员情况，在有限条件下进行紧急简单快递的医疗处理，并且能够快速转移病患做下一步的护理工作。

除了专业医护人员之外，医院本身也需要储备其他相关技术人员。例如，信息、财务和安保人员，便于针对医疗事件以外的维护。例如数据外泄时信息技术部门及时进行数据防护，医患矛盾发生冲突时安保人员保证双方人员隔离等。

### （三）设施准备

保留相应的应急基础设施和应急避难场所，提供在突发事件发生时可供大量人员转移和疏散的相关区域。

医院本身就是人流密集场所，当突发事件发生时，需要保留便于人员疏散和其他辅助救援人员到场的通道和空间。医院本身面对大量病患时，部分病患需要隔离，需事前储备一定空间安排病患。在某些灾害性突发事件发生时，医院本身还承担了部分人防工程所承担的职能。

平时需要注意安全通道保持畅通，检查紧急应急照明电源，日常巡查消防灭火装置是否存在相应问题及时更换和调用，信息系统的日常维护及应急系统搭建等等工作都是医院需要进行的设施准备工作。

### （四）仪器和装备等技术准备

医院内有着大量的医疗仪器和其他装备。

对于水电气等基础装备，医院需要事先考虑准备备用电源、院内气体及水，以保证医院应对突发事件发生，尽量保证医院仪器和装备正常运行。

除了保障日常运营外，医院本身需要储备部分装备可用于面对突发事件，例如大量病患入院或者需隔离患者，这就意味着临床所使用的设备需要不仅运营正常，并且不常用应急储备设备紧急情况下可快速正常投入使用。

医院本身需要储备一部分用于生命支持的设备以应对突发事件。在部分重要设备发生问题时，需要有功能上可替代的备用设备完成支持，对于某些关键技术，考虑采用"一用一备"的方案来保证突发事件时满足应对需求。

（五）药品、血液、医用消耗品准备

医院本身的须承担的医疗职责中，为满足医疗需求，则需要准备相对充足的药品、血液以医疗消耗品。面对大量病患时必须使用的物资，平日还应对储备产品的保存状态、有效期、库存状态等进行确认，以免积压失效或发生在急需使用时导致物品失效、过期等无法使用的情况。

应急药品、血液和医用耗材要考虑在医院日常使用中滚动管理，保证良好的有效期与合理的库存备货量。与血站、药品及医疗器械厂商保持良好沟通与互动，万一发生短缺，必要时可以保证应对突发事件。

（六）资金准备

突发事件的应对财务保障资金储备是无形中至关重要的环节，在整个应急管理过程中所需要产生的开支项目多，涉猎范围较广，涉及数额较大，需求往往非常紧迫急迫，例如物资消耗费用、设备购置使用费用和人员培训教育费用等。

除去预留的应急资金外，也可以与银行单位和友邻单位之间保持良好联系和协调配合，保障资金网络，减少发生资金链断裂的情况发生。

（七）人员长期学习与培训

医院在面对突发事件，特别是某些特殊突发事件，例如面临辐射突发事件，参与突发事件管理工作人员，应该重视自身应急工作的培训，提高自身的就是能力。相应医院的管理者，应当基于应急医师和护理人员，进行系统和全面的专业知识培训，应急预案的学习以及实施程序教育。培养相关业务人员参与到定期及非定期演练当中，增强反应灵敏度等，从中发现问题。甚至必要时，派遣相关关键人员进行外院进修，从而提高应变能力。

## 三、应对

（一）监测预警机制

我国《中华人民共和国突发事件应对法》第三章监测与预警中第四十一条国家建立健全突发事件监测制度中明确写明：县级以上人民政府及其有关部门应当根据自然灾害、事故灾难和公共卫生事件的种类和特点，建立健全基础信息数据库，完善监测网络，划分监测区域，确定监测点，明确监测项目，提供必要的设备、设施，配备专职或者兼职人员，对可能发生的突发事件进行监测。

在医院日常的应急事件学习和演练中，不断完善各个部门或工作组的监测预警平台和监测预警指标，逐步优化相关预警及时，确保对发生的突发事件进行及时发现和快速响应，在短时间内尽可能地提供直接、精准的信息。除了院内预警外，应急管理人员平日应该与各个司法部门、公共卫生机构、消防部门等政府或非政府组织以及媒体保持良好联络，获取到各方相应突发事件信息或通知。

医院的应急管理人员不仅应当持有专业知识，更应该保持对面对发生情况的敏感度，对发生事件的阶段、状态和走势有一定的自我判断。并且能够通过各方面获取到的信息，从而来确定应急事件发生的分类、范围、原因和登记，为是否启动相应的应急预案提供决策依据。

（二）响应处置机制

面对突发事件，医院应急管理人员和院内同事需要统一思想，服从院内组织安排。应急人员需要提升快速响应、定位和协同处置的意识，将应急预案和流程熟练掌握，面对不同等级的突发事件有组织有条理等进行应对。

应急管理组织紧急处置工作，突发事件发生时快速发现及时通知，应急团队整体响应及时介入，以得力的措施围绕突发事件够迅速展开工作，抓住重点处置准确，最大程度减少突发事件造成的直接或间接损失。建立突发事件现场与处置操作追溯机制，细致研究调查原因，为医院恢复后查明事件的事件、地点、背景、原因，人员伤亡、损失金额、事态发展和责任认定查找保留依据。

医院的响应处理机制需要快速及时、全面细致，尽量控制事态进一步扩大发展，尽量避免防突发事件形态恶化。

（三）事件报告机制

参照我国《中华人民共和国突发事件应对法》第三章第三十九条：有关单位和人员报送、报告突发事件信息，应当做到及时、客观、真实，不得迟报、谎报、瞒报、漏报。在医院工作中，各部门人员发现突发事件时，也应当信息做到及时、客观、准确上报，切不得推迟、隐瞒事实情况，甚至编造事件信息，为快速响应争取更多的事件，为应急决策提供有效的支撑。

事件报告机制还应当包括信息发布机制，在突发事件应急处置过程中根据相关规定及时向应急管理办公室通报相关信息，通过应急委员会决策后对突发事件进突发事件升、降级通知，解除警报，终止预警，或解除已经采取的有关措施等相关通知。对于部分重大事件，向相关管理部门进行信息通报，得到批准后通过媒体向社会和公众进行应急处置情况通报，努力降低突发事件的舆论和社会影响。

（四）联络协调机制

为了面对突发情况能做到整体运行流畅、针对突发事件处置妥当，健全应急办公室的独立运行机制，加强应急办公室与各个部门、各个部门与工作组之间的协同配合，加强政企联动，完善应急预案，提升合成作战能力，明确突发事件发生时的应急管理联络人、通信方式，依据不同突发事件的等级和特点，建立院内传递、通报响应信息互联互通，能够简明扼要地的说明突发情况的事件、地点、种类等信息，做到信息共享，资源共享。

一旦发生突发事件，各部门和各工作组可按照应急预案的要求立刻进入应急状态，按流程发挥各自作用，服从应急办公室安排指挥，加强互相之间配合，提高协同应对能力。

在此基础上，也应当与国家机关等外部参与部门互相加强联络，进一步补充完善相关内容，落实互相联动要求，实现应急预案的对接。另外与相关部门也需要采取定期会商，或重大事件随时会商的形式，及时分析趋势，掌握需求，解决联络和协调应急工作中的问题。

（五）资源保障机制

资源保障包括物资资源保障和人力管理资源保障，二者相辅相成、相互依托。

物资资源保障机制以保证系统在平时可正常运营，以备战为核心，客观科学地进行配置，避免资源浪费。对于预提的资源管理部门，则需要建立优化配置方案，加强资源的统一管理和使用，对现有资源进行维护，确保资源安全可靠充足，避免物资发生过期等情况的不必要浪费或者设备到时无法使用等情况。

可设立应急专项经费，做好物资资源相关储备、调配和管理工作，保证在原有物资资

056 | 第一篇　理论篇

源紧缺时，顺利开展采购工作。

人力资源保障即是对人力资源的规划、管理以及对人员配备和队伍建设。医院中的工作者往往工作繁忙，突发事件的应急管理人才除去本职医务工作外，还需要承担很多其他业务。因此专业技术和心理状态都必须过硬。医院需要对此类人员应当定期培训学习，另外还需要成立培养专门应急人才队伍梯队，以便保证后备力量充分。

## 四、恢复

医院恢复与善后工作主要指在突发事件过后，使该事件对医院的影响逐步降低，具体可以涉及如下几个方面：

### 1. 恢复期的日常管理

由先前的突发事件应急状态到应急状态取消，需要涉及现场警戒撤离、原应急设施的去处，伤病员和受灾人员的后续救助及治疗、信息补录等。应急人员逐步由应对突发事件逐渐回归到原本日常工作中，注意涉及突发事件医院工作者的心理疏导及个人状态，医院其他工作也应逐步恢复正常运行状态。

### 2. 破坏及损失的评估

在突发状态解除后，一方面可对被破坏的场地、设施等固定资产进行清点和计算，判断造成的直接损失；另一方面对造成的声誉等难以量化的损失，进行相应的认定，测算在突发事件发生期间造成的整体损失。

### 3. 恢复所需成本评估

在应对突发状态事件过程中，评估恢复破坏和损失所需要花费的人力、财力、时间和技术投入，测算由此恢复到正常状态中所需要的相应资源，为后期恢复做好相应计划。

### 4. 事件调查或责任认定

对于除自然灾害等不可控自然因素诱发的突发事件外，大多数应急事件应当进行事件调查和相关责任认定，对责任相关人员进行处罚处理，对有功人员进行奖励，启动奖惩机制。时间调查及相关责任认定，也便于医院后期考虑投保或者向相应人员索赔，也可以便于解决相关法律问题，或者妥善处理公共关系。

### 5. 医院形象重建

部分突发事件会对医院自身在社会上的信誉度产生影响，在时间处理过后，医院应当就此类不良影响做出相应对策，从而使得医院在大众心理上形象得到重建。医院应当持续关注医院在社会上的影响，以免后续对医院本身和社会大众造成不好的影响。

### 6. 应急能力还原

在突发事件预警通知取消之后，医院应核查此次突发事件中所产生的消耗。对在整体应急响应过程中所设备、仪器进行再次维护或购置，补充应急库存药物、血液等消耗品，对使用设施进行清洁保养或修缮，以保证突发情况再次发生时仍能良好应对。

## 五、提高

突发事件发生后，应当启动监督管理机制，医院内部通过定期回顾、总结，并结合审计、检查、考核等相关信息，部分情况可参考外部对医院反馈信息：

1. 对应急管理工作各个环节进行回顾，针对薄弱环节，加强监督管理。

2. 提出优化针对医院指定应急预案改进措施，依据实际情况，对应急预案中不足的部分进行修正和改良。

3. 跟踪整改落实情况，后续定期进行应急预案演练，并反馈到应急预案整改措施中去，使得应以预案不断完善。

4. 增加人员培训，增强参与人员心理素质和专业知识。

5. 加强与医院外部机构，例如政府各级部门以及媒体等，进一步协作，夯实社会应急联动建设，提高医院自身应急反应能力，确保应急管理各项工作能够落到实处并得到持续、有效的改进。

（范璐敏）

## 第六节　未来医院应急管理发展的趋势

医院应急管理是指医疗机构面对突发事件，为保证其在特殊情况下仍能提供正常医疗行动所采取的预防准备、精确应对、及时恢复等一系列措施。在当今广泛运用大数据与云计算的"互联网＋"时代下，随着相关部门应急安全意识的提高，医院应急管理将朝着标准化、信息化、智慧化的方向发展。

### 一、医院应急管理的标准化体系

为预防实际存在或潜在突发的危机，医院应急管理标准化体系通过提出共同理念与原则，制定统一识别的标准、一体化的规范流程，综合管理应急资源储备、安置必要的应急设施等，最大限度降低突发事件对医院医疗活动的影响。

通过目标分配、协同组织、人员培训、合理演练、控制过程、评估结果等六个方面制定相应规范化的工作流程，使得医院应急办可在第一时间内通知相关层级和专业人员快速响应，迅速对事件进行分析评估、制定决策和果断行动，形成了共同领导、责任分级、协调应对的应急管理模式。在危机情况发生时，统一组织各类专家和技术人员进行信息分析、咨询解答，提出合理有效的应对措施。积极开展针对性、分级性人员培训，强化在职员工的风险意识，正确进行岗位分类，对不同层次人员普及基础应急知识，提高技术成熟度和对突发事件对应激能力，建立综合能力突出的专业应急队伍。同时要求相关部门对突发事件进行分类整理，有目的性的组织针对不同情景的模拟型演练。进而能对模拟演练效果进行全面性评估，探查演练中存在的实际问题并提出落实整改意见。最终形成演练总结报告以不断提高医疗机构的应急管理能力。

标准化体系并不是一成不变的工作流程，需要适应时代的进步和社会环境的变化，所以要求标准化工作制定大量前瞻性研究，应用确切实证分析，采用 PDCA 管理模式，坚持探索形成先进有效的医院应急管理模式。

### 二、建立医院应急管理信息化平台

目前，医院各部门之间因分散管理，导致信息滞留、数据粗糙、传达延迟等问题，严重阻滞了医院应急管理的发展。面对环境日益变化，都市城市化外延，生活节奏紧张，人口老龄化加速，百姓健康问题变得复杂多样性，对医院应急管理造成巨大挑战。在以信息为中心的今天，医院必须跨组织、跨学科协同收集管理、共享数据，将所有相关业务发布在同一个平台上，打破墙内不知墙外事的封锁格局，实现信息资源共享。这样的开放性平台有利于统计整合医院现有以及可调配资源，做到信息流通、分配合理、管理便利等业务高效性执行。

1. 应急平台

建立以信息技术为基础的指挥决策平台，实时公布突发事件（如自然灾害、社会安全事件、公共卫生事件等）的外围场景、调查资料、进展阶段和分析决策，使应急工作具有时效性。

2. 科学管理

为实现医疗机构对应急事件的监测管理高效性，平台将对所上传的疾控信息进行多因素、多角度的分析，匹配相关危险因素进行预测通知，将未来结果自动生成报表且能随着事件进展实时同步更新。同时利用其他学科知识，例如社会学、流行病学、经济学、公共卫生学等，分析数据建立统计学模型，科学推算突发事件的发生率以及流行疾病的暴发率，向公众及时传达，节约社会人力物力。

3. 内部运营

平台包含所有医院应急管理流程，配合使用相应手机 APP 软件，实现无纸远程操作管理。

### 三、智慧医院建设

在信息时代的洪流中，移动互联网、大数据、云计算等前沿技术已在经济学、建筑学、社会学、医学等各领域显著应用。其数据分析所具有的预测能力对医院应急管理起了推动作用。医院应急管理包括：全面监测、预警提醒、风险评估、制定决策、救援行动和恢复重建等几方面，所以信息收集的效率奠定了智慧医院建设的基石。如今传统手机的信息交流模式已经跟不上先进潮流，我们需要利用大数据技术来获取信息了。大数据是一种能够快速形成群体网络的在线社交平台，特别是可以收集处理网络舆情信息，与有效的真实信息相结合，及时、准确传递疾控信息，采取应急措施，实现事前危机预警。

智慧医院不仅可以提供危机预警还能帮助医疗管理层提供决策支持。例如，它可以按时间、地点、性别，年龄等自动提取危重疾病的核心信息，生成统计学报表供上级部门日常查询监测，掌握全市乃至全国各地的疾病流动播散情况，结合社会舆情，事前为进一步决策和政策制定提供科学依据。做到了新"互联网＋"时代下的人工化、智慧式服务模式。

（范璐敏）

# 第三章　医院应急管理体系

## 第一节　医院应急管理体系的研究背景

### 一、起源

应急管理是近年来公共管理领域中出现的一门新兴学科，是对突发公共事件发生时如何进行最优决策、如何减少或避免其发生的综合性研究领域，是政府及其他公共机构在突发事件的事前预防、事发应对、事中处置和善后恢复过程中，通过建立必要的应对机制，采取一系列必要措施，应用科学、技术、规划与管理等手段，保障公众生命、健康和财产安全，促进社会和谐健康发展的有关活动。应急管理最终目的是维护社会稳定，促进社会和谐健康发展，尽最大可能维护公众利益。

医院应急管理是针对突发事件做出的事前防范、事中反应、事后恢复的工作体系，能够大限度地把突发事件带来的危害降到最低，从而为医院医疗工作的正常运行扫清障碍。医院应急管理的基本理念和基本原则是在灾害学研究和管理学研究的基础上建立起来的。

（一）灾害学研究

20世纪40年代以来，人类有关自然灾害的研究以及相关的社会学研究使我们对各种灾害的物理特征、社会影响有了不断深入的理解。其中，人们对灾害社会学的研究，特别是关于危机状态下人类行为的研究构成了医院应急管理的理论基础之一。危机一词源于希腊语，最早用于医学术语，后被用到政治领域。对公共危机管理进行系统理论研究始于20世纪60至70年代，是第二次世界大战后的产物。公共危机是指一个事件突然发生并对大众正常生活、工作乃至生命财产构成威胁的状态。公共危机具有以下四方面的特点：突发性和紧迫性；不确定性和易变性；社会性和扩散性；危害性和破坏性。公共危机管理就是指研究公共危机事件的发生、发展、变化规律并针对公共危机不同阶段的特点，采用最可行、最确实的对策和行为，在最短的时间内以最少的资源来避免或减轻公共危机所带来的威胁恶化的管理。美国著名危机管理专家劳伦斯·巴顿博士指出：每一个组织机构都应制订一个备用的危机管理计划，成立一支危机管理团队。中国现代国际关系研究所危机管理与对策研究中心把公共危机管理过程划分为四个阶段，即危机前的预防、危机前的准备、危机暴发期的准备、危机结束期的恢复。四个阶段被称为 PPRR，即预防（prevention）、准备（preparation）、反应（response）和恢复（recovery）的简称。

灾害社会学研究对医院应急管理的理论贡献主要体现在四个方面：

1. 功能化的组织结构。它要求按照功能而不是针对危害来组织医院的应急反应行动，除了关注危害产生的需求之外还关注应急反应行动所产生的需求，从而保证了医院应急反应的兼容性、高效性与协调性。

2. 分布式的解决问题方式。它证明了以往军事化的、自上而下的指挥模式不能有效地解决不同层次、不同性质的机构相互协调的问题。希望通过统一的计划、联合的演练、及时的沟通和共享的设施来实现协调的行动，提高应急反应能力。

3．强调对人类危机行为的理解。通过研究，归纳出了人类个体、家庭、特定人群以及各种组织在危机状态下的行为特征，并在此基础上形成了医院应急管理的一些基本理念和基本原则。

4．区分了防灾计划与灾害管理的概念。强调了灾害应对的阶段性，前者相当于目前医院应急管理的防范与准备阶段，后者相当于反应与恢复阶段。

（二）管理学研究

医院应急管理作为管理科学的一个范畴，它的形成必然要以管理理论为基础。20 世纪 70 年代末以来，西方发达国家实行的政府改革，引起了极大的社会反响，公共管理理论就是在西方国家政府改革的过程中形成和发展起来的。公共管理作为一种新的管理模式，其理论基础与以往的行政理论有很大的区别。20 世纪 80 年代，一种新的管理方法开始在公共部门中呈现出来，它直接导致了公共管理学的发展，这种管理方法的实践探索就是所谓的新公共管理运动。新公共管理运动起源于 1980 年英国政府所推行的公共部门改革。随后新西兰、加拿大、美国等国家纷纷效仿，新公共管理"公共"性的实质就是通过加强和完善公共部门自身的责任机制来建立和发展社会公共责任机制，大力推进政府职能市场化，在改革中贯穿着目的性和经济节约原则，以提高公共管理水平和公共服务质量。通过公共部门自身切实履行义务来让公众履行义务，通过维护与实现公共利益来最终实现政治统治利益。它强调公共管理的目标是为了加强和维护现有的基本社会秩序、提高管理的效率与能力、提高服务质量和改善公共责任机制，从而增强公共组织的社会动员能力和公众的凝聚力。公共管理充分体现了公共性本质与功能目标内在统一的特性。

在诸多的管理研究当中，对医院应急管理影响较大的有以下几个方面：

1．系统论的观点与方法使人们认识到医院应急管理是一个跨学科、跨机构、跨组织、跨政府部门的开放性系统。应当通过多种途径来协调各方面的关系，实现共同的目标。

2．目标管理的方法为医院应急管理者提供了一条管理途径。即通过制定一系列客观、可测量的目标来分配任务、规定时限、明确职责、配置资源、控制过程、评估结果，实现对医院应急反应过程的管理。

3．人力资源管理的研究使我们认识到医院应急管理目标的实现与各类人员的应急素质密切相关。正确地进行岗位分类；开展应急知识、技能和能力的培训；不断提高熟练程度是增强医院整体应急反应能力的关键。

4．组织学习理论，要求医院应急管理者对应急反应的实践进行连续的评估。通过对目标的修订、组织结构的调整、人员素质的提高、医疗设施和后勤保障的改善来实现医院应急管理的持续改进。

## 二、背景

我国自然灾害、公共卫生事件、事故灾难等事件频发，给人民群众的生命安全造成了严重损失，同时，应急管理研究也在这样的过程中开始形成。2003 年前，有关医院应急管理的研究寥寥无几，之后在抗击 SARS 的过程暴露了我国医院应急管理中的诸多弊病，例如，医院应急管理事前准备不充分、医院应急管理信息渠道不畅通、医院应急管理的体制和法制不健全等一系列问题。SARS 发生后，胡锦涛同志在全国防治非典工作会议上明确指出我国应急管理中存在的问题，并强调要提高应对灾害和突发事件的应急能力。2004年，党的十六届四中全会提出要建立和健全各种应急预警和应急机制。2006年，国务院颁布了《国家突发公共事件总体应急预案》，明确地提出"以人为本"为首的六项基本原则，将保障公众健康和生命安全作为应急管理的首要任务。2008年又是极具挑战的一年，年初的南方雪灾、"5·12"汶川大地震、北京奥运会等，更对医院应急管理的研究提出了严峻的命题。同年，胡锦涛同志在全国抗震救灾表彰大会上发表讲话："我国的应急管理秉承'人的生命高于一切，先于一切，重于一切'的崇高原则"。2011年4月6日，中国安全生产科学研究院主持承担的国家自然科学基金"非常规突发事件应急管理研究"重大研究计划集成平台项目"突发事件应急准备与应急预案体系研究"启动。

自然灾害以及潜在的恐怖活动所造成的规模不等的群体性伤害，以及传染病疫情、食物中毒、重大车祸等突发公共事件使国家政府以及医院面临着严峻的考验。突发公共事件的预防、控制和救治工作需要社会众多部门在统一高效的指挥下，协同采取应对措施。在这些部门中，医院处于无可替代的地位和作用。突发公共事件发生后，医院的反应速度、救治水平和协作能力直接影响到事件中伤病者的生命健康。医院是否能高效的采取应急措施甚至关乎整个突发事件的后果，医院处理突发公共事件的能力直接关系到公众的健康、经济的发展和社会的稳定。而医院应对突发公共事件的反应速度、救治水平和协作能力、效率都归入了医院应急管理中。也就是说医院应急管理的完善与否直接关系到整个突发公共事件防控工作的成败。目前我国公立医院在深化医疗卫生体制改革中，正处在政府相对投入不足，管理机制不全，资源分布不均，医患关系紧张的四难境地，一些医院生存难以为继。在医院生存都困难的情况下，要再同时肩负应对突发公共事件中高效抢救群众生命安全就显得力不从心。多数医院对突发公共事件应对准备严重不足，多数医院应对突发公共事件的组织、制度、人员、预案等多达不到要求。要妥善应对公共事件就需要我们的医院随时能进入应急状态，能在应急状态下提供优质服务，也就是说我们的医院需要高效、可行的应急管理来应对突发的公共事件。目前我国医院虽然在应急反应的实践中积累了一些经验，但是我国医院的应急管理基本上还处于初级阶段。因此，建立医院应急管理体系有着重要的实际的意义。

旅美华裔管理科学专家于刚博士开发的应急管理决策支持系统1999年首先在美国大陆航空公司使用。并在2002年获得了有世界管理科学应用领域"诺贝尔奖"之称的埃德尔曼大奖。于刚博士提出处理不确定事件的4种手段，包括：预案管理、鲁棒优化、随机模型、实时应急管理。将应急管理理论运用到突发事件应急救援管理中，是指在突发事件发生前、发生中、发生后的各个阶段，用有效方法对其加以干预和控制，使其将损失降至最小，目的是提高对突发事件发生前的预见能力、事件发生中的防控能力和事件发生后的恢复能力。

1. 预案管理

即把可能发生的情况都考虑到，针对每一种情况作一套预案，事件发生后可以按照固定的步骤去应对。这种方法应用的范围很窄，只能应用于已知会发生的情况。然而突发公共事件的发生可能完全是出乎意料的，即使可以预计到某些事情的发生，在什么地点、什么时候、什么情景下发生也是不知道的，如果发生的事件是未知的，按照固定的程序去处理就有可能出错。

**2. 鲁棒优化**

是指在做计划时考虑可能发生的各种情况，提前留出很大余地。比如保留时间缓冲，准备备用设备等。比如如果乘车去参加重要的会议且不希望迟到，可以选择提前出发，这样可保证这件事情不会耽误，留有足够的余地和备份。这种方法的缺点在于过于保守，易造成不必要的资源浪费。

**3. 随机模型**

即在考虑事件发生概率的基础上进行准备。但随机模型很难对概率做出精确的估计，很多事情并不是完全的重复，即使重复，面临的环境也不一样。因此，这种方法应用的范围也是有限的。

**4. 实时应急管理**

即在事件发生过程中，根据情况随时调整。实时应急管理比较灵活机动，不需作过多预备性储备，但是必须有一套很好的系统保障，在不确定情况发生之后迅速做出最好的响应。突发公共事件应急管理的精髓就是实时调动所有的资源，以最优的方法完成预先制定的计划，同时减少各种干扰给系统带来的成本和负面影响。

面对频发的自然灾害和社会矛盾引起的群体性公共安全事件，医院在事故处理中扮演重要角色。拥有一套健全完备的应急管理组织体系，是医院应急管理成熟的体现，也是衡量医院管理水平的尺码。

**三、发展情况**

医院应急管理是应急管理学科的一个分支，它是随着整个应急管理学科的不断发展而发展的。20 世纪 70 年代以后，应急管理作为一门独立的管理学科，逐渐在灾害研究的基础上形成。这一时期人们认识到，应急管理不应当是一个仅仅对突发事件做出反应的被动行为，而应当是一个主动的管理过程，这个过程包括防范、准备、反应、恢复四个阶段。同时，应急管理不应当孤立地关注某一种特定的危害，而应当着眼于可能发生的所有潜在危害。

这一时期，突发事件指挥系统（incident command system）的出现对医院应急管理的实践产生了巨大影响。这一系统是美国政府部门为了协调在野外扑火过程中不同部门之间的关系而建立的。它提出了不仅要关注危害需求而且要关注反应需求的理念，将应急管理的组织结构分成指挥、行动、计划、后勤、财务与管理五个功能模块，归纳出统一的术语、一体化的信息传递、模块式的组织、统一的指挥、合理的管理跨度、共同的行动计划、综合的资源管理、必备的应急设施等八项原则。目前，被美国医疗机构所普遍采用的医院突发事件指挥系统（hospital incident command system）就是在此系统的基础上形成的。

20 世纪 80 年代初，美国的联邦应急管理局在阐述应急管理的框架时，特别强调了脆弱性分析的重要性。认为它是识别潜在危害、确定应对重点、制定应急预案、采取防范措施、开展培训和演练、完善物资保障的基础。同时还指出，应急管理的防范阶段与反应和恢复阶段同等重要，不能忽视。

20 世纪 90 年代，应急管理出现了四个方面的变化：①提出了关于应急管理层次的概念。强调了协调应急反应行动与不同级别政府部门之间关系、协调相同级别以及不同级别政府部门之间关系的重要性。②运用了目标管理的方法来实现不同层次、不同部门的协调行动。③区分了应急反应的可容量与兼容性的概念。不仅应对受害者数量的急剧增加，还要满足受害者的特殊需求。④提出了连续性的概念。要求参与应急行动的机构不但要完成应急反应的各项任务，还要保证原有功能的发挥。

进入 21 世纪，频繁发生的自然灾害和人为的恐怖事件使人们对应急管理的认识有了极大的提高。应急管理作为一门管理科学逐渐得到了人们的广泛认可。在这样一个背景下，医院应急管理也得到了长足的发展。许多国家的卫生管理部门和医疗卫生组织相继出台了有关医院应急管理的标准，以此来指导、规范医院的应急管理工作。人们对医院应急管理的研究正朝着系统、深入的方向发展。

（一）我国应急管理体制的发展历程

我国应急管理体制起步于 2003 年，经过逐年的整合创新已有了很大的发展和进步，但仍然存在不少问题有待解决。从研究历程、研究成果、研究深广度来考察，应急管理研究大致可划分为三个阶段：

1. 第一阶段是萌芽期

从中国古代到新中国成立初期关于应急管理的研究对象主要集中在自然灾害领域为主。在理论研究上主要是单项灾害、区域综合灾害为主。政府和民间组织在操作上以灾后救助为主。直至 2003 年 SARS 疫情暴发，应急管理理念才有所改变。

2. 第二阶段是成长期

从 2003 年至 2007 年中应急管理研究深广度都不断拓展和提高，应急管理研究成果不断涌现，应急管理研究涵盖突发公共事件的全过程，研究领域开始横向研究并拓展到具体领域。在《中共中央关于完善社会主义市场经济体制若干问题的决定》中强调：要建立健全各种预警和应急机制，提高政府应对突发事件和风险的能力。

3. 第三阶段是成熟期

我国在 2008 年以后，由于各种特大自然灾害事件和重大社会事件的发生，使国家以及人民经受了重大考验。胡锦涛同志在党中央、国务院召开的全国抗震救灾总结表彰大会上指出："要进一步加强应急管理能力建设"。我国应急管理体系建设再次站到了历史的新起点上。应急管理研究进入质量提升时期，这不仅表现在研究应急管理专题方面，还表现在研究应急管理整体框架方面，其内容覆盖面更加全面且更为深入。学术界在单项灾害、区域综合灾害以及灾害理论、减灾对策等方面取得了一批重要研究成果。

自 2003 年 SARS 疫情暴发以来，我国国家层面应急救援管理不断完善，在应急救援的体制、机制、法制和应急预案即"一案三制"建设上取得了显著的进步。预案是应急管理体系建设的龙头，是"一案三制"的起点。制定预案，实质上是把非常态事件中隐形的常态因素显性化，也就是对历史经验中带有规律性的做法进行总结、概括和提炼，形成具有约束力的制度性条文。启动和执行预案，就是将制度化的内在规定性转为实践中的外化的确定性。预案为应急指挥和救援人员在紧急状态下行使权力、实施行动的方式和重点提供了导向，可以降低因突发公共事件的不确定性而失去对关键时机、关键环节的把握，或浪费资源的概率。国家先后制定了《国家突发公共事件医疗卫生救援应急预案》的系列指导性文件和法规，全国各地市也先后制定了《突发公共事件医疗救援保障预案》等规范性文件，用以完善和建立突发公共事件医疗救治体系。

（二）我国医院应急管理体系的发展历程

从新中国成立到现在，我国的应急救援管理大致可以分为两个阶段：

1. 第一阶段

单一灾种防灾减灾。20 世纪 50 年代，我国建立了地震局、水利局、气象局等专业性或兼业性的防灾减灾机构，各部门几乎是独立负责管辖范围内的灾害预防和抢险救灾。这一时期，政府对洪水、地震的预防与应对最为重要，防洪法和防震减灾法均是这一时期颁布的。1990 年加入"国际减灾十年"活动，政府开始强调"综合减灾"，但几乎无实质性的制度实践。

2. 第二阶段

综合应急管理。2003 年 SARS 疫情后，党中央、国务院提出了加快突发公共事件应急机制建设的重大课题。党的十六届三中、四中、五中、六中全会也明确提出，要建立健全社会预警体系，提高保障公共安全和处置突发事件的能力，综合应急管理体系建设迈入"起跑点"并全面铺开。2003 年 5 月，国务院审议通过《突发公共卫生事件应急条例》；2003 年 12 月，国务院办公厅成立应急预案工作小组。2004 年 1 月，召开了国务院各部门、各单位制定和完善突发公共事件应急预案工作会议。2005 年 1 月，国务院第 79 次常务会议通过《国家突发公共事件总体应急预案》；2005 年 4 月，国务院做出关于实施国家突发公共事件总体应急预案的决定；2005 年 5 月至 6 月，国务院印发四大类 25 件专项应急预案，80 件部门预案和省级总体应急预案；2005 年 7 月下旬，国务院召开全国第一次应急管理工作会议，温家宝在会上强调：加强全国应急体系建设和应急管理工作，必须做好健全组织体系、运行机制、保障制度等工作；2005 年 11 月 16 日，国务院第 113 次常务会议通过《重大动物疫情应急条例》。2006 年 1 月，国务院授权新华社陆续全文播发了《国家自然灾害救助应急预案》《国家突发公共事件总体应急预案》；并摘要播发了 5 件自然灾害类突发公共事件专项应急预案和 9 件事故灾难突发公共事件专项应急预案；2006 年 7 月至 8 月，国务院在北京召开全国应急管理工作会议。2007 年，重点推进应急体系建设和应急管理进基层工作，国务院印发实施《"十一五"期间国家突发公共事件应急体系建设规划》；8 月 30 日，第十届全国人大常委会第二十九次会议表决通过突发事件应对法，对依法加强应急管理工作提出了明确要求，《中华人民共和国突发事件应对法》自 2007 年 11 月 1 日起施行。

2008 年，在经历南方低温雨雪冰冻灾害和汶川特大地震后，党中央、国务院深入总结我国应急管理的成就和经验，查找存在的问题，提出进一步加强应急管理的方针政策。胡锦涛同志在 10 月 8 日全国抗震救灾总结表彰大会上指出：要进一步加强应急管理能力建设，大力提高处置突发公共事件能力。要认真总结抗震救灾的成功经验，形成综合配套的应急管理法律法规和政策措施，建立健全集中领导、统一指挥、反应灵敏、运转高效的工作机制，提高各级党委和政府应对突发事件的能力。

经过多年时间的沉淀与积累，医院应急管理已经成为管理科学领域的一个突出重要的研究课题，医院应急管理研究已经涉及管理科学、系统科学、信息科学、行为科学、心理科学、灾害学等领域的理论和方法，成为多学科交叉的研究领域。

## 四、目的和意义

自 2001 年 9 月 11 日以来，美国私营部门的应急预备工作加速发展。公共部门在私人部门的关注之前就已经目睹了应急管理学的演变。早在 20 世纪 70 年代，研究人员和从业人员就提出了"综合应急管理"的概念。这一概念在危害影响之前、影响期间和影响之后提出连贯的战略和战术方向。随着时间的推移，应急管理核心原则逐渐成为行之有效的实践。应急管理现在被定义为一门专业学科。而医院应急保障体系是在应急管理体系上的一个动态、多源的集成化体系，对于医院灾害预警、应急协调、快速响应、风险防控起到了至关重要的作用。

面对日益高涨的医疗期望和日常医疗体系的脆弱性、复杂性。传统上，卫生保健系统的准备工作侧重于应对大规模伤亡。重点关注照顾患者所需的具体医疗技术和资源，是灾害医疗的起源的重点。因此，发展和完善医院应急管理体系尤为重要。

提高我国医院的应急管理能力，建立医院应急管理体系逐渐成为我国应急管理研究领域的一个热门话题。从总体上看，我国的应急管理以及医院应急管理的水平还比较落后，与日本等发达国家之间存在着一定的差距，我们有必要认识到国内医院和日本等发达国家医院的应急管理水平差距，学习并借鉴它们的应急管理经验，走中国特色的医院应急管理道路。针对我国的医院应急管理存在的问题，如何加强医院自身应急管理建设，如何建立外部 Team Work 应急联动，如何完善相关法律法规，并提高我国整体的应急管理能力，已成为我国学术界亟须解决的问题。

自 2003 年暴发 SARS 疫情以来，我国国家层面应急救援管理不断完善，在应急救援的体制、机制、法制和应急预案即"一案三制"建设上取得了显著的进步。但具体到执行紧急医疗救援任务的医院，突发公共事件的应急救援机制尚不健全，一定程度上暴露出了我国突发公共事件应急医疗救治机制的脆弱性和相对滞后。因此，建立科学、高效的突发公共事件应急反应体系，积极探索和研究建立医院应急救援机制，提高医院在突发公共事件中的整体应急反应能力和救治效能，可以拯救更多的生命，对于保护人民群众的身体健康和生命安全，构建和谐社会具有重要意义。另外，应急管理法制的确立，表明我国应急管理框架的形成。2008 年我国应急管理体系基本建立。但是通过查阅文献、专家访谈和实地调研，我们发现医院在突发公共事件的应急救援工作中仍然存在许多不足之处。

1. 缺乏完善的组织管理机构

目前，国家卫健委和地方卫生部门建立了系统的卫生应急管理协调机制和应急指挥决策体系。但是具体到执行紧急医疗救援的医院来说，医院缺乏健全的、系统的、完善的组织管理机构，应急医疗队建设整体水平不高。在灾难发生时，往往是在卫生部门的牵头下，医院临时成立一个应急抢救领导小组，负责医疗抢救的指挥工作。各医院之间应急医疗队建设不规范，没有统一标准。人员及编组方面，组内分工不明确，人员组间分配不合理，抽组人员来源科室没有具体化，以致编组随意性大、人员结构不稳定，功能发挥受限。

2. 缺乏完备的应急预案

医院在执行应急救援过程中，往往需要医疗、护理、后勤、政治部等相关部门的密切有序配合，需要建立一套完备的应急救援预案。尽管近几年来，各级医院在建立和完善突发公共事件应急预案方面做出了很多的努力，但与实际工作需要相比仍然存在一定的差距，其可行性、可操作性、科学性都有待实践的检验和进一步的提高。

3．缺乏训练有素的专业人员队伍

目前，大多数医院应急医疗队队员缺少实战经验，在体能、战术和专业技术上不够全面。很多医院在执行灾害医疗救援过程中，往往是根据灾害发生类型，临时抽组内科、外科、专科等相关科室医护人员组成应急救援小组执行救援任务，救援小组成员不固定，随意组合性强，缺乏系统的专业的灾害抢救知识培训，训练内容、训练时间、训练方式不统一，素质有待加强。因此，迫切需要医院建立一支常设的、训练有素的、综合性的灾害救援专业人员队伍。

4．缺乏必要的应急物资贮备和救援设备

卫生部门有一定的药品和器械储备，但面对紧急救援的药品、救援设备等应急物资储备和快速调运能力方面还显不足，特别是在基层医院，应急物资的贮备和储存场所不足，更新、调运机制不完善，导致一旦发生重大突发公共事件，易出现准备不足、仓促应对的局面。在救援设备方面，部分医疗设备少数不符合实际需要，部分设备落伍；大多装备在运输中容易发生碰撞损坏。有学者对广西壮族自治区医院应急能力调查研究发现，仅 6% 的被调查医院报告拥有足够的防护设备，然而在应急资源明显缺乏的情况下，却依然存在部分医院急救资源利用不合理的现象。因此，医院的应急运转能力和功能的顺利发挥，直接关系到居民的人身财产安全，甚至整个社会的和谐稳定。

随着国家层面对安全文化建设认识程度的不断提高，2017 年 2 月，国务院办公厅在《安全生产"十三五"规划》当中明确列出了包含风险防控能力建设和应急救援能力建设在内的"八大重点工程"，并强调"落实目标责任、完善投入机制、强化政策保障、加强评估考核"，旨在健全监督机制，切实提高安全生产水平。医院具有人员密集、需应对的突发事件多等特点，且承担着重大的社会责任和突发公共卫生事件救治义务，这些都要求医院必须建立一套行之有效的应急保障体系，应对各类灾害、风险及突发事件，以保障医患生命和财产安全。根据 JCI 认证评审标准的定义，医院所面临的突发事件可以理解为：一种自然或人为导致的，严重破坏医疗服务环境、严重干扰医疗服务活动、突然增加或变化医疗服务需求的突发情况。安全管理源于安全文化，医院安全管理更是一门从医院安全文化理论建设中衍生出来的实践性学科。从患者安全的角度出发，根据医院自身安全文化，对所有医疗环节和流程进行有效配置、安全管控和精细管理，使其体系化，是医院能否持续发展的重要手段。也就是说，以安全管理为导向的医院应急管理路径是通往医院高效运行这一最终目标的捷径。

医院应急管理充分体现了"预防为主，常备不懈"的应急思想。它是对重大事故医疗救援的全过程管理，贯穿于事故酝酿、发生、发展、衰亡的完整过程。它需改变过去重事后应急救援，轻事前预防传统做法。它包括了提前预防、事前准备、事发响应、事后恢复各个阶段的动态过程。尽管在实际上，各个阶段往往是交叉纠结，但各阶段有自身的特点，而且又是在前阶段的基础上发展。因而，提前预防、事前准备、事发响应、事后恢复的相互关联就构成了重大事故应急管理的循环过程。医院应急管理就是对要医院共同参与应对的突发公共事件进行监测预警、应急响应、应急处置、减损恢复和评估的过程总称。医院的应急运转能力和功能是否顺利发挥，直接关系到居民的人身财产安全，甚至整个社会的和谐稳定。

随着社会经济的快速发展，特别是城市化的深入推进，大量灾害事件呈现连锁性、衍生性和综合性等特征。国家应急管理部的成立足以彰显应急工作的重要地位，而医院应急管理工作是顺应时代要求、解决应急管理发展走向现代化、科学化和精细化的重要组成部分，统一指挥、综合协调显得日益重要。通过分析地级市医院应急管理工作，有利于医院更好地发挥救援作用，提高应急反应的整体能力和综合效果，有效防范医疗行业风险，保障人民群众的身体健康。

因此，医院需建立更加完善的医院应急管理体系以实现全国应急管理体系基本建立。构建医院应急管理体系和统筹管理应急工作，可以规范应急管理运行机制，推进应急管理制度建设，完善应急预案的演练方案，加强了应急知识的技能培训和演练，落实应急物资储备，规范应急信息报告，建立了应急管理监督评估机制，提高医院对应急工作的综合管理水平和专项反应能力，并在实战中取得良好效果。实践证明，构建医院应急管理体系和统筹管理应急工作，是提升医院应急管理水平的重要环节，亦可有利于政府应急管理机构无缝衔接。

（陈兴屹）

# 第二节　医院应急管理体系的原则和目标

医院应急管理体系作为应对医院突发事件的重要环节，基本功能是在事件发生后保护公众的健康，拯救生命，使受害者尽快从伤病中恢复。为了实现这一功能，医院应急管理体系需要面对和处理各种各样的复杂问题。但经过归纳和分析我们会发现，突发事件对医院的影响主要表现在两个方面：①医疗工作的正常运行被干扰。②患者的一般医疗需求或特殊医疗需求急剧增加。因此，在医院突发事件发生后，保持医疗服务的连续性，满足受害者的医疗需求是医院应急管理的核心任务。

## 一、原则

### （一）维护医院正常运营

医院需要应对的突发事件虽然种类不同，规模和影响也有很大差异，但其应对的基本过程却有大致相同的特征。医院管理者在制定应急管理规划、开展各个阶段的工作、确定管理的结构、过程和程序时，除了关注特定的突发事件之外，还应当着眼于危害的综合应对。这样才能不断完善医院的应急反应机制，提高应急反应能力。因此，增加医院应急弹性，是面对突发事件时维护医院正常运营重要因素。

这里所说的弹性是指医院从变化或突发事件中迅速恢复常态的能力。衡量一家医院的应急弹性，主要考察它对变化或突发事件的吸收能力、缓冲能力和应对能力。吸收能力是医院在其基本功能没有被削弱的情况下将事件影响化解的能力；缓冲能力是指医院以最小的功能损失化解事件影响的能力；应对能力是指医院在突发事件发生后将其影响降低到最低限度并且尽快恢复的能力。可见，增强医院的应急弹性有助于我们迅速化解一般突发事件的影响，在严重的突发事件发生后能够有效地应对，尽快地恢复。

基于以上的认识，考虑到医疗活动自身的特点以及医院应急管理的核心任务，可以将医院的应急弹性定义为：医院在突发事件发生后，保持医疗服务的连续性，满足医疗应总需求，并且迅速恢复到常态的能力关于医院应急弹性的特征，大致可以归纳出以下几点认识。

1. 弹性的概念与脆性相对

医院对某种突发事件或灾害的脆弱程度取决于弹性的大小，脆弱性是弹性的因变量，弹性越大脆弱性就越小。从理论上讲，如果医院对某种突发事件或灾害的弹性达到一定程度，那么脆弱性可以基本被忽略。或者可以说，某种突发事件或灾害对医院造成影响的可能性不存在。

2. 弹性既关注危害需求也关注反应需求

所谓危害需求是指突发事件或灾害本身所形成的需要医院根据自己的职责去应对的需求。反应需求则是指医院在组织相关部门与相关人员对突发事件或灾害做出反应的过程中所产生的需求前者所涉及的大多是资源问题，后者涉及的大多是组织管理和人员素质的问题。

如果单纯地应对危害需求，往往会事倍功半。而关注反应需求，建立科学、有效的应对机制则会提高应急反应的效率，更好地满足危害需求。关注反应需求还有助于实现医院对突发事件或灾害的综合应对，因为医院需要应对的突发事件或灾害虽然种类不同，规模和影响也有很大差异，但应对的基本过程却有大致相同的特征。着眼于突发事件或灾害的综合应对，可以有效地提高医院的应急弹性

3. 弹性具有自然属性和人为属性

所谓自然属性指外部环境和自身的性质所形成的弹性。例如，一所建在高地上的医院具有较高的抵御洪水的弹性。

所谓人为属性是指人为干顶所形成的弹性。例如，一所建在低洼地区的医院可以通过建设防洪设施来提高抵御洪水的弹性。

4. 弹性需要动态管理

弹性的自然属性和人为属性都决定了它的相对性，从自然属性来看，一方面，某种特定的外部环境可以形成对某些突发事件或灾害的弹性，但同时也形成了对另一些突发事件或灾害的脆弱性。例如，一所建在森林中的医院具有很好的抵御风灾的弹性，但同时也有很大的火灾脆性。另一方面，外部环境的变化也会使原有的弹性发生变化。例如，对森林的过度砍伐会使林中的医院抵抗风灾的弹性降低，同时会使应对火灾的弹性增加。从人为属性来看，各种提高弹性的预措施都是向未来的，需要在总结以往经验教训的基础上，通过实践的检验不断地加以完善，同时，要想各种干预措施持续发挥作用，也需要动态地进行管理。

5. 弹性是可以测量的

一般来说，弹性的大小主要是通过功能的变化来体现的。在突发事件或灾害发生后，功能损失小的医院弹性较充分，反之则不足。国外的一些研究者认为功能的发挥是一个投入产出的过程，它的完成需要一系列的必要条件，或者说需要一系列的功能需求得到满足。功能需求的满足又是通过相关产品或服务的供应来实现的。因此，可以通过评价相关产品或服务的供应情况来确定功能发挥的状况，从而测量弹性的大小。国内也有研究者进行了类似的研究采用保障率对弹性进行评估，并且给出了初步的评估框架。

6. 弹性需从多角度进行分析

从它的组成来看，其中包括吸收能力缓冲能力和反应恢复能力，直接涉及了应急管理的反应和恢复阶段，同时又与减缓（防范）和准备阶段有密切的联系：可以说医院应急

管理各个阶段的工作都与弹性相关，国外一些医院应急管理的研究者认为，医院的应急弹性可以具体表现为六个方面的能力，其中包括应急管理能力，应急指挥能力、安全保障力，连续运转能力医疗应急能力应急救援能力。从弹性的自然属性和人为属性来看，由于对自然弹性的影响有限，人为弹性应当是关注的重点。

在评估一个系统的弹性时，除了需要研究局部弹性之外，还要研究局部弹性与整体弹性之间的关系。在考虑弹性增加的成本效果时，不能只是通过资源的余或标准的降低来增加消极弹性，还应当通过机制、体制、预案的完善和人员素质的提高来增加积极弹性。

（二）保障病患生命与健康安全

医院承担着救死扶伤的重要职责，在应急事件中担负着重要作用，在遇到大规模伤亡事件与大规模影响事件时，将面临巨大的医疗应急压力。因此，应急管理水平是检验医院综合实力的首要。

所谓大规模伤亡事件是指医院突发事件所造成的健康危害使医院的日常组织结构和医疗资源受到了严重的挑战，不能有效地满足受影响人群的医疗需求，如果不及时应对，会导致伤亡人数的持续增加。而大规模影响事件是指突发事件所造成的影响干扰了医院工作的正常运行，使医院日常的医疗容量和医疗能力都被严重地削弱。在以往的医院应急管理工作中，人们通常只重视大规模伤亡事件，不注意对大规模影响事件的应对。实际上，如果处理不当，后者同样会造成医疗服务连续性的中断，使医院的内部系统崩溃。因此，医院应急管理不但要关注大规模伤亡事件，还要做好应对大规模影响事件的准备。

医疗应急是指医疗需求超出日常极限时，医院对患者进行必要诊断和治疗的能力。它的可容量是指医院应对患者数量明显增加的能力；而它的兼容性是指医院满足患者特殊需要的能力。医院应急管理不仅要致力于医疗应急可容量的提高，还要努力改善医疗应急的兼容性。否则，就不能在应急反应中有效发挥自己的功能。因此，在制定医院应急管理体系时，要遵从以下几点原则：

1. 全面性

医院应急管理体系必须能够覆盖处置各类突发事件的所有方面，任何方面的遗漏都有可能在遇到突发事件时暴露出问题，并可能导致灾难性的后果。

2. 层次性

医院应急管理体系需要能够根据突发事件的性质、可能造成危害的程度、波及的范围、影响力的大小以及人员财产损失等情况，对事件的处理采用不同级别的预案，组织不同层次的机构参与应急联动。

3. 可重构性

为最大限度地减少医院突发事件造成的损失，要求构建的医院应急管理体系中各个能模块可以方便地进行组合和重构，使医院突发事件发生时能够更恰当地根据实际要达到有效控制事件影响范围的目的。

4. 高集成性

一套高效的医院应急管理体系应该与整个地区其他部分相互关联，它要求能够在一定范围内协调各种必要资源对医院突发事件进行集成处置，协同各相关部门、机构、专家等。

## 二、目标

构建医院应急管理体系的目的就是要在了解突发事件发生发展规律的基础上，在事前、事中和事后的全过程中，采取适当的应对措施和方法，以减小突发事件带来的负面影响和损失。为了实现这个目的在构建医院应急管理体系的过程中，应该瞄准下列目标。

### （一）可操作性

设计医院应急管理体系的目的就是为了能够在医院突发事件出现的情况下，可以立刻进行应对处置，因此体系构建必须具备可操作性的特点。一方面，可操作性原则要求在医院突发事件状态下能够救灾和减灾，在非警戒及平时状态下则可以用以训练医院应急人员和普及突发事件应急知识。另一方面，可操作性原则要求体系设计必须基于行业或领域内的相关专业技术，达到普适性和专业性的有机结合。

#### 1. 提高应急防范意识

建立医院突发事件应急知识和技能培训制度，根据医院突发事件应急实战和应急预案的需要，编制应急培训教材，制定培训方案，明确培训目标，突出重点，注重实效，定期测评，将参与培训情况及考评情况纳入继续教育管理。通过重点突出、贴近实战的应急管理培训，达到普及应急管理法律法规、提高危机防范意识、规范应急处置方式和提高应急救治能力的目的。

#### 2. 提高危机预警能力

建立风险预报机制，强调医院每一位职工均具有预见、发现、报告风险因素的责任和义务。风险报告后切实避免医院突发事件或减少医院突发事件所造成损失的，医院对报告人给予相应奖励。同时，将风险预报工作纳入各科室的日常管理工作，明确各科室的风险预报重点，并将风险预报情况纳入科室及相关责任人的绩效考评。通过风险预报与绩效挂钩的方式，强化风险防范意识，提高医院危机预警能力

#### 3. 提高整体防控能力

建立医院应急能力的评价体系。将体系分为3个维度：事前预防能力评价，事中防控能力评价，事后恢复能力评价。每个纬度各自设计量化指标，例如应答时间、到岗时间、人员资质、装备情况、处置原则、救治操作、相关法规知晓情况等。通过客观的、量化的、科学的指标体系，对医院应急管理能力进行分析和评价，发现已有应急体系存在的不足，为持续提升医院应急管理能力提供科学的依据。

### （二）高可靠性

由于医院突发事件发生前往往难以预料其涉及面，且医院应急管理体系本身极有可遭受突发事件的影响而丧失部分功能，此时备用医院应急系统则成为提高其可靠性的重要保障。提高医院应急管理体系可靠性的常用手段是提供多种处置方案，且多种处置方案间应尽量独立、不相互依赖。医院的高可靠性也体现在以下几个方面：

#### 1. 具有突发事件事前准备的功能

医院应急管理体系应该包括建立平时的应急预案、应急演练、组织实施相关技术培训以提高安全保障度、协调各种资源进行日常的防范处理准备工作等，这些工作都是为了使所构建的应急管理体系在平时能够正常运行，可提供一系列突发事件前的准备功能。

2. 具有突发事件事中防范处理的功能

医院应急管理体系中对突发事件的预测和预警功能是非常重要的组成部分，它直接关系到整个体系的效率。而在警戒期根据事态发展，迅速做好医院突发事件的防范处理准备则是事中恰当处置突发事件的重要保障。

3. 具有突发事件事后快速响应的功能

医院突发事件发生后，医院应急管理体系应该能够迅速判断事件发展态势，调集各种应急资源，根据相应的预案对事件进行恰当的处置，以最快的速度把事件的危害和损失降到最低。同时，人们在实践中发现，医院应急反应的相关活动可以被归纳为不同的功能来加以组织管理，这些功能主要包括指挥、行动、计划、后勤、财务与管理五个模块。这种模块化的组织结构不但保证了医院应急反应的关键环节能够得到有效的管理，而且可以根据突发事件的规模和影响来加以扩充或收缩，因而具有较强的灵活性。

医院应急管理作为一个跨学科、跨机构、跨组织、跨政府部门的活动，具有明显的系统特征。它需要更多的内部与外部协调来保证其功能的正常发挥，实现应急反应的各项目标。因此，医院应急管理必须要用系统的观点来研究其内部和外部的各种关系，用系统的方法来处理其面对的各种问题。此外，医院应急管理的系统特征要求参与医院应急反应行动的各个方面遵循共同的理念和原则、统一的管理策略、标准化的程序和步骤，具体说来就是要努力实现统一的指挥、通用的术语、一体化的信息处理方式、共同的行动计划等。

（戴恒玮）

## 第三节　医院应急管理体系的内容

我国医院应急管理体系主要是以国家于 2007 年 11 月颁布实施的《中华人民共和国突发事件应对法》中"一案三制"为基础，以职能和机构为基础的管理体系是应急管理的重要基础，鉴于应急管理的重要性和对快速反应、统筹协调、信息畅通的要求，医院应急管理体系包括指挥协调系统、处置实施系统、资源保障系统、信息管理系统和决策辅助系统。医院应急管理也称为医院危机管理。

医院应急管理总体可分为两大类：①常态应急管理，主要针对医院正常状态下的经营管理活动，可能发生的各种潜在危机所建立起来的一套完善和科学的防范措施以及有效的培训制度。医院常态应急包括：医患冲突危机、医院经营危机、医院间竞争危机、医疗卫生政策危机。②突发应急管理，主要是指医院应对突发的公共卫生事件的管理。它包括各种传染病流行、各种灾情、各种伤情。

姚国章认为，应急管理体系由组织体制、运作机制、法制基础和应急保障系统等四部分构成：①组织体制是指管理机构、功能部门、应急指挥和救援队伍等方面的安排。②运作机制是明确指挥、协调、职责方面的关系的机制。③法制基础是指与应急管理相关的法律法规。④应急保障系统由信息通信、物资装备、人力资源、资金财务等构成。

### 一、指挥协调系统

按照医院应急管理的要求，需要建立一个医院应急管理指挥协调系统，以明确责任，统一指挥，详细分工，包括指挥决策机构和协调机构。首先，要建立一个指挥决策机构。

指挥决策机构可以是永久的，也可以是非永久的，主要负责医院突发事件状态下的战略，履行应急决策、应急目标确定，应急方案选择等重要职责。其次，建立一个常设性的应急管理常设协调机构，主要职责如下：平常状态下负责预防预警、培训演练、应急教育并向指挥决策机构提出相关工作建议等。一旦突发事件发生后，立刻转化为指挥决策机构的协调机构，按照职权履行相关应急管理工作。再次，应建立起一个由各部门组成的应急联动机制，以提高综合反应、快速反应的能力。

蒙军认为，医院在应对突发公共卫生危机事件应急救治过程中，可能有很多的组织部门和机构同时参与。为了使这些组织更好地协调配合，应该成立事件干预指挥系统（the incident command system，ICS）。这样可以简化组织部门间的沟通程序，明确职责和权限以及实施高效的指挥。此系统有共同的组织部门和语言，使不同的组织部门和不同灾区的相同组织部门能够团结合作，共同应对突发公共卫生危机事件。

ICS 的功能性要求决定了它的层次性。系统的组织部门包括指挥、运行、计划、后勤、财政、行政等 6 个主要职能部门。但在每次事件中，这六项职能未必都需要。当突发公共卫生危机事件发生时，每个部门要各就各位、各司其职。这样，所有这些部门都在统一指挥下开展应急救治工作。

## 二、处置实施系统

重大公共卫生事件从宏观上讲，处置实施系统由党政职能部门、司法机关、相关社会组织和医疗卫生单位组成，调动一切有用的社会力量共同参与危机处理。但我们讨论的医院应急管理体系的处置实施系统仅限于医院范围。

应急事件处置队伍的建设和能力很大程度上决定了突发应急事件处置的最终效果。建立一支装备精良、技术精湛、反应迅速、保障有力的卫生应急队伍，是保障应急处置工作顺利开展的关键。应急处置队伍的人员建设的重点是队员选拔、队伍管理和培训演练 3 个环节。队员是组建一支合格卫生应急队伍的前提。卫生应急队伍以开展现场应急处置工作为主要任务，人员组成应同时涵盖医师、护理、信息、管理和保障人员，队伍的年龄、性别、专业、职称等结构合理，具有较强的政治素质和专业奉献精神，能够圆满完成应急处置工作。应急队员的选拔，采取各科室推荐、自荐和医院指定等多种形式相结合，应急队员来自各个科室，专科知识扎实，急救技能经过规范化培训后，均能有效应对突发大规模公共卫生事件、突发批量伤员救治的医疗救援任务。队伍管理是有效开展应急工作的重点。设立队伍管理机构，一般医院均设在医务处，实行专人管理，设有专职秘书。建立应急队员信息电子档案，实行信息化管理，及时完善和更新队员信息资料。同时，根据突发应急事件任务的特殊性，制定队伍管理方案，规范队员的权利和义务。培训演练是顺利完成卫生应急任务的核心。重视业务知识和应急处置技能操作的日常培训，不定期组织队伍开展卫生应急处置实战演练，锻炼队员的实战应急处置技能，不断提高应急处置水平。

## 三、资源保障系统

做好医院应急物资储备是实施医疗救援的坚实后盾，是完善医院应急后勤的保障，是整个应急工作的物质依靠。医院的物资准备包括计划应急药品和设备准备的同时，也要做好食物、水等应急物资的准备，以保证灾害或者突发事件后医院人员和受害者正常的生活实用。

首先，医院后勤组应制定完整的应急后勤保障计划，确定负责人，做到专组专管，并确定应急物资的种类、数量、所存放的地点等。同时，由后勤组定期管理和查看，注意应急物资的使用期，始终保持处于良好的备用状态，以便在第一时间及时配送到需要的地方，增加医疗救援的可能性。然后，可以考虑在大型医院建立区域性应急物资配送中心，完善区域内的应急物资配送网络，对各地支援的应急物资进行统一接收，区域协调和集中配送，保证在灾区中分散各处的各医院救援队物资的供应。再有，在地方政府的号召下，可以与相关食品、药品企业达成应急工作的协同一致，当灾害或突发事件发生时，可以及时地提供医疗救助活动所必需的食物、水、药品和医疗器械等，努力建设医院应急资源保障系统。

### 四、信息管理系统

医院在应急状态下，科学收集与处理信息数据具有非常重要的作用，当前很多医院已经建立了完善的应急信息管理系统，引进了先进的数据统计手段，收到了较好的效果。

目前突发事件信息收集方法主要是应急统计报告，绝大多数疾病的信息来源于医疗机构患者的门诊日志、门诊病历、住院病历。《国家突发公共卫生事件相关信息报告管理工作规范（2005）》中要求，获得突发公共卫生事件信息的责任报告者，应当在2小时内以电话或传真等方式向属地卫生行政部门指定的专业机构报告，具备网络直报条件的同时进行网络直报，不具备的应采用最快的通信方式将《突发公共卫生事件相关信息报告卡》报送属地卫生行政部门指定的专业机构，进行审核后，2小时内进行网络直报，同时以电话或传真等方式报告同级卫生行政部门。

建立完善的应急信息管理系统，必须建立和完善医院内部应急报告制度。医院的门诊部、急诊科以及各有关部门要建立和健全应对突发公共卫生事件的应急信息报告制度。各有关部门随时随地向医院应急办公室报告突发公共卫生事件的有关情况，医院应急领导小组收到报告后应该立即组织有关部门和人员进行核查，并迅速根据应急预案采取相应应对办法，同时立即向上级卫生行政部门指定的专业机构报告。

建立完善的应急信息管理系统，必须加强医院信息网络建设，充分运用先进的通信技术和无线网络，不断地改善通信联络体系，保证医院的信息中心和其他医院之间、医院和救护车之间、应急救援的主要人员之间的联络随时畅通，形成医院信息网络立体的结构。一旦发生灾害或突发事件，有线通信被阻断，各医院之间可以利用无线网络互相通报传递信息，有利于汇总医疗救援的有关情况并采取相应对策联动合作。

总之，遇有各种突发事件时利用应急信息管理系统可以将损失降到最低。第一，可以提供最为准确的信息，可以帮助领导及时制定正确决策；第二，可以整合医疗资源，提高工作效率；第三，防止出现错误信息，统计结果更为准确；第四，优化资源配置，实现资源共享，使医院资源发挥最大的作用；第五，可以积累医院信息，有利于今后开展数据研究。

### 五、决策辅助系统

决策辅助系统是以计算机为工具的人机交互系统，它利用计算机运算速度快、存储容量大等特点，应用决策理论与方法、心理学、行为科学、计算机网络和数据库等技术，以管理者的决策思维方式为出发点，从系统分析的角度为管理者创造一种决策环境，帮助管理者利用自己的经验、知识，或者在系统的引导下详细分析突发事件处置中各种问题，激发管理者在应急状态下有效地做出正确决策的过程。

一般整个系统模块由1个应急基础数据库模块、应急信息查询模块、突发公共卫生事件处置模块、预警模块、保障模块、专家知识库模块、系统维护模块等功能模块构成，每个功能模块即可独立自成体系，又可扩展互相连接，将保障与管理、基础与应用、平时与应急有机地结合成一个整体，利于用户的综合利用。

医院应急管理决策辅助系统的构建，能有效提高卫生管理人员在突发事件面前，利用系统快速、准确、科学决策的能力。在各类突发事件处置过程中，通过对系统的利用，能做到对突发事件和既往相关事件处置信息的及时掌握，从根本上改变目前决策辅助的被动局面。

（丁勇）

# 第四章 医院应急管理预案

## 第一节 医院应急管理预案总则

应急管理源于古代。早期象形文字描绘了洞穴居民试图应对灾难的场景。圣经也谈到了许多灾难让文明遭受破坏。事实上，诺亚警告他的邻居即将发生洪水的故事，以及他随后建造一个方舟以保护地球的生物多样性，可以被解释为风险控制的早期教训。只要曾经过灾难，个人和群体都会努力找到解决问题的方法。但是，组织合理的灾后恢复的尝试直到很久以后才发生在现代史上。应急管理的一个简单定义是"一门处理风险和避免风险的学科"。应急管理应该融入日常生活，而不是只在灾难期间提倡。

应急预案，是针对可能的重大事故（件）成灾害，为保证迅速，有序、有效地开展应急与救援行动以降低事故损失而预先制定的有关计划或者方案。它是在辨识和评估潜在重大危险事故类型发生的可能性及发生过程事故后果及影响严重程度的基础上，对应急机构职责、人员，技术、装备，设施，物质、救援行动及其指挥与协调等方面预先做出的具体安排。应急预案明确了在突发事件发生之前、发生过程中以及刚刚结束之后，谁负责做什么，何时做，怎么做，以及相应的策略和资源准备等。避免了突发事件应对过程中的盲目性和慌乱性，可以科学、有序的指导人们进行应急工作，同时各种应急资源在突发事件应对过程中也将得到合理的配置和使用。在《中华人民共和国突发事件应对法》中规定：应急预案具体规定突发事件应急管理工作的组织指挥体系与职责和突发事件的预防与预警机制、处置程序、应急保障措施以及事后恢复与重建措施等内容。应急预案在应急管理中的重要地位已经在国内外应急管理领域和研究领域达到的普遍共识。

医院针对不同的突发事件制定有效的应急预案，不仅可以指导应急行动按计划有序进行，减轻突发事件造成的损失，还可以指导应急人员日常培训和演习，使得各种应急资源处于良好的备战状态。通过总结历史经验，发现突发事件的规律和处置的内在机理，建立完善合理的应急预案，为突发事件的及时处理提供一个平台或者依据，当突发事件暴发时，可以根据当时的突发事件状况、资源状况快速生成有效的处置方案。另外，通过总结历史经验还可以不断完善已有的应急预案，提高医院应急管理的能力。

不同类型的应急预案其侧重点和表现形式不尽相同，根据不同的分类标准，应急预案的分类情况也不同。按照应急管理的对象划分。突发事件是应急预案处置的对象，不同的突发事件具有不同的发生机理，根据当前国家对突发事件的分类——自然灾害、事故灾难、公共卫生事件和社会安全事件，应急预案也可以相应的分为自然灾害应急预案、事故灾害应急预案，突发公共卫生事件应急预案和社会安全事件应急预案；按照应急预案的编制和执行主体划分。国家以及各级地方政府都会制定应急预案，因此根据这种地域或者行政主体可以划分为国家级别的应急预案、省级应急预案、县市级应急预案、社区村镇级应急预案以及企业级别应急预案；根据功能和目标划分。可以分为总体应急预案，专项应急预案和部门应急预案；按照时间划分。可以分为临时预案和常备预案。虽然应急预案的划分标准不同，但是这些都是可以结合的，比如国家级别的应急预案，可以有国家总体应急预案、国家专项应急预案以及国家部门应急预案。

在我国，应急预案在应急管理中也占据重要地位，是我国应急救援系统的重要组成部分，是突发事件应对过程的基础。社会的应急管理体系在总体和局部的层面上都是基于应急预案进行的。可以说应急预案是应急管理的龙头，是我国"一案三制"的起点。同时，应急预案具有应急规划、纲领和指南的作用，是应急管理理念的载体。笔者重点介绍医院应急管理预案。

## 一、编写目的

应急管理是一种艺术，是一种需要多年磨炼和完善的技能。每个急救事件都不同，需要将参与人员的所有技能、知识和实践融入到每一个方面，促进事件的解决。通过文献检索与救灾经历的经验总结，我们发现，医院对灾难、大规模的社区紧急情况和大规模死亡或死亡激增情况几乎没有任何准备，大多数医院完全没有准备好如何应对重大灾难。这么多年的规划会议和灾难情景的讨论大多数都没有发挥实际意义。

我们的医院如何处理灾难通信问题？医院计划如何与其他医疗机构、疗养院和诊所互动？如何应对危害的污染材料？他们是否与其他地方或相关机构进行了联合培训？怎么样？如何？是什么让它发生？所有答案都很简单。这需要规划、解决措施和资金。如果医院应急管理没有规划，无论是一次还是分阶段，都只是粗略地尝试一个严重的问题，甚至可能不会对创建严重灾难的规划产生影响。因此，医院应急管理预案编制的目的是有效应对突发事件并减少损失。

在应急预案编制方面，虽然我国国家应急预案体系目前已经基本建立起来，各地方政府、行业及企业也都相继制定了应急预案，但是由于我国尚未制定有关应急预案编制的技术指导性文件，使得各地方预案编制标准参差不齐，缺乏协调一致性。而国外发达国家均制订了各种有关政府应急预案和企业应急预案编制的技术指导性文件。如美国联邦应急管理局和其他管理部门制定了《综合应急预案编制指南》，以指导各州和地方的应急管理机构编制他们的应急预案。因此，本书医院应急管理预案的编写能够协调各医院间应急管理预案的标准，起到指导性作用。

## 二、编写依据

应急管理可被定义为：涵盖了事前事发、事中和事后的突发事件应对全过程中各种系统化制度化、程序化、规范化和理论化的方法与措施。本书在《突发事件应对法》与《国家突发公共事件总体应急预案》等相应法律、法规和文件的整体框架下，结合多年的救灾工作经验和国家救灾经历编写。

我国应急预案体系的建构是政府主导的自上而下的政策动员过程。应急管理预案的整体框架要以应急管理全过程为主线，涵盖事前、事发、事中和事后各个阶段。应急预案的编制程序要包括以下内容：

1. 成立应急预案编制小组。编制小组应尽可能囊括与突发事件应对相关的利益关系人，同时必须包括应急工作人员、管理人员和技术人员 3 类人员。小组成员应具备较强的工作能力、具备一定的突发事件应急管理专业知识。此外，为保证编制小组高效工作，小组成员规模不宜过大，涉及相关人员较多时，可在保证公正性和代表性的前提下选择部分人员参加编制小组，明确规定编制小组的任务、工作程序和期限。在编制小组内部、还要根据相关人员的特点，指定小组负责人，明确小组成员分工。

2. 明确应急预案的目的、适用对象、适用范围和编制的前提条件。

3. 查阅与突发事件相关的法律、条例、管理办法和上一级预案。

4. 对突发事件的现有预案和既往应对工作进行分析，获取有用信息。

5. 编制应急预案。预案的编制可采用4种编写结构：①树型结构；②策文式结构；③分部式结构；④顺序式结构。

6. 预案的审核和发布。应急预案编制工作完成后，编制小组应组织内部审核，确保语句通畅、应急计划的完整性、准确性。内部审核完成后，应修订预案并组织外部审核。外部审核可分为上级主管部门审核、专家审核和实际工作人员审核。外部审核侧重预案的科学性、可行性、权威性等方面。此阶段还可采用实地演习的手段对应急预案进行评估。编制小组应制定获取外部评审意见及对其回复的管理程序。将通过内、外部审核的应急预案报当地政府部门，由当地政府最高行政官员签署发布，并报送上级政府部门备案。

7. 应急预案的维护、演练、更新和变更。一方面，只有通过演练才能有条不紊地做出应急响应；另一方面，可以通过演练验证预案的有效性。

**三、适用范围**

医院各科室、部门。也可供各部门、科室在制订本部门、科室牵头负责的应急预案时参考。涉及突发事件的预防与应急准备、监测与预警、应急处置与救援、事后恢复与重建等。

**四、编制内容**

目前，我国各种应急预案很多，无论哪种类别的应急预案，都有着基本相似的结构，主要包括以下几部分的内容：

1. 总则

主要包括编制目的、编制依据、指导思想、分类分级、适用范围、工作原则等。

2. 突发事件的等级划分

根据突发事件本身的严重程度以及可能造成的损失程度来划分突发事件的等级，在不同等级的突发事件应对中，医院职责以及启动的程序有所区别。

3. 灾情发布和预案启动

根据突发事件的不同级别将灾情呈报不同级别的领导，并且启动相应的应急预案。

4. 组织体系及职责

主要是应急预案顺利实施的组织机构及其职责，包括领导机构、办事机构、工作机构、协作机构和专家组等，并明确了这些机构或者部门在突发事件应对的不同阶段和应急响应中的职责。

5. 运行机制

主要包括预测和预警（预警级别和发布）、逐级汇报、应急指挥协调和处置（信息报告、先期处置、应急响应、应急结束）、恢复与重建（善后处置、调查与评估、恢复重建、信息发布）等方面的内容。

6. 应急保障方面

是指应对突发事件的各项保障。包括人员保障、物资装备保障、资金保障、医疗保障、法制保障、交通运输保障、通信与信息保障、设施保障、技术保障等。

7. 附则

包括专业术语、生效时间、奖励规定、应急预案的完善和修订、国际的应急协作、应急预案实施的时间等。

8. 附录和注释

包括应急相关机构以及主要负责人员的通信地址及联系方式、规范化的文本等。

当前制定的应急预案虽然很多，但是从其基本内容中可以看到，理论框架较多，可操作性的内容相对较少，比如应急预案中确定了各个应对小组的职责，但是并没有规定各个小组之间的职责顺序，是同时进行还是有先后顺序，或者小组之间如何协调；应急预案中经常缺乏具体完成职责的方法；预案中缺少资源调度的原则方法，这使得应急预案的操作存在一定难度，因此真正好的应急预案应该是具有可操作性的应急预案。

一个具有可操作性应急预案的内容应该包括以下方面：

1. 目的和原则

应急预案制定的目标、原则和方针，比如保护人民生命和财产安全，减少社会损失。

2. 预案适用的范围和条件

说明应急预案适用什么情况，什么类型和什么级别的突发事件。一个应急预案不会针对某一种具体情况下的突发事件，但是需要分析出可能出现的情境，比如自然环境和社会环境情况，位置处于市中心还是郊区、人流情况以及时间等具体信息。针对不同的具体情况，应急处置所采用的具体方法会有所区别，这在应急预案里应该有所说明。

3. 脆弱性分析情况

脆弱性分析是针对本地区的情况，分析可能出现的对本地区甚至全社会造成重大损失的事故，并对事故进行分类。例如，是可能经常出现的事故还是偶发性的事故，事故危害大小等。同时，对于某种潜在的事故，分析本地区相对的脆弱性情况。

4. 资源布局情况

在应急处置中资源是关键，要在应急预案中明确各类资源和应急设备的布局情况，明确各种应急资源的存放地以及数量和种类，该资源的类别是需要定期更换还是可以长期储存，储存时间、更换时间以及使用情况等。根据事故的发生地与资源的所在地以及不同级别的事件对资源的需求数量，结合当时的自然和社会环境，确定资源调度的数量和路线，并根据事件的发展，对资源进行动态评估。

5. 应急机构职责分配

对于一个应急体系，包括指挥部门和相应的职能部门，明确各个机构和部门的构成以及职责，哪些部门负责协调，哪些部门负责现场的哪些任务，明确规定每个任务的具体负责人和执行人，以及各个部门之间的关系。对于应急处置的每个步骤，都应该有明确的责任人和操作的先后顺序。指挥部门的职责是指挥现场的所有应急行动，协调各个应急部门之间的关系。对于影响超过本地区范围的事件，自上级单位担任总指挥工作。指挥各个地区应急部门的行动，而各个地区的应急指挥，听从上级指挥的命令并控制本地区的各个部门，形成一个层次清晰的应急指挥体系。

6. 灾情发布和预案启动

根据突发事件分类分级及其可能后果的分析进行预警，并启动相应级别的应急预案。比如本地区在发生事故后报告本地区应急指挥部门，由指挥部门根据报警的情况特征，经过初分析后，确定事件等级，启动相应预案，各个应急机构在总指挥中心的指挥下迅速投入应急行动，以及总指挥中心指挥各个机构开始应急行动。总指挥中心要协调现场各个部门的应急行动，如果有超过本地区范围内单位，由上级政府成立总指挥机构或由上级单位确定领导关系。

7. 应急处置的方案

在事件的处置过程中，各个应对机构要有明确的执行措施，为使其具有可操作性，可以将各个处置措施按照其处置的逻辑顺序使用项目管理中的网络计划技术来描述，并使用项目管理的方法进行管理。比如对某类事件制定了预案，如果出现序列性事件，比如由地震引起大灾，由本单位或者地区的总指挥中心确定启动另一个专项预案，由总指挥中心担任两个预案的总指挥，协调两个预案的行为。

8. 医疗应急保障

在突发事件的处置过程中，随时可能出现伤亡，需要医疗救护保障，建立地区之间应急救援的互助联系：各个机构都要保持与总指挥中心和外部的联系，保证信息渠道畅通。同时要保证传达给公众及时准确的信息，并通过各种通信设施使得公众可以了解他们自身的职责。

9. 应急预案中的科学辅助方法

预案要发挥实际作用，必须具有实际操作性，操作性预案的实施过程不能完全根据指挥者在现场的临时决定，是需要此科学辅助方法的支持，才能指导预案的各个步骤有序有效进行。

10. 应急处置结束后的恢复工作和预案的修正更新

突发事件结束后，需要系列恢复秩序消除影响的工作，以及对资源征用后的处理等。另外还需要根据此次事件的实际应对情况，建立案例库保存相应的应对方法，修正和更新原有的预案，为以后的应对提供参考。

**五、工作原则**

应急管理的基本原则是机构必须为可能很少发生的事件做好准备，采取保护行动减少它们发生的可能性。灾难、恐怖行为或公共卫生事件可以检测卫生系统响应紧急情况的能力，由于事件发生的频率低，评估医院急诊科准备优劣的能力是有限的。此外，公众对医院在灾难期间应该扮演的角色有很强的期望。医疗机构将提供紧急护理和履行日常医疗保健责任。传统上，应急管理机构第一个响应，政府机构和社区利益相关者共同协助全面的应急规划或灾难的响应和恢复。应急管理共同的基石一直是保护生命，然后财产，然后环境。因此，在进行应急规划活动时，人口的健康和医疗需求是最重要的。

应急管理的目标是利用有限的资源帮助最多的人。应急管理的原则是侧重于人口需求而非个人的需求。当规划灾难响应模式或以灾难响应模式运行时，医院应该在某个时候做好准备，将其重点从个人改为所服务的社区，并开始权衡个体患者的需求与资源稀缺时最有利于大多数患者的需求。从为每个人做出最大努力到为众多人做最好努力,这是思想上的一个重大转变。

基本原则如下:

1. 统一命令原则

信息共享,这对所有参与灾害救援的人员很重要。

2. 控制范围原则

指在高压力环境下基层主管可以有效协调下属人员 3~7 人,理想情况下不超过 5 人。

3. 信息简明化原则

指所有通信、书面形式和口头表达,必须用最简单、最通用的语言传播,避免使用可能超出理解的单词或术语,以确保参与灾难救援的所有人员都了解一般紧急行动计划战略和特殊战术。

突发事件应急处理遵循预防为主、常备不懈,信息灵敏、反应及时,以人为本、减少危害,统一领导、分级负责,依法规范、措施果断,依靠科技、提高素质的原则。突发事件的应急处理工作,应遵循依法管理、预防为主、强化培训、适时演练、平战结合、常备不懈的方针,贯彻统一领导、分级负责、及时应对、快速反应、措施果断、科学处置、协调合作的原则。

1. 建立统一应急反应系统和设立统一指挥中心的原则

突发事件应急预案要对处理突发事件的组织机构做出具体明确的规定,建立统一的突发事件应对系统与指挥中心,以统一指挥应急管理的全过程。这样可以保证应急反应系统的高效协同与快速反应。

2. 突发事件分级原则

根据突发事件的类型与影响程度的差别,需要采取不同方式的处置办法和反应力度,这些都应该在医院应急预案中做出明确的界定,这种界定的方法就是在预案中对突发事件进行分级的原则。

3. 建立专业化的应急队伍和适度动员原则

应急管理是一个系统工程,是由应急救援前、应急救援中、应急救援后构成的一个环环相扣的救援管理链。应急救援如同一场战争,从战斗开始前就应全盘部署、统筹谋划、制定方案、储备物质、习兵推演,正可谓"兵马未动,粮草先行"。应急管理亦是如此,要靠平素积累"援"的本领,当有一天"战斗"打响了(即灾难来临时),我们就能有备迎战出击,顺利完成"救"的过程。如此看来,从某种意义上说,70% 的救援应在平时不急的时候做,而 30% 的救援留给战时应急的时候做。故人们应该解放思想,将"救援是将来进行时"的固有救援观念转变为"救援是现在进行时"。因此,作为处理突发事件的专门队伍,必须具备相应的专业技术知识,清楚处理危机时所肩负的责任,通过专门的培训和演习累积处置危机的经验,才能够在真正的危机到来之时应付自如。建立专业化应急队伍并非一定全都是设立专职化队伍。在灾难发生时,人们往往更多的寄希望于专业救援人员来帮助自己和家人摆脱困境,但从目前国内外开展救援的实际来看,从事灾难现场应急救援的第一救助人往往是身临现场的非专业的普通民众,其能否于第一时间内开展自救与互救,直接关系到救援的效果。以我国汶川发生大地震时为例,前三日可谓天、地、水路均不通,几乎与外界隔绝,那么可想而知在这救援的宝贵黄金 72 小时内,专业救援队伍鞭长莫及，面临灾难的人们只能靠自己救自己。将灾难事故的第一目击者变成合格的第一救助人对于在最短时间内最大限度地减少人民生命和财产的损失，其意义不言自明。所以，战时救援最贴近前沿或深陷其中的众多民众能否冲锋陷阵、克敌制胜，最大限度保存自己、解救他人，取决于平时掌握的救援基本知识和基本技能，平时苦练救援本领多流汗，战时应急救援就能少流血，应该说普通民众是在救援第一时间内的主力军。这也成为医院应急管理的一项重要内容。

4. 快速反应原则

衡量一支救援队的能力，主要衡量反应速度、突击力和机动性。反应速度是指队伍从接收命令的启动阶段到每一个"子任务"的反应性。所以在处理突发事件应急管理中，一定要突出"快"字，对延误处理危机最佳时间的人和行为要明确其应承担的责任。

突发事件的发生常难以预料和避免，只要我们做好各种应急管理预案，是可以积极有效进行应对的，可以将其造成的伤害降至最低（表1-4-1-1）。

表1-4-1-1　近年国家及各地政府制定的应急预案

| 应急预案的类别 | 现有的应急预案 |
| --- | --- |
| 国家总体应急预案 | 国家突发公共事件总体应急预案 |
| 国家专项应急预案 | 1. 国家自然灾害救助应急预案<br>2. 国家防汛抗旱应急预案<br>3. 国家地震应急预案<br>4. 国家突发地质灾害应急预案<br>5. 国家处置重大、特大森林火灾应急预案<br>6. 国家安全生产事故灾难应急预案<br>7. 国家处置铁路行车事故应急预案<br>8. 国家处置民用航空器飞行事故应急预案<br>9. 国家海上搜救应急预案<br>10. 国家处置城市地铁事故灾难应急预案<br>11. 国家处置电网大面积停电事件应急预案<br>12. 国家核应急预案<br>13. 国家突发环境事件应急预案<br>14. 国家通信保障应急预案<br>15. 国家突发公共卫生事件应急预案<br>16. 国家突发公共事件医疗卫生救援应急预案<br>17. 国家突发重大动物疫情应急预案<br>18. 国家重大食品安全事故应急预案<br>19. 国家粮食应急预案<br>20. 国家金融突发事件应急预案<br>21. 国家涉外突发事件应急预案 |
| 国务院部门应急预案 | 1. 建设系统破坏性地震应急预案<br>2. 铁路防洪应急预案<br>3. 铁路破坏性地震应急预案<br>4. 铁路地质灾害应急预案<br>5. 农业重大自然灾害突发事件应急预案 |

（续）

| 应急预案的类别 | 现有的应急预案 |
| --- | --- |
| 国务院部门应急预案 | 6. 草原火灾应急预案 |
| | 7. 农业重大有害生物及外来生物入侵突发事件应急预案 |
| | 8. 农业转基因生物安全突发事件应急预案 |
| | 9. 重大沙尘暴灾害应急预案 |
| | 10. 重大外来林业有害生物应急预案 |
| | 11. 重大气象灾害预警应急预案 |
| | 12. 风暴潮、海啸、海冰灾害应急预案 |
| | 13. 赤潮灾害应急预案 |
| | 14. 三峡葛洲坝梯级枢纽破坏性地震应急预案 |
| | 15. 中国红四字总会自然灾害等突发公共事件应急预案 |
| | 16. 国防科技工业重特大生产安全事故应急预案 |
| | 17. 建设工程重大质量安全事故应急预案 |
| | 18. 城市供气系统重大事故应急预案 |
| | 19. 城市供水系统重大事故应急预案 |
| | 20. 城市桥梁重大事故应急预案 |
| | 21. 铁路交通伤亡事故应急预案 |
| | 22. 铁路火灾事故应急预案 |
| | 23. 铁路危险化学品运输事故应急预案 |
| | 24. 铁路网络与信息安全事故应急预案 |
| | 25. 水路交通突发公共事件应急预案 |
| | 26. 公路交通突发公共事件应急预案 |
| | 27. 互联网网络安全应急预案 |
| | 28. 渔业船舶水上安全突发事件应急预案 |
| | 29. 农业环境污染突发事件应急预案 |
| | 30. 特种设备重大事故应急预案 |
| | 31. 重大林业生态破坏事故应急预案 |
| | 32. 矿山事故灾难应急预案 |
| | 33. 危险品化学品事故灾难应急预案 |
| | 34. 陆上石油天然气开采事故灾难应急预案 |
| | 35. 陆上石油天然气储运事故灾难应急预案 |
| | 36. 海洋石油天然气作业事故灾难应急预案 |
| | 37. 海洋石油勘探开发溢油事故应急预案 |
| | 38. 国家医药储备应急预案 |
| | 39. 铁路突发公共卫生事件应急预案 |
| | 40. 水生动物疫病应急预案 |
| | 41. 进出境重大动物疫情应急处置预案 |
| | 42. 突发公共卫生事件民用航空器应急控制预案 |
| | 43. 药品和医疗器械突发性群体不良事件应急预案 |
| | 44. 国家发展改革委综合应急预案 |
| | 45. 煤电油运综合协调应急预案 |
| | 46. 国家物资储备应急预案 |
| | 47. 教育系统突发公共事件应急预案 |
| | 48. 司法行政系统突发事件应急预案 |

（续）

| 应急预案的类别 | 现有的应急预案 |
|---|---|
| 国务院部门应急预案 | 49. 生活必需品市场供应突发事件应急预案<br>50. 公共文化场所和文化活动突发事件应急预案<br>51. 海关系统突发公共事件应急预案<br>52. 工商行政管理系统市场监管应急预案<br>53. 大型体育赛事及观众体育活动突发公共事件应急预案<br>54. 旅游突发公共事件应急预案<br>55. 新华社突发公共事件新闻报道应急预案<br>56. 外汇管理突发事件应急预案<br>57. 人感染高致病性禽流感应急预案 |
| 省级总体应急预案 | 1. 北京市突发公共事件总体应急预案<br>2. 天津市突发公共事件总体应急预案<br>3. 河北省突发公共事件总体应急预案<br>4. 山西省突发公共事件总体应急预案<br>5. 内蒙古自治区突发公共事件总体应急预案<br>6. 辽宁省突发公共事件总体应急预案<br>7. 吉林省突发公共事件总体应急预案<br>8. 黑龙江省突发公共事件总体应急预案<br>9. 上海市突发公共事件总体应急预案<br>10. 江苏省突发公共事件总体应急预案<br>11. 浙江省突发公共事件总体应急预案<br>12. 安徽省人民政府突发公共事件总体应急预案<br>13. 福建省人民政府突发公共事件总体应急预案<br>14. 江西省突发公共事件总体应急预案<br>15. 山东省突发公共事件总体应急预案<br>16. 河南省突发公共事件总体应急预案<br>17. 湖北省突发公共事件总体应急预案<br>18. 湖南省人民政府突发公共事件总体应急预案<br>19. 广东省突发公共事件总体应急预案<br>20. 广西壮族自治区突发公共事件总体应急预案<br>21. 海南省人民政府突发公共事件总体应急预案<br>22. 重庆市突发公共事件总体应急预案<br>23. 四川省突发公共事件总体应急预案<br>24. 贵州省突发公共事件总体应急预案<br>25. 云南省突发公共事件总体应急预案<br>26. 西藏自治区突发公共事件总体应急预案<br>27. 陕西省突发公共事件总体应急预案<br>28. 甘肃省人民政府突发公共事件总体应急预案<br>29. 青海省人民政府突发公共事件总体应急预案<br>30. 宁夏回族自治区突发公共事件总体应急预案<br>31. 新疆维吾尔自治区突发公共事件总体应急预案 |

（续）

| 应急预案的类别 | 现有的应急预案 |
|---|---|
| 北京市突发公共事件应急预案 | 1. 北京市破坏性地震应急预案<br>2. 北京市突发性地质灾害应急预案<br>3. 北京市水旱灾害应急预案<br>4. 北京市大凤及沙尘暴天气应急预案<br>5. 北京市浓雾天气应急预案<br>6. 北京市冰雪天气应急预案<br>7. 北京市暴雨雷电天气应急预案<br>8. 北京市森林火灾扑救应急预案<br>9. 北京市危险化学品事故应急救援预案<br>10. 北京市矿山事故应急救援预案<br>11. 北京市特种设备事故应急预案<br>12. 北京市轨道交通运营突发事件应急工作预案<br>13. 北京市道路抢险应急预案<br>14. 北京市桥梁突发事故应急预案<br>15. 北京市人防工程事故灾难处置预案<br>16. 北京市道路交通处置救援应急预案<br>17. 北京市火灾事故灭火救援预案<br>18. 北京市建筑施工突发事故应急预案<br>19. 北京市城市公共供水突发事件应急预案<br>20. 北京市城市排水突发事件应急预案<br>21. 北京地区重特大电力突发事件应急处置预案<br>22. 北京市燃气事故应急预案<br>23. 北京市供热事故应急预案<br>24. 北京市环境污染和生态破坏突发事件应急预案<br>25. 北京市食物中毒事件应急预案<br>26. 北京市职业中毒事件应急预案<br>27. 北京市重特大传染病疫情应急预案<br>28. 北京市防治重大动物疫病应急预案<br>29. 北京市处置突发恐怖袭击事件和重大刑事案件工作预案<br>30. 北京市处置重大群体性上访事件应急预案<br>31. 北京市处置公共场所滋事事件应急预案<br>32. 北京市民族宗教群体性突发事件应急预案<br>33. 北京市涉外突发事件应急预案<br>34. 北京市影响校园安全稳定事件应急预案<br>35. 区县突发公共事件应急预案 |

（张娣）

## 第二节　组织构架的设置

**应急预案**

应急预案是指各级人民政府及其部门、基层组织、企事业单位、社会团体等为依法、迅速、科学、有序应对突发事件，最大程度减少突发事件及其造成的损害而预先制定的工作方案。其应具有针对性、实用性和可操作性。在应急管理"一案三制"体系中，应急预案为有效应对突发事件提供了迅速、有效、有序的行动方案，成为建立健全应急管理体制、机制的重要抓手。

**医院应急预案**

医院应急预案是指当突发事件发生之时，医院以及各部门应遵循的应急行动方案。医院为了提高各部门应对突发事件的反应力和执行力，详细了解和掌握应急响应流程，能够在紧急事件发生后迅速果断进行应急响应，将损害减少到最小而制定的预案。是医院国家等级评审的必要要求，更是新形势下医院应对紧急事件的要求。一套良好切实的应急预案，可最大限度地确保有效预防、及时应对各种突发事件，维护医院正常工作秩序，保障医院员工及广大患者的生命、财产、环境安全，促进医院稳定、和谐、可持续发展。医院应急预案涉及内容较多，主要包括：

1. 突发公共卫生事件预案指突然发生，造成或可能造成公众健康严重损害的重大传染病疫情、群体性不明原因疾病、重大食物和职业中毒以及因自然灾害、事故灾难或社会安全等事件引起的严重影响公众健康的事件。例如：①食物中毒抢救预案。②甲型 H1N1 流感防治预案。③H7N9 流感防治预案等。

2. 重大事件应急处理预案包括：①重大伤亡抢救预案。②重大治安事件应对预案。③紧急情况人力资源调配预案。④患者高峰合理分流患者预案等。

3. 突发医疗救护事件应急预案包括：①职业暴露、生物安全。②输血反应、应对预案。③废物意外事件预案。④医疗技术损害处置预案等。

4. 重大医疗纠纷应急处置及群众性事件预案。

5. 患者意外伤亡、逃亡处置等预案。

6. 突发灾害事故应急预案包括：①火灾处理和人员疏散预案。②电梯意外事件预案。③停电预案。④停水预案。⑤停气预案及设备供应应急预案。

7. 网络信息系统故障预案、信息泄密事件处置预案。

8. 节假日期间物资领用、突发事件应急预案。

**灾害脆弱性分析**

灾害脆弱性分析是对易受危险侵袭的方面进行查找和确定：①判断灾害类别。②影响的程度。③考察和分析民众对这种灾害的抵御力。④可能造成多大的生命、财产或经济损失。⑤找出最薄弱的环节，采取相应预防和应对措施，以减少和降低损失。定期开展灾害脆弱性分析评估，对医院面临的各种潜在危害加以识别，风险评估后进行分类排序，明确不同时期医院应对风险的重点。查找应急制度和应急预案实施过程中存在的问题，并给予及时修订和完善，以保障医院应急管理制度落实到位。医院必须开展灾害脆弱性分析，尤其是提供面临重大灾害风险时的管理措施。

**组织架构的设置**

在医院应急管理中，高速有效的组织架构是保障应急工作顺利高效完成的保障。在组织和管理层面上，有学者报道，应强化中国灾害医学的顶层设计，摒弃单纯的"塔式"建设，应将"塔式"与"扁平式"设计相结合，努力实现"同心圆"反应与"网格化"管理"同心圆"即在国家层面提前规划设计好，以灾害地点为圆心，以救援队伍从反应地域到达灾区的时间，设立 1 min 反应圈、10 min 反应圈、60 min 反应圈等。一旦灾害发生，在不同反应时间的区域内，各反应圈，从地方到中央各个部门、各个层次、各个地区的灾害紧急医疗救援队伍以及储备资源，可以依据灾情的程度、范围自动响应，立即向灾害发生地点自动集中，充分利用灾后 72 h 黄金救援时间。"同心圆"也即"洗澡池钻孔效应"——所有的水流朝开孔处有序的聚集，达到自动化反应。"网格化"同样是由政府部门统一布局，整合现有资源，确保应急指挥、院前急救和院内救治信息共享，实现全国范围的灾害急救医疗网格化管理，建立覆盖全国的纵横交错，交织成网的灾时自动反应机制。即建立网格化管理的灾时自动反应机制，将城市及农村不同范围内的急救站点与相关医院联网划分成"格"，绝大多数格内区域有突发事件发生时，所在网格内的急救机构几分钟内就可实施就近救急，从而达到快速的救援效果。使"灾情就是命令"成为救援力量行为的最高准则。

医院应急管理组织架构包括：应急领导小组、应急工作组、专家指导组、应急救援队四个层面。各级各层人员要实行针对性培训和演练，清楚各自的使命、职责、任务、可利用的资源和沟通渠道，以保证在突发事件的紧急医学救援中，能有条不紊地各司其职、各尽其责，最大限度将突发事件中人员生命和健康的损失降到最低。

**一、应急领导组**

（一）医院成立突发事件应急领导组

1. 成员构成

组长：一般情况下均由院长担任；副组长：由分管副院长担任；成员：各职能部门主要负责人。

2. 应急领导小组职责

（1）组长是医院应急管理工作第一责任人，负责医院应急管理全面工作，与副组长共同研究决定医院重大应急决策和部署。

（2）副组长负责医院应急管理相应工作，即日常分管工作，协助组长完成医院应急管理工作。

（3）应急领导小组负责实施医院应急管理的法律、规章和各级应急管理规定，接受上级卫健委应急工作的领导、决策、部署、调度。制定医院中、长期应急管理工作规划和年度工作计划，做好年度工作总结。指挥医院系统应急处置实施。下设应急办公室。

3. 应急办公室构成

应急办公室（简称应急办）归应急领导小组直接领导，为综合协调效能机构。一般由三部分组成，包括业务管理部门（院办、医务部、门诊部、护理部、感染管理科等）、后勤部门（后勤保障部、采供部、安全保卫部、药剂部等）、外联宣传部门（党委办、工会、信息中心等），各部门根据自己的职责，承担相应的应急任务。

主要职责：落实由应急领导小组分配的各项任务；监督检查应急响应领导小组在各部门、各单位发出的应急指令是否认真执行；与相关职能部门共同搜集、分析和评估突发事件信息，并发布预警，调整和接触预警，对突发事件的级别进行建议；承担日常应急事务的处理和协调工作。根据灾害脆弱性分析结果，应急办组织专家对以前的《医院突发事件应急预案》进行修订和补充，制定相应的应急预案流程图。制定紧急医学救援队伍的队员选拔标准，组织队员选拔工作，定期更新，定期轮换。定期参加医院办公室会议，汇报月度应急工作，讨论下个月应急相关工作安排。

## 二、应急工作组

应急工作组包括医疗救治、院感防控、后勤保障、宣传信息四个小组。每组功能和人员均要体现专业化。由分管副院长担任组长，由部门主要负责人担任副组长。依照"谁主管，谁负责"的准则，承担各自管理范围内的应急任务，明确职责，各司其职。

（一）医疗救治

医院应急工作紧急医疗救治包括现场救治、伤患者安全转运和院内救治三个环节，以挽救生命为首要任务。突发事件的紧急医学救援工作必须满足"时效"要求："时"指快速，即在"急救白金10分钟"和"创伤黄金1小时"内对伤病员进行处置，以降低死亡率。"效"指效果，即以被救援者的存活率和残疾率为判断标准，存活率越高、残疾率越低，救援效果就越好；疾病的预防控制是通过强化各类疾病的预防控制措施以确保大灾之后无大疫。

1. 组员构成

组长：分管医疗副院长。副组长：医务部门主要负责人（含医疗、护理）。成员：各临床科室（含门急诊）主任、护士长。

2. 职责

做好平时应急抢救物资的准备，包括救护车、急诊抢救设备和药品的完好齐全；加强急诊绿色通道的日常管理；强化卫生应急管理规范，加强救治工作组成员及医务人员应急处置能力的培训，适时演练；一旦发生突发公共卫生事件，第一时间内组织人员对患者进行救治，落实相关卫生防护、监测检验和疫情控制措施；服从上级调遣，积极参与社会救护工作；院内患者的会诊及排查，指导临床救治工作。

有学者在调查中发现，由于目前我国灾难医学紧急救援理论体系的构建尚未成熟，面临灾难，只注重灾时伤者的现场救治及灾后的灾区重建，而对灾前预防、灾后伤者及相关受害者心理干预重视不够，灾难心理干预大多滞后、被动甚至缺失，从而灾后大部分灾区出现次生灾害，如灾后灾区出现大量心理疾病的患者，严重影响受灾者灾后的生活质量。组建由专业心理医师和辅助人员组成的专职型灾害现场心理救援队，从而预防创伤后应激障碍的发生，减少幸存者心理致残率，使幸存者尽快走出灾难后的心理阴影，更好的投入到灾后重建当中，对维护社会和谐、安定起着巨大作用。

也有学者调查了4支远程救援组织救治的2647例患者，他们采用合理的救治程序，根据患者主要以外伤且以四肢伤为主的特点展开救治工作，并按照科学的救治流程，同时给予患者必要的心理护理，最终救治效果理想。相关学者认为：灾难发生后，远程医疗救治采用合理的救治模式，对改善救治效果、降低患者的病死率具有重要意义。

（二）院感防控

加强感染管理运行机制并落实责任分级管理制度是医院感染控制的重要运行模式。为有效控制感染突发事件的暴发、流行，快速切断传播途径，保护易感人群，防止感染的继发和蔓延，医院突发公共卫生事件中，综合医院感染控制专业人员以及医院感染管理科室应该和医疗行政部门同时具有第一时间得知疫情的职能和权限。出现突发事件时，组织专业人员进行研究分析，确认为医院感染后应立即报告医院感染管理部门。同时对相关患者、家属及医护人员进行必要的隔离、检查，避免感染在患者之间的扩散。加强手卫生管理制度建设和落实。可成立医院感染管理委员会。

1. 委员会成员构成

（1）主任：医院院长。

（2）执行主任：分管副院长。

（3）副主任：医院感染管理科、医务科、护理部负责人。

（4）秘书：院感科科员。

（5）委员：各临床、医技科室主任、护士长及医院感染管理小组。

2. 委员会职责

（1）主任：负责突发公共卫生事件的医院感染全面工作，根据执行主任所提供的信息决定是否启动应急预案。

（2）执行主任：协助主任处理突发公共卫生事件的医院感染工作，组织协调各部门工作，在人力、物力、财力方面予以充分的保障。

（3）副主任：医院感染管理科、医务科、护理部主要领导。其具体工作为：

1）医院感染管理科

迅速进入应急工作状态。除日常工作外，迅速开始进行并负责现场处置、消毒隔离、启动预案、应急改建、病原体追踪、消毒防护、监督执行等多方面职责，要与多个相关科室部门相互配合沟通协作，并发挥监督指挥中枢的作用。在与流行病学专业人员的沟通合作上，积极参与流行病学调查，并对第一手调查资料进行医院感染控制角度的全面分析，在此基础上给予一系列可行的管理意见，并监督医院各项感染管理制度、法规、应急预案的执行情况。进一步强化医务人员预防控制消毒隔离相关知识的培训教育工作，与临床科室、临检部门、流行病学调查部门沟通协作，快速制定严密可行的应急方案和标准预防体系。对院内血液、体液、排泄物、分泌物都当作传染性物质进行处理和隔离预防，阻断院内微生物传播危险性，以全部医务人员以及患者为隔离对象，不论诊断结果传染与否。有效隔离各种传染和疑似传染患者，以及各种有流行病学意义的病原菌，根据传播途径采取有效的预防隔离措施，建立隔离门诊以及隔离观察病房，充分发挥医院技术力量以及设备条件优势。同时，要进行生物统计以及流行病学研究，通过建立和生物统计以及流行病学专业之间的紧密合作关系，获取临床疾病流行病学规律相关信息，对突发公共卫生之间进行预测预警，从而提高院内感染管理工作应对突发公共卫生事件的能力，为医院感染管理委员会主任提供准确信息。

2）医务科、护理部

负责组织人力、物力消除感染源；切断传播途径；协助科室积极治疗、控制感染，必要时根据发病患者数、分布情况，采取封闭病室、部分病房、局部病区或所有病区等措施。

（4）秘书：负责督促委员及时完成上级布置的各项任务，并收集汇总整理相关信息，为上级决策提供依据。

（5）委员：临床、医技科室主任、护士长和医院感染管理小组，及时发现医院感染病例、流行趋势，有效控制感染，积极查找原因，协助专职人员调查和执行控制措施。

### （三）后勤保障

医院后勤管理是医院管理不可分割的一部分，是构成医院工作的重要支柱，是医疗工作得以顺利完成的可靠保障，直接影响到医院的医疗质量和经济效益。而应急管理又是后勤管理中的重要组成部分，不仅要应对后勤各部门日常运作过程中的突发事件或故障，更要立足医院的特点，对社会群体性事件甚至灾难发生后所需要的医疗救护提供有力的保障。

1. 成员构成

组长：分管后勤的院领导。组员：总务、保卫、药学、设备、财务等部门指派专项负责人组成。

2. 主要职责

（1）负责制定应急药品、器械、设备、水电气、车辆、通信、食宿等需求计划和分配计划。

（2）做好卫生应急所需药品、耗材、设备等物资储备及管理工作。

（3）建立突发事件卫生应急保障机制，确保经费、人力、物资等足额按时到位。

（4）做好车辆的维护保养，确保应急工作及时开展。

（5）做好处置突发事件现场的保障工作，确保现场救援所需物资和生活保障物资充足，确保通信联络畅通。

（6）完成应急办交办的其他工作，具体为：

1）建立应急物资储备管理制度

建立完善应急物资的存储、配置、应急传送机制和管理规范，确保各类救援药品、设备等物资的日常维护、适当调配，并做到实时更换、增补。设立专项应急管理基金：各部门依据本部门的应急任务状况，制定下一年度资金预算，财政部门统一汇总，纳入医院年度资金预算中，并进行优先安排。特别是在突发事件发生时可优先保障拨款，然后遵循预算变更程序追加预算。应急专项资金主要用于应急设备和设施购置、信息通信、物资储备、交通治安维护、训练演习等方面需要。

2）建立应急物资储备目录

充足的物资储备是医疗机构应急处置的重要保障，医院可实行共享应急救援资源、分配机制统一，各部门共同参与应急物资的调配。根据国家和各地区制定的应急物资储备目录进行相应物资储备，并做到物资数量充足、品种齐全。为避免储备的盲目性、减少资源浪费现象，按照处置各类突发事件的具体需求，可将应急物资储备分为实物储备和协议储备，实物储备采取平战结合的方式，平时借给科室使用，战时供紧急救援使用。在部门内存储相应的药品、设施、设备、器材等物资，并构建急速反应联动机制，为应急救援任务提供切实保障。协议储备是将一些不经常使用，但发生重大医疗事件时有可能用到的药品和物资，如某些疫苗、生物制品、防护设备等与厂家或药商签订供货协议，供紧急救援时使用。

3）加强应急物资巡查工作

物资准备齐全，巡查同样重要。日常工作中，注重加强对专业应急物资和生活保障物资等日常管理工作，明确仓储、管理、调配、维护、更新等具体要求，各部门要指定专人负责物资管理，应急办定期对应急设备、物资和药品进行检查。

（四）宣传信息

医院发生突发事件时，及时、有效、正向的宣传思想工作和畅通无阻的信息保障工作至关重要。

1. 宣传思想工作

宣传思想工作涉及面广，影响全局，关键时刻更加需要并凸显宣传思想工作的极端重要性。医院突发重大事件时，更需要强有力的思想保证、舆论支持和精神动力。舆论引导正确，民心稳定，齐心协力；舆论引导错误，思想不稳，民心易散。及时发布应急信息可以让公众及时掌握突发应急卫生事件进展情况，增强信息的透明性。为及时准确地传递突发应急卫生事件信息，避免流言、谣言带来的消极影响，可建立新闻发言人制度，由政治觉悟高、原则性强、口才好的副院长担任，也可由院办主任或党办主任担任，确保信息发布及时和准确。

（1）组员构成

组长：分管宣传的副院长。副组长：宣传中心负责人。组员：宣传中心人员，各科室宣传员

（2）主要职责

①按照新闻报道有关规定，负责突发事件应急处置工作影像视频采集、新闻稿件撰写以及新闻发布等工作。②负责协助新闻媒体做好新闻报道工作。③针对性地开展宣传教育工作，激发全体人员的应急工作热情。④完成本单位应急办交办的其他工作。⑤应急工作结束后，总结应急处置工作的实施情况、取得的效果和存在的问题并向应急工作领导小组汇报。

（3）新闻发言人职责

①为医院新闻发布会提供新闻信息和相关资料，根据医院授权，负责主持或参加医院有关的新闻发布会。②负责组织管理本院的新闻发布工作。当发生突发事件时，新闻发言人应在事发后2小时内，根据有关法律法规并结合实际情况，对如何进行新闻宣传工作提出建议。同时，负责核实突发事件的真实情况，并及时组织起草新闻发言稿，报院长办公会审批。③负责组织突发事件发生地现场的新闻报道工作。包括向记者介绍情况、为记者提供必要采访条件、管理现场采访记者、审阅新闻稿件等具体工作。未经院长办公会授权或同意，其他任何人不得向新闻媒体公布有关事件的情况。

2. 信息工作

医院信息系统是维持医院日常工作正常运行的重要保证，起着非常重要的作用。其基础平台是医院信息网络，是医疗机构高效、规范运作的重要基础，信息网络是否正常运作直接关系到医院信息系统是否有效运行。在突发事件发生时，大量信息需要借助网络进行接收和上报，保证信息系统的正常运行显得尤为重要。

（1）组员构成

组长：分管信息工作的副院长。副组长：信息中心负责人。组员：信息部门人员、信息系统工程师，各科室信息联络员。

（2）主要职责

可按照不同岗位制定各自职责。制定信息网络故障应急预案的主体，并组织应急预案的演练，及时总结和汇报医院信息系统的运行状况和修改意见等；检查监督全院信息系统

安全工作及安全措施的落实情况；出现信息系统故障时，医院开启各项手工操作所需的纸张、收费价目表、印刷体等办公用品的发放、领取、台账记录等。

（3）可将医院信息系统故障应急预案应进行分级管理

1）共分为四级：①一级预案：由人为或自然灾害引起的设备故障。此时必须逐级上报，在主管领导的督促和协调下进行抢修。②二级预案：由于财务软件故障、交换机故障、数据处理错误等涉及多个部门的瘫痪。应该及时上报信息部，对故障进行排除。③三级预案：单个部门出现网络故障或硬件故障而工作瘫痪。要立刻报告负责人进行故障排除。④四级预案：单个工作站点出现的软件或硬件故障。此时应该由值班人员及时排除故障。在分级应急预案的执行过程中，应急领导小组应该根据具体故障情况下达应急预案的启动命令，并由信息部通知各个岗位的应急职责范围及工作方式，以确保在最短时间内排除故障，保障医院信息系统的正常运行。

2）岗位划分及组员组成。根据医院信息系统故障分级情况，应急管理可按照岗位划分，分为：①应急领导小组：医院领导、信息部门以及医院各部门的负责人。②医疗业务部门操作岗：各临床医技科室主任、护士长、信息联络员。③信息中心技术保障小组：信息中心负责人及科室职工、相关信息系统工程师。

## 三、专家指导组

专家指导组可科学有效的加强对应急管理的研究、咨询和指导，推动应急管理工作深入开展。可为突发事件的处理提供建议决策，必要时直接参与突发事件的应急处置工作。

1.组员构成

组长：分管医疗的副院长。组员：由临床、医技、药学、护理等多学科专家组成。

2.入选专家指导组条件

①拥护党的基本路线、基本纲领、基本方针。②在本地工作，在本专业范围内具备较高的科研和技术水平、丰富的实践经验和较强的决策咨询能力。③对应急管理工作有热忱、有责任感；有良好的学术道德、廉洁奉公、遵纪守法、责任心强；善于听取各方面意见，在同行专家中有较高的威信和组织协调能力；作风正派，坚持原则，团结同志，办事公正。④身体健康，年龄适宜，在精力和时间上能够保证参加专家组组织的相关工作和活动。

3.确定专家指导组人员流程

各有关科室根据以上要求推荐专业领域以及相应专家人员的建议名单，经本单位审核通过后，上报上级卫健委审定。另外，专家组成员每届3年，任期届满，重新办理有关手续。根据工作需要调整的专家组成员，按程序报批。

4.主要职责

（1）负责提供紧急医学救援咨询、建议和支持，制定切实可行的诊治方案。

（2）接受上级卫生行政主管部门的调配，对其他医疗机构进行医学救援技术指导。

（3）指导并参与日常卫生应急培训和演练工作。

（4）参与卫生应急工作总结讲评。

（5）承担应急办交办的其他工作。

#### 四、医疗救援队

灾难紧急医疗救援不是院内急救的"外搬"。建立一支装备精良、技术精湛、反应迅速、保障有力、顾全大局、注重整体观、统一指挥,经过专业训练的职能清楚、在复杂情况下具有应变能力的紧急医学救援队伍是医疗机构应急处置工作顺利开展的关键。坚持"平战结合,应急优先"的原则,实行常态长效管理机制。

(一)建立医疗救援队

1. 医疗救援队的基本要求

应急队员相对固定、受过专业化培训、具有较强的业务素质和奉献精神,能够有效应对突发大规模紧急事件中批量伤员救治的医疗救援任务。

2. 医疗救援队的专业要求

医院根据应急队员年龄、性别、专业、职业等进行合理配置,组成跨度合理,覆盖全院应急各方面的应急小组。队员选拔及上岗前均应经过筛选和考核评估,良好的身体素质、稳定健康的心理素质、扎实的专业技术素质是顺利完成救援任务的基本要素。主要由临床经验丰富的内科医师、外科医师、麻醉科医师、护士、担架员等相对固定人员组成,可根据突发事件的性质适当调整医疗队的人员结构。

3. 建立应急专家库

涵盖各学科所有高级职称专家,为应急队伍提供坚实的支撑。

4. 建立应急志愿者

紧急医学救援志愿者的培养可分专业应急志愿者和非专业应急志愿者两类。前者是指具有某一领域专业技能或经过专业应急技能培训的志愿服务人员;后者是指不具备某一领域专业技能,但经过一般医学救援常识培训的志愿服务人员。经过培养的志愿者队伍,能配合协助社区级的紧急医学救援队伍完成突发事件的预防预备、应急处置与救援、事后恢复与重建工作,尤其在没有发生突发事件时,对于突发事件科普和自救互救知识的推广发挥了积极作用。志愿者扎根于社会基层,由他们组织的对突发事件预防、避险、医学急救常识等的宣传教育更易被社区居民所接受。通过志愿者促进提高全民对紧急医学救援的认识,学会自救互救的技能,以利于充分动员民众参与到突发事件应急救援工作的行列中来。

(二)岗位职责

1. 根据工作指令,按规定时限集结,严格按照救治常规与技术操作规程对伤病员进行现场医学救援。

2. 按要求参加卫生应急培训与演练,熟练掌握各类突发事件医学救援技术及救治流程。

3. 承担本单位应急办交办的其他工作。

(三)档案管理

建立电子档案,在新医改下,医务人员的自主执业自由度得到更大的空间展现,通过国家标准化的培训和资格认证,建立医务人员的档案,对医务人员的应急能力进行考核和登记,同时制定队伍管理制度,明确职责和分工,确保遇有突发事件时能够有条不紊开展全员化的信息管理和调配,以适应新形势的变化。内容包括:人员基本情况、参与应急任务次数、参加培训次数、应急培训考核情况、年度医院考核情况、日常投诉表扬情况等。

（四）开展培训和演练

定期开展培训和演练，是提升人员应急反应能力和保证医疗救援水平的关键。专项应急预案、部门应急预案至少每3年进行一次。

1. 培训

建立科学规范的应急医疗救援队队员培训计划与方案，同时保障充分的训练时间与频率，做到专业化、严格化。先进行理论培训，再将理论培训与演练相结合，事后总结分析整改，再进行理论及实践考核，要求员工应急预案与流程知晓率达到100%。在训练内容上，重点针对常见的情况，如发生概率高的群体踩踏多发伤、食物中毒、火灾、爆炸伤、地震或坍塌伤等，同时兼顾一些发生概率低的事故。常用的急救设备和基本急救知识做到人人过关、个个达标。

2. 演练

应急演练是提升应急反应能力的重要方法，演练是最贴近实战的一种培训方式，完善有效的演练，能够检验各部门配合状况、应急物资储备情况，更有利于提高医务人员的应急反应能力。分为全院性紧急救援演练，救援专业队组织的紧急救援演练，参加院外组织的紧急救援演练三个层面。内容为：业务方面包括创伤救治、心肺复苏、气管插管、骨通道穿刺、伤员转运等紧急医学救援基本技能的培训。整体速度和效率方面：卫生应急处置实战演练，锻炼队员的实战应急处置技能，并通过演练后的总结评价不断优化医院应急反应流程，提高医院应急救援水平。

（五）评估及整改

应急演练组织单位应当组织演练评估。分析评价预案内容的针对性、实用性和可操作性，实现应急预案的动态优化和科学规范管理。评估的主要内容包括：演练的执行情况，预案的合理性与可操作性，指挥协调和应急联动情况，应急人员的处置情况，演练所用设备装备的适用性，对完善预案、应急准备、应急机制、应急措施等方面的意见和建议等。

（六）激励机制

每一名通过考核的队员，都凝聚了个人和单位的努力和投入，是属于全社会的宝贵财富，必须珍惜。要从物质和精神两方面给予充分肯定，让队员持续感到自豪感、荣誉感和价值体现感。激励制度规范化具体化，既能通过正激励让队员享受政策优待和物质精神双方面奖励，也能通过负激励约束投机和负面事件发生，使应急医疗救援队员得到尊崇的社会地位。

（肖春玉）

## 第三节　危险源预警与控制

### 一、危险源

医院作为特殊的公众场所，人员密集、建筑集中，仪器设备众多且精密，在各个层面的运行过程中常常隐藏一些危险源，为加强医院的应急管理，管理者需掌握医院内存在的危险源辨识理论、类型及危害程度，做好应急预案及措施。

（一）危险源的定义

危险源是指一个系统中具有潜在能量和物质释放危险的、可造成人员伤害、财产损失或环境破坏的、在一定的触发因素作用下可转化为事故的部位、区域、场所、空间、岗位、设备及其位置。简言之，就是事故发生的根源和源头，凡是有导致危险安全事故发生的因素都称之为危险源。危险源存在于确定的系统中，不同的系统范围，危险源的区域也要进行划分。因此，构成危险源有三个必要因素：潜在危险性、存在条件和触发因素。危险源的潜在危险性是指一旦触发事故，可能带来的危害程度或损失大小，或者说危险源可能释放的能量强度或危险物质量的大小。危险源的存在条件是指危险源所处的物理、化学状态和约束条件状态。例如，物质的压力、温度、化学稳定性，盛装压力容器的坚固性，周围环境障碍物等情况。触发因素是危险源转化为事故的外因，而且每一类型的危险源都有相应的敏感触发因素。如易燃、易爆物质，热能是其敏感的触发因素。因此，一定的危险源总是与相应的触发因素相关联。在触发因素的作用下，危险源转化为危险状态，继而转化为事故。一般来说，危险源可能存在事故隐患，但在不具备转化为危险状态条件时，不会发生事故，只能算是具有危险性的危险源，日常安全管理，就是通过管理手段，切断触发因素，避免危险源转化事故隐患的条件。

（二）危险源的分类

为了便于危险源辨识和分析，首先对危险源进行分类，按照医院内部日常运营中可导致事故的直接有害因素进行危险源分类，分为 6 大类：

1. 物理性危险源

设备设施缺陷、防护缺陷、电危害、噪声危害、电离辐射、能造成灼伤的高温物质、能造成冻伤的低温物质、粉尘与气溶胶等。如放射科使用的 CT 机、磁共振检查的电离辐射，供应室进行消毒时高压蒸汽灭菌产生的高温灼伤；各种仪器设备的电源电线出现老化可能导致火灾，或者电源故障出现大规模停电导致生命支持仪器设备不能正常运行危害患者的生命；罐装氧气瓶须防油防火防震，中心供氧设施须防火，否则可出现爆炸。

2. 化学性危险源

化学性物质、易燃易爆物质、有毒物质和腐蚀性物质。如医院实验室使用的强酸强碱等药品，使用或储存不当可腐蚀皮肤，临床消毒使用的酒精，大量存储时可由于外在因素的影响引发火灾。

3. 生物性危险源

致病微生物、有害动物、有害植物、传染性媒介。如食堂食品供应出现问题，导致集体中毒腹痛腹泻；住院患者携带各种病原体或传染病病毒消毒隔离措施不到位导致患者及医务工作者感染，引起院内流行病大暴发。

4. 心理和生理危险源

由于工作人员自身健康状况异常、负荷超限，心理状况异常、家庭特殊事件影响导致精力不集中，在工作中由于精神恍惚可出现医疗差错事故。

5. 行为性危险源

工作人员不按规章制度进行各项操作，责任心不强导致工作失误，执行力低下；临床操作不规范或保护措施不到位导致医护人员发生针刺伤；消毒供应中心的操作未按规范进行，导致大量医源性感染；医务人员在工作中由于各种原因与患者发生医疗纠纷。

6. 环境性危险源

空间布局不合理，指示标识不清，环境拥挤，就诊人员过多时遇紧急情况产生踩踏事件，遇极端天气工作者出现中暑或冻伤、地面湿滑导致过往人群摔倒，就诊人员增多医院附近交通堵塞可导致危重病员就诊通道的断裂。

上述危险源在院内都并非独立存在，通常在医院的各种运行场景中复合存在，增加了危险源的监测及预警的难度。这些危险源在平时工作中应该在各个层面都有其相应的管理制度及应急预案，否则小风险会导致大事故。

（三）就诊人员骤增

中国目前大型综合性医院的现状基本人满为患，预约挂号常等待时间较长，急危重症患者大量在急诊就诊，住院部床位一床难求，导致大量危重患者在急诊滞留。日常医疗工作运转已超负荷，临床医务工作者常常疲惫不堪。如遇自然灾害如火灾、地震、泥石流、台风等，或社会群体性事件，如车祸、食物中毒，流行病的暴发等突然发生，大量的伤患会同时寻求医疗救助。中国大多数医院的患者紧急救治的第一科室都是急诊科，而急诊科在平时承担的医疗任务本就比较艰巨，医疗空间范围不足，床位不足，人力资源不足，抢救仪器设备的相对不充分。就诊人员骤增使原有医疗体系高负荷运转，其中危险源危险状态不断升级，可出现不同程度的危险状态。

1. 就诊人员骤增导致危险源升级的原因

（1）管理方面

如救治流程规划不合理，则导致大量患者涌入急诊，病情危重的患者由于对病情的未知可出现恐慌，且由于刚经历了突发事件，难以承受疼痛和恐惧而出现烦躁不安。原有在院患者由于突遇灾难面对大规模救治的场景，患者遵医行为配合性较差，如2008年汶川地震后，不断有余震发生，一方面患者对余震发生心有余悸，不愿继续在病房进行日常的治疗，各自四散进行避难，加大了病房管理难度；另一方面由于要腾空病房给突发事件伤员会劝勉患者转院治疗或提前出院，部分患者难以接受；其他日常就诊人员在原本等待较长时间就诊的情况下，家属更加急躁焦虑，救治现场医疗秩序出现混乱。

（2）设备物资方面

由于大量危重患者的治疗需要大量带电仪器设备的支持，大量大功率电器同时使用，物理性危险源中的用电负荷增加可产生漏电危险，由于空间不足，大量加床可导致临床管理混乱出现查对错误等环境性危险源。

（3）环境方面

由于就诊人流量增加，如不加以充分引流人群，建立合理的人群疏散通道，门诊某些自动扶梯处发生踩踏事件可能性剧增；且由于某些疾病的传染性，患者在就诊过程中未做好隔离措施，导致传染病的流行或暴发，因此应做好早期病情的筛查。

（4）人力资源方面

医疗资源严重不足导致医疗质量下降造成医疗事故的概率也大大增加。医务人员连续的加班，休息得不到保证，精力不充沛，医疗护理差错事故发生的概率大大增加；或由于疲惫对危重症患者的识别不足，可导致患者的病情加重。

因此如何在平时做好战时的应急准备，做好各个环节的质量监控，决不能因为就诊人员骤增伴随的危险源升级而发生更多的不良事件结局，把危险源控制在源头范围内，避免不必要的伤亡显得尤为重要。

2. 如何应对就诊人员骤增

由于一些大规模伤害事件发生会造成大量人员伤亡，医疗服务需求短时间内显著增加或异常复杂，加之对当地造成直接冲击，导致医疗服务的需求骤增与医疗系统的应对能力失衡。大规模伤害事件造成的供给与需求之间不平衡，则潜在各种危险。有效的就诊人员骤增应对方案有助于在极其有限资源情况下提高区域内发生大规模伤害事件时的总体医学应对效率，改善骤增伤员的应对预后，避免造成更严重的后果为了解决这一难题，根据相关救援经验，医院在平时需要有四个方面的应对准备。

（1）管理体系方面

在日常医疗工作中应成立一个应急管理部门，以应对突发事件发生的指挥，应急管理部门应由医院的领导层牵头，涉及的临床科室医疗主任为主要负责人。

（2）空间布局方面

医院在基础建设之初应考虑到大规模伤害事件发生时的空间拓展，如在日常非就诊区域安置氧源，负压吸引装置接口，电源等。在就诊人员骤增的情况下短时拓展成医疗区域。

（3）人员储备方面

医院应建立各个专业的临床机动储备库人员，在就诊人员骤增的情况下可及时抽调支援，且在平时对这部分人员应加强临床知识和技能的培训，人力资源充足可减轻临床一线医务人员的工作负荷，保证医务工作者的休息时间，防止医务人员长时间超负荷工作而导致医疗质量的下降。

（4）应急物资储备

由于就诊人员骤增，各种医疗物资设备的需求也大大增加，平时应设备物资储存库，按需求分为打包储备，定时查看有效期，更新物资储备。相关的监护仪器设备，生命支持设备（如呼吸机、监护仪等）平时应按照平时实际需求量的 1.2 倍储备，若就诊人员骤增的科室资源不足可向医院其他科室借用；医院采购部门也应和相关供应商建立合作协议，应急所需物资应及时供应。

做好以上四个方面的应急管理，可将就诊人员骤增伴随的危险源状态静止在稳定状态，避免更严重的医疗事故发生。

（四）增设病房

由于群体伤事件的发生，大量就诊人员同时就诊，医院为满足就诊人员诊疗的空间需求，常需要增设病房。可在基建之初在急诊或门诊门前预留大片的空旷场地，在突发事件发生时，可临时搭建帐篷，成立帐篷病房，用于特殊病患的检伤分类及进行伤口清创包扎固定等工作。可将做择期手术的病员暂停手术，将相关科室腾出空床病房用以安置群体事件的病员。遇特殊事件相关科室则需扩增床位，医院在基础建设之初应考虑到，病房平时床位与可扩增床位与比例应在 1：（1.2~1.5），但是由于扩增床位的应急状态和平时的管理工作也有较大的区别，因此应着重关注增设病房或扩增床位以后出现的相关危险源。

1. 增设病房后可能出现的危险源

（1）院感方面

由于扩增床位，医疗空间相对不足，空气流通不畅，院内感染如空气传播性疾病、接触传播的概率大大增加，若临时搭建的病房，空气消毒措施可能不到位，增加了呼吸道疾病传播的风险。

（2）医务人员专业知识方面

增设病房以后，原则上应安排病情符合相关科室的患者入住，但在极端条件下，某个特殊科室的患者尤其多，如遇特大爆炸烧伤患者较多，病情较轻的患者可能会被安排到其他科室进行康复治疗，非相关科室的医务人员专业知识可能存在欠缺，如某些专科护理操作不熟练，可能导致患者伤口的延迟愈合或感染，影响患者的康复；或患者出现专业相关的病情变化没有及时识别，以后出现不良事件的发生。

（3）环境混杂

若扩增病床或增设病房，床单位的布局如无明确的标识和统一，易出现差错事故。增设病房以后，由于各种仪器设备物资都可能是各个科室抽调而来，无统一的规划，大量电源插座杂乱无章的连接会出现生命支持仪器设备的突然断电导致病情加重。

2. 为应对增设病房后的危险源需采取的措施

（1）院感方面

有研究表明，医务人员在面对大量临床工作时，手卫生合格率大幅度下降，增加院内接触传播的风险。因此需加强医务人员院感防控知识培训；加强床单位及环境的消毒，如病房每日上下午两次用 500 mg 含氯制剂进行床单位及床旁仪器设备的擦拭，臭氧空气消毒机每日三次进行消毒。

（2）医务人员专业知识方面

安排专业科室的人员进行指导，专科医师应由主治医师以上级别担任，护理人员应由专科科室工作 5 年以上的护士作指导，进行短期标准化培训；有医疗组长以上级别的科室领导对医疗质量进行把控。

（3）环境管理

管理者需安排专人制作统一的床头卡及颜色标识，对灾害事件的患者被服及腕带上张贴显著的标识予以区分，各种设备设施的摆放都应有相应的标识且有注意事项的提示。

（五）高风险设备设施

一个医院的日常运行常离不开一些大型的仪器设备和设施，医院内的特种设备则是指中心供氧装置、高压氧舱、氧气瓶、大型锅炉、负压吸引装置、电梯、除颤仪等。而一些设备设施常常具有很高的风险，如放射性危险、环境污染、噪声污染等。

1. 放射性危害

如放射科带有射线类的 PETCT、SPECT、CT、数字化 X 线机。辐射会对人体产生危害，由于射线对物质的电离作用，会引起人体内大分子和水分子产生电离，长时间受辐照的人会出现不同的症状，比如头痛、乏力及贫血等多种症状。为了尽量减少或者避免辐射危害，必须按照国家相关法律法规，对放射源做好防护屏蔽，如做好检查室的全面阻断隔离。

2. 高危设备设施故障

（1）大型锅炉或高压蒸汽灭菌使用不慎可出现高压爆炸或烫伤，对工作人员有极高的危险性，应按照使用规范进行培训，加强工作人员的防护意识。

（2）临床使用的氧气瓶应加强规范使用，防油防火防震避免爆炸。

（3）箱式电梯如出现故障，突然坠落或停止运行，可导致患者及医务工作者受伤，或长时间被困于幽闭空间，受困患者出现病情加重，心理恐惧焦虑加重。因此后勤检修人员应定期对电梯进行维护和保养。

（4）扶手电梯的危险性在于人走上扶梯就会重心向后，这样很容易摔倒（特别是老人）；扶手带入口处有安全开关，如若小朋友将手伸进去，会导致手部受伤，因此应做好安全提示。

3. 临床工作中的抢救仪器设备

（1）如除颤仪，在放电过程中，如果使用操作不当会导致周围人员的身体损伤。

（2）临床工作中各个重症监护室呼吸机的使用频率较高，呼吸机对患者呼吸的支持尤为重要，关系患者的生命安全，如呼吸机出现故障，则是较大的事故。一方面应加强呼吸机的日常检修维护，做好备用设备的应急；另一方面加强对临床工作中医务人员对突发事件的应急处理能力，如立刻更换为简易呼吸球囊辅助通气。

（3）手术过程中使用的高频电刀，操作过程中应规范操作，以免对术者或助手造成伤害。

（4）植入性医疗器材（如生物心脏瓣膜等）应加强质量监控，如有质量问题一旦植入人体，则对患者身体健康产生较大威胁，因此这些一次性耗材在采购之初应把好质量关。

医院的运行是一个复杂的综合系统，任何一个环节都不能出现问题，一旦危险源不能控制好，则可能酿成重大事故，医院管理者在梳理医院应急管理方面的预案应考虑到以上各类危险源。

**二、预警分级**

《中华人民共和国突发事件应对法》《国家突发公共事件总体应急预案》《国家突发公共卫生事件应急预案》对各级人民政府或相关部门提出了建立突发事件信息系统、健全突发事件监测制度、健全突发事件预警制度的要求。预警是应急管理的第一步，也是应急管理的关键。预警本质上是在掌握的数据并不完整，对事件危害性并不确定的情况下，本着"不能确定无害即不接触"的原则，事先做出警报，以便针对性应对，达到防范充分、应对及时、降低危害结果程度的目的。预警是建立在对大量数据和信息进行充分评估分析基础上做出的预防式危险性提示。理想的预警系统能够在事件发生前，预测性地发出警报，以便采取预防措施，避免事件真实发生。但因为突发公共卫生事件的特征，现实的医院预警系统很难达到这种理想化状态。更多的预警系统能够在事件发生的最初期发出警报，以便相关部门准确掌握事件信息和动态，根据应急预案针对性采取应对措施，将事件危害性降到最低。

（一）医院预警系统的作用与目的

1. 提示风险

从预警的概念可以了解：预警就是要缩短预案计划或政策的时效延迟，提前对异常态势做出警示，实现突发事件早发现，早报告，从而早预防并处置。因此，预警系统的第一大作用就是"提示风险"。身处医院事件情景中的个体，可能因为缺乏系统观念和整体意识，难于察觉某些细微的变化，可能出现"温水煮青蛙"的风险。而预警系统因为明确监测目标，科学的收集大量数据，从宏观的角度评估每一时刻每一场景中客观情况发生的变化，对可能的危险变化早期做出警告，提醒身在其中的个体做出反应。这将最大限度保证这个系统中每一个个体的安全。因此"提示风险"是医院预警系统的基本作用和目的。

2. 提醒评估

预警系统并非为了提示风险而提示风险，提示风险的根本目的还是为了对象能够及时按照预案尽早做出应对。因为预警本身的特点是在尚未完全掌握事件信息，在事件危害性并不确定的情况下做出的预先警报，所以预警实际是警示对象对事态进行进一步评估。只有进一步评估了，事件信息才能逐步准确和完善，应对措施才能更有针对性更有效。"提醒评估"是预警系统的重要作用和目的。

3. 提前应对

应对是预警的终极目的，是应急连锁环节中的中心环节。如果把"评估"作为一种中性应对，"提前应对"则是主动抗击危险源风险因素，是主动应对，包括启动应急预案、积极团队协作控制事态、及时对外公布应对进展、努力组织恢复正常状态等。仅仅警示而不做出反应，则预警系统将失去存在的价值，可以说预警系统存在的目的就是为了能够做出应对。"提前应对"是医院预警系统的终极作用与目的。

（二）医院预警系统的特征

1. 制度性

预警系统建设是医院预案建设的重要组成部分。正确的预警是预案发挥作用的启动要素。医院预案建设和编写时应该重视预警管理要求。因此预警系统建设是医院应急管理一系列制度要求中必不可少的一环，应作为常规医院工作执行，具有制度性或强制性。

2. 系统性

预警工作并非"为预警而预警"，预警的目的是为了向医院员工发出某危险源风险达到某种阈值的警告，以便全院系统能够按某预案程序提前实施干预，防止风险加大或者损害程度扩大。预警系统是和医院应急管理系统中的其他部分例如指挥系统、应对系统等相关联的。预警系统在整个医院应急管理系统中长期运转，实时监控着危险源的情况并及时做出启动预案程序的警报，是预案中的哨点。可以认为预警系统是串联整个医院应急系统的闸门。而预案中其他系统内容也反作用于预警系统，例如应对响应的实际情况将作为历史数据成为医院预警监测系统分析模型的基础数据，为下一次预警提供参考。

3. 前瞻性

预警系统监测汇总的信息，不仅是针对当前，更重要的是预测未来可能发生的情况，明确其危险程度以及事态趋势。这要求该系统能充分总结历史数据经验，又要创造性地运用某种模式前瞻性的做出判断。

4. 可操作性

预警的根本任务是实实在在地控制危险源风险或危害，通过提前警示、提前干预将危险源控制在低风险程度。因此预警需要对具体的相关数据进行收集，需要有科学的分析方法，设定切实可行的指标阈值，通过有效的方式多途径进行警报。没有正确的信息和数据收集，将不能帮助医院预警系统识别危险源，判别风险程度；有效收集到了信息数据，但是缺乏科学分析方法，将使预警分析陷入不客观、标准不一致的陷阱，因此难于做出正确预警；如果预警指标阈值设置过高，可能造成预警延迟，危险源风险难以控制，预警指标阈值设置过低，则可能造成医院应急系统疲于奔命但应急效果不佳，陷入"狼来了"的困境；预警系统还需要通过可靠途径及时有效发布警报，让目标人群知晓风险并做出正确反应，因此医院预警系统在何种范围、何种形式进行警报必须明确。总之医院预警系统建设务必做到可操作性。

5. 综合性

医院预警系统从其监控的危险源来看是多种多样的，例如传染病风险、高危设备设施风险、医院人流量带来的风险、外部环境灾害带来的风险等。因此预警系统需要监测的指标也是大量的。预警系统需要综合分析多种因素和指标才能对某种情况的危险性做出准确判断。预警信息也需要向应急相关多部门多人群发布，以便联系相关部门、科室做出联动式的预防控制应急反应。

6. 灵活性

因为突发公共卫生事件的特点，难以早期完全掌握事件信息。医院预警系统必须在事件信息掌握尚不完整，事件"剂量—效应"关系尚不完全清楚的情况下，就做出提前警示。因此，必须允许预警警报在内容上有一个从粗略到精细，从相对模糊到准确的过程。所采取的措施也在一定范围内存在变动余地和调整空间，随着事件进展而逐步具体化精准化。

7. 公开性

预警目的就要求了预警工作、预警信息需要在一定范围内公开，例如医院一旦发生预警需要在医院范围内甚至面向社会公开。相同危险源在不同时期不同环境不同情境下发生危险的具体情况是不可能完全一样的，且难于预测，因此预案建设更多地需要在总体流程和原则上做出规定，而具体应对方案的制定则可能需要相关部门或科室根据预警信息进行细节讨论。若预警不公开，或不在一定范围公开，则必然无法实现应对方案的具体化。

（三）预警的工作内容

1. 预警监测

医院应该有常设机构安排专职、兼职人员执行预警监测任务，定期进行危险源及脆弱性分析，充分明确需要监测的危险源。医院预警监测应该覆盖全院可能引起突发公共卫生事件的所有因素，并进行长期的连续的常规性监测。医院常见的危险源包括但不限于传染病风险、医源性废物处置风险、高危设备设施风险、医院人流量带来的风险、外部环境灾害带来的风险等。医院感染管理部门通过落实传染病防治法要求的法定传染病上报制度，对三类 39 种法定传染病进行监测：鼠疫、霍乱等甲类传染病以及按甲类传染病上报管理的乙类传染病传染性非典型性肺炎、肺炭疽；病毒性肝炎、细菌性和阿米巴性痢疾、伤寒和副伤寒等 26 种乙类传染病；流行性感冒、流行性腮腺炎、风疹等 11 种丙类传染病。医院后勤设备部门联合病房对病房使用的各类电器设备使用情况进行监测，特别是对大型放射检查设备（CT，MRI）、实验室化学试剂储存及检测仪器等进行定期检查维护，监控其运行状态。在门诊人流量增大的情况下，医院相关部门对人流情况进行监控，对因人流量增大时电梯使用、用电负荷等进行监测。明确监测内容和监测位置后，医院还需要确定监测汇报制度，包括各监测点向分管部门和预警管理部门日常上报和应急上报的流程与要求等。另外需要注意的是，医院常设预警监测机构或安排的专兼职负责预警监测的人员需要注意与各级卫生行政部门及业务部门（如各级疾控中心）合作进行危险源预警监测。

2．预警分析

为了能从收集到的大量信息中分析出有关事件风险性的可靠结论，需要通过科学研究的方法，事先制定可监测的、敏感的、独立的监测指标以及指标分析公式或预警模型（例如有研究基于综合模糊评判方法建立突发公共事件预警分级定量化模型）。只有前期充分的科研准备才能使指标及模型建立符合预警需求，才能让预警分析结果相对可靠。不同医院具体监测指标因危险源及脆弱性分析结果的不同而不同。需要注意的是，预警监测会收集包括历史事件信息、实时动态信息等大量的数据信息，如果利用人工手段收集分析效率低下，不利于预警警报的早期发布。因此预警系统信息化建设也是非常重要的工作。当收集到大量监测的危险源信息后，纳入分析公式或预警模型，利用信息化手段对事态趋势做出识别和判断，对比事先设定的指标阈值从而发出合适预警警报。从内容角度讲，预警系统需要分析的内容除了医院内危险源信息外，还需要将监测的外部环境危险源例如自然灾害等信息进行整合管理。

3．预警警报

预警系统的外显形式就是向目标人群发布警报，方便目标人群尽早掌握信息从而做出反应。预警系统的这部分工作就是要明确预警警报通过怎样的途径发布哪些内容。系统在建设时医院应急主管部门就应该建立规范统一的警报发布制度，明确警报发布的内容格式和途径。通常来讲预警系统在向目标对象发布警示时需要说明清楚危险源是什么，危险源的危害方式是什么，预警级别如何，本次事件可能的波及范围和预计起止时间、本次事件预计进展趋势怎样，以及事件紧急程度如何。而医院环境内，医院应急管理部门可以通过广播、电话、无线电对讲机、短信、微信等社交媒体途径进行警报发布。随着科技的发展，目前还有专门的预警软件可以智能化的向电脑或手机终端自动发出警报。医院在建设预警警报时要注意关注对院内老、幼、病、残、孕等特殊人群以及警报盲区采取针对性的公告方式。

4．预警监控

当预警系统发出警示后并不意味着预警工作的结束。预警系统需要持续收集事件相关进展信息，即监控事态进展。持续进行预警监控一方面可以进一步收集该事件的信息，以便让应急措施更加有针对性；另一方面也是为未来的预警监测收集历史数据。利用预警系统的监控职能，通过持续关注危险源状态，进行动态分析，预警系统能够帮助医院应急系统的决策层确定何时升级预警级别、降低预警级别，以及何时解除预警。

《中华人民共和国突发事件应对法》《国家突发公共事件总体应急预案》《国家突发公共卫生事件应急预案》等法律法规可作为医院预警系统建设的依据。《中华人民共和国突发事件应对法》第四十二章规定：对于可以预警的自然灾害、事故灾难或公共卫生事件的预警级别，按照其紧急程度、发展趋势以及可能危害程度分为四级，并分别用红、橙、黄、蓝四种颜色标示，分别对应一级、二级、三级和四级，一级为最高级别。预警级别划分标准由国务院或国务院指定部门制订。根据预警级别，相应主体实施对应的响应级别，从而做到应对有效。《国家突发公共卫生事件应急预案》中关于红色级别预警事件的描述为"特别重大突发公共卫生事件主要包括：①肺鼠疫、肺炭疽在大、中城市发生并有扩散趋势，或肺鼠疫、肺炭疽疫情波及 2 个以上的省份，并有进一步扩散趋势。②发生传染性非典型肺炎、人感染高致病性禽流感病例，并有扩散趋势。③涉及多个省份的群体性不明原因疾病，并有扩散趋势。④发生新传染病或我国尚未发现的传染病发生或传入，并有扩散趋势，或发现我国已消灭的传染病重新流行。⑤发生烈性病菌株、毒株、致病因子等丢失事件。⑥周边以及与我国通航的国家和地区发生特大传染病疫情，并出现输入性病例，严重危及我国公共卫生安全的事件。⑦国务院卫生行政部门认定的其他特别重大突发公共卫生事件。"以上国家法规关于各级别预警的描述方式可作为医院预警分级标准描述方式的参考。

相应的，医院在建设应急管理体系时，也应设计相应的预警分级体系。参照国家策略，也可将医院预警事件级别依据预计波及范围、危害程度、危害持续事件、划分为"红、橙、黄、蓝" 4 种颜色分别标示一级（特别严重）、二级（严重）、三级（较重）、四级（一般） 4 个预警级别，其中一级（红色）预警为最高级。医院预警系统具体怎么定义每一级别的内涵，需要综合多方面因素来考虑，例如可以按照危险源波及范围分为一级（红色）预警：社会大范围波及；二级（橙色）预警：医院周边区域性波及；三级（黄色）预警：全院范围波及；四级（蓝色）预警：医院内局部波及。对于外部环境灾害事件危险源带来的可能威胁医院运转的情况，其预警级别除了按照波及范围，还可按照已知伤亡情况进行分级，例如参考相关法规规定，结合医院应急能力确定在一定时间空间范围内，死亡人数达到多少，受伤人数达到多少为医院某级预警。具体预警级别划分标准需要医院应急主管部分在预案建设时确定并执行。

更为关键的是响应级别要与预警级别相对应启动，即响应级别也应分为红、橙、黄、蓝分别标示一级、二级、三级、四级 4 个响应级别，其中一级（红色）响应为最高级。相应相关内容参见本书相关章节。

（张建娜　兰林）

## 第四节　信息报告和处置

突发事件应急信息管理是指以突发事件应急管理的全过程为基础，利用相关信息技术和方法，对突发事件信息进行收集、传递、处理、存储、和应用，从而为应急管理职能部门提供足够、高质量的信息服务，以便有效地开展应急管理。信息管理是应急管理工作的基础工作，是科学预防和有效应对突发事件的关键。加强突发事件信息管理，已成为健全应急管理机制、及时有效处置各类突发性事件的重要部分。

### 一、信息通知

医院应制定相应的监测计划并组织建立突发事件风险评估监测体系，组织对系统内容易引发突发事件的各类危险源、危险区域进行调查，及时汇总分析、预测风险隐患信息。医院所属各部门、各科室的每个职工均为突发紧急事件的监测单元，一旦发现可能引发突发事件的信息，要迅速、准确、及时地通知医院有关部门。信息通知的内容包括突发事件的名称、事件类别、发生时间、发生地点、可能影响范围、警示事项、报告人、科室等。信息通知可用通信、广播、警报器或组织人员逐科通知等方式进行。

## 二、信息上报

突发事件发生后，医院各级部门根据相关预案的报告程序进行信息上报，事发科室负责信息的收集和初步核实，接报的各应急工作组负责信息核实、判断、汇总和上报工作，医院应急管理部门负责信息分析、审核、汇总和上报到上级行政部门。

报告时限：按照突发事件的等级及时、准确地报告。Ⅰ级突发事件立即报告；Ⅱ级突发事件30分钟内报告；Ⅲ级突发事件1小时内报告。

信息上报分为初次报告、进程报告和总结报告三阶段。

（一）初次报告

突发事件发生后的首次报告，只收集必须要报的内容，具体内容的核心是强调及时，不求全面。

初次报告内容包括：突发事件发生的时间、地点、事件名称、初步判定的事件类别和性质、简要情况、信息来源、先期采取的措施、报告人姓名及联系电话等。

（二）进程报告

随着突发事件应急处置工作的开展，医院各应急管理工作组负责汇总突发事件的最新情况信息向上级主管部门报告。进程报告原则上要随时续报事件进展情况，重大突发公共卫生事件至少按日进行进程报告。

进程报告内容包括：①事件发生基本情况，包括时间、地点、规模、涉及人员、破坏程度、人员伤亡等情况；②事件发生起因分析、性质判断、基本过程、影响程度评估；③已采取的应急处置措施、处置过程和结果；④事态发展趋势及院内外公众及媒体等各方面的反应等；⑤请求事项和工作建议。

（三）总结报告

突发事件应急工作结束后2周内，医院各应急管理工作组要将事件发生及处置情况进行总结，做出结案信息报告。总结报告内容：

1. 事件基本情况，事件分类、分级，事件发生的原因分析。

2. 事件处置过程包括应急预案启动的时间、数量、名称等情况；开展应急处置的部门、人员、和设备的到场情况及采取的主要措施；人员伤亡和财产损失情况；事态影响的范围、控制和发展情况。

3. 事件善后处理情况，相关责任划分与处理、教训与预防措施。

## 三、信息传递

突发事件应急信息管理的特点：数据量大、覆盖面广、时效性强。医院应急管理部门在接到突发事件信息报告的同时，应及时组织人员，利用相关信息技术和方法，使用医院有线和无线相结合的应急通信系统，建立统一的突发事件相关信息网络平台，对突发事件信息进行收集、核查、处理、分析、应用和传递。

为保证信息系统传递的顺畅应：①完善医院各行政层级的应急信息报告制度。在信息的向上传递过程中，应明确应急信息的界定和分类、各级报告的时间限制、突发事件的报告方式和责任追究方式。②完善信息披露制度，在信息的向下传递过程中，确保信息披露的及时化、制度化、规范化及民众知情权。③在突发事件中，要高度重视舆论引导工作，加强突发事件公共信息管理，医院相关人员在第一时间向医院应急管理工作组报告，应急管理工作组及时掌握信息传递的可靠性、准确性。任何医院外的信息传递由医院领导或其指定人员进行发布，必须实事求是，维护患者的隐私权，遵守国家法律以及医院的规章制度。

**四、应急响应**

突发公共事件按照其性质、严重程度、可控性和影响范围等因素分成4级，特别重大的是Ⅰ级，重大的是Ⅱ级，较大的是Ⅲ级，一般的是Ⅳ级。发生突发应急事件时，根据其性质、类别及严重程度，医院相关部门启动相应级别的应急响应。仅影响医院部分地域或部分科室且危害较小的突发性公共事件，定为黄色预警，应急响应为相关部门及人员；影响医院整体工作或危害较大的突发性公共事件，定为红色预警，应急响应为全院所有部门及人员。Ⅳ级（一般），启动部门应急预案。Ⅲ级（较大），全部启动部门应急预案加上部分启动专项应急预案。Ⅱ级（重大），全面启动专项应急预案加上部分启动总体预案。Ⅰ级（特别重大），全面启动医院专项应急预案加上启动总体预案。

**五、前期处置**

突发事件发生后，事发部门根据职责和规定的权限，立即启动本部门应急预案，及时向医院相关行政部门报告突发事件信息的同时，迅速展开救援行动；转移、疏散或撤离受突发事件影响的人员并予以妥善安置，转移重要财产；控制危险源，封锁危险场所，严防危害扩散。及时、有效地进行处置，控制事态。

**六、响应程序**

突发重大紧急事件发生后，医院应急管理组立即组织人员对突发事件进行综合评估，根据突发重大紧急事件的类型，及时启动相关预案，统一指挥，调动全院各方面应急力量和资源，做好突发事件的应对工作。

1. 及时收集、更新并记录有关信息，加强对突发事件发生、发展情况的监测和报告工作。

2. 医院应急救护队伍对突发事件所致的现场采取隔离或防护措施，疏散并妥善安置受到威胁的人员，对突发事件所致的患者进行现场救援与医疗救护，维护现场治安。

3. 组织有关部门和应急专家深入一线现场，对突发事件进行调查、现场勘验监测、流行病学诊断、查明原因、对危害程度做出评估，制定相应的防护控制措施。

4. 紧急调集医院应急救援队伍，做好储备物资、交通、相关设施设备、通信等方面的应急保障工作。

5. 主管部门对参加突发重大紧急事件应急处置的工作人员及可能受到影响的人群进行分类指导，提供突发重大紧急事件防治知识和措施的宣传资料，加强舆论监管，对突发事件应对工作进行及时、客观、真实的发布与报道。

6. 所有科室及个人应当各司其职，服从指挥，相互协作，集中力量保证突发重大紧急事件的有效控制，努力将危害降低到最小。

### 七、响应结束

突发事件处置工作完成后，经医院应急管理部门、应急专家评估突发事件的危害被控制或消除，由医院应急管理委员会宣布应急结束，并及时通知参与处置的各个部门。突发事件处理之后，各主管部门要组织力量做好突发事件的善后工作及医院的重建工作。

突发事件结束后，医院管理部门要组织有关人员对突发事件认真分析，包括突发事件的起因、性质、影响，现场调查情况，救治情况，处理措施的效果评价，应急处理过程中存在的问题、取得的经验教训及改进建议，做好突发事件后总结报告。

对于医院存在的突发事件隐患，要尽快落实整改，修订、补充、调整和完善各项应急预案。同时医院要制定应急培训计划，开展专业的应急知识培训，提高各级人员的应急专业技能和医院的整体应急能力。

（吴品雯）

## 第五节　医院应急预案的分类

### 一、自然灾害预案

（一）总则

自然灾害事故应急预案是灾害发生后，对医院受灾群众工作、生活进行救助的紧急行动方案。自然灾害事故包括洪灾、地震、火灾、冰雹、雷击及暴雪等因素造成医院建筑倒塌、淹没、群众伤害、道路阻塞等情况。

1. 工作目标

（1）加强自然灾害危害性的教育，提高广大医务人员自我保护意识。

（2）完善自然灾害事故的报告网络，做到早预防、早报告、早处置。

（3）建立快速反应和应急处理机制，及时采取措施，确保不因自然灾害而危及群众生命安全和财产损失。

2. 工作原则

（1）预防为主，常备不懈

经常宣传自然灾害事故的预防知识，提高全院干部、职工的安全保护意识。加强日常检查，发现隐患及早采取有效的预防和控制措施，努力减小自然事故的损失。

（2）依法管理，统一领导

严格执行国家有关法律法规，对自然灾害事故的预防、控制和救治工作实行依法管理，对于违法行为，依法追究责任。

（3）快速反应，运转高效

建立预警快速反应机制，增强人力、物力、财力储备，提高应急处理能力。一旦发生自然灾害事故，快速反应，及时高效地做好处置工作。

（二）灾害救助应急机构

1. 工作领导小组

成立自然灾害救助工作领导小组，一般由院长担任组长，分管副院长担任副组长，以及各科室主任构成。工作领导小组具体负责落实医院自然灾害事故的预防工作和指导医院救灾工作。其主要职责如下：

（1）加强对破坏性自然灾害及预防减灾工作研究，严格制定、评估、完善《自然灾害应急预案》。

（2）建立健全自然灾害事故预防机制，汇总和收集医院自然灾害事故的信息情况，及时上报。

（3）根据不同季节和情况，广泛深入地开展预防自然事故的知识宣传，提高干部、职工的防护能力和意识。充分利用各种渠道进行自然灾害知识的宣传教育，组织、指导全院干部、职工的防灾抗灾知识的普及教育，广泛开展自然灾害中的自救和互救训练，不断提高广大医务人员防灾、抗灾的意识和基本技能。

（4）检查、督促各科室，定期开展安全检查，落实饮食饮水、防冻防雨、抢险设备等物资落实情况。

（5）根据自然灾害事故的预警，切实做好就医群众的安全疏散工作。

（6）调动一切积极因素，迅速恢复医疗秩序，全面保证和促进社会安全稳定。

2. 下设小组

领导小组下设通信联络组、警戒保卫组、宣传报道组、医疗救护组和后勤保障组。

（1）通信联络组负责事故的报警、报告及各方面的联络沟通。通知相关部门和人员立即赶赴现场，及时向上级报告受灾情况。

（2）警戒保卫组负责组织应急安全队员有序疏散人员，设置警戒区域，维护现场秩序，疏通道路交通。

（3）宣传报道组协助组长、副组长，利用灾害应急广播及时调配人员、播报信息等。

（4）医疗救护组负责对受伤害人员实施就地抢救，恢复医疗秩序。

（5）后勤保障组负责供应各类医疗急救和生活物资。

（三）自然灾害事故的预防与预警

1. 预防与应急准备

按照自然灾害的类型，结合医院的应急管理工作现状，分别描述防止事件发生采取的措施。从完善预案体系、健全规章制度、开展宣传教育、提高员工素质、应急硬件设施建设、新技术开发、强化应急管理等方面进行准备。

2. 监测与预警

根据企业应急能力情况及可能发生的自然灾害的类型及事件特征，有针对性地开展应急监测工作。

通过新闻媒体、上级预警、下级报送、风险评估、应急监测等途径获取自然灾害的预报信息，对发生的可能性和严重程度进行判断，当发生的可能性和严重程度较大时，发出预警通知，按既有预警程序采取行动，并按程序进行应急响应准备。

3. 信息报告与处置

明确24小时应急值守电话、内部信息报告的形式和要求，以及信息的通报流程。严格执行重大自然灾害事故报告制度，对发生的事故做到按程序逐级报告，并以最快的通信方式报告卫生局有关部门，确保信息通畅；明确信息上报的部门、方式、内容和时限等内容；明确事故发生后向请求援助单位发出有关信息的方式、方法。

建立自然灾害事故举报制度。任何部门和个人有责任和权利向卫生行政主管部门或上级政府部门举报有关医院不履行自然灾害事故应急处理规定和职责的情况。

（四）应急响应

1. 响应流程

根据自然灾害的类型和特点，结合医院实际，明确应急响应的流程和步骤，可用流程图表示。保证组织落实、人力落实、应急器材落实，以最快的、最高效的办法处置事件，确保就医群众和医务人员的安全。

2. 应急响应分级

根据事故紧急和危害程度，对应急响应进行分级，明确事故状态下的决策方法、应急行动程序和保障措施。应急响应分级要清晰，Ⅰ级为最高响应级别。

3. 应急响应启动

明确应急响应启动条件和启动方式。当响应启动，立即停止一切活动，所有在场领导和人员参加医院的救援和疏导。

4. 应急响应程序

按照自然灾害事件发展态势和过程顺序，结合事件特点，根据需要明确接警报告和记录、应急机构启动、资源调配、媒体沟通和信息告知、后勤保障、应急状态解除和现场恢复等应急响应程序。

5. 恢复与重建

明确开展恢复重建工作的内容和程序。

## 二、医疗预案

（一）总则

1. 目的

适用于医院各医疗医技及相关科室，为维护患者和医务人员的合法权益，保障医疗安全，最大限度地减少医疗差错事故，需制定相关医疗应急预案。

2. 原则

围绕"患者第一，医疗质量第一，医疗安全第一"的宗旨。

3. 执行背景

医疗应急事件包括医疗急救、急诊突发事件、突发群体外伤、医院感染病暴发、医疗废物外泄和意外事故等。

4. 组织机构

建立急救领导小组和突发公共卫生事件应急领导小组和医患关系办公室。领导小组负责全院急诊急救和突发公共卫生事件应急处理的领导工作，医患关系办公室负责医患纠纷的调处。

（二）防范措施

1. 加强组织管理

建立健全医疗质量管理体系，保证安全医疗各项措施顺利实施。构建医疗质量管理体系，对医院质量控制和安全医疗工作进行指导、监督和决策。健全医院抢救组织，完善应急呼叫系统。

2. 增强安全医疗意识，深化职业道德教育

定期修订医院及科室相关医疗防范措施，定期开展安全医疗教育学习。

3. 提高业务素质和技术水平

加强"三基"培训及考核，制定各级医师及护士继续教育计划，从整体上提高医院医疗水平。

4. 完善各项规章制度

完善各项规章制度，如首诊负责制，交接班制度，手术审批制度，请示报告制度等，重视每个环节。

5. 设立安全医疗监督保证系统

可设立领导行政查房制、职能科室不定期检查制、总值班巡查制，其检查内容可包括应急能力测定、首诊负责制实施情况、抽查病例质量、检查交接班本和各项讨论本等。可针对其检查结果设立奖惩制度。

（三）应急响应

明确应急响应的条件、程序和内容，根据应急响应的时间类型确定程序和环节，明确现场工作组的人员组成和主要职责。明确预案中各响应部门的应急响应工作流程，绘制流程图，编制应急职能分结表。

（四）应急保障

明确相关单位和人员的应急联系方式；明确应急队伍的专业、规模、能力、分布和联系方式；明确应急资金的设立依据、额度标准和计划、审批等内容；阐述应急救援技术方案、措施等内容。

**三、护理预案**

护理应急预案是在医院整体应对突发事件预案的基础上，针对护理工作的专业性、特殊性而制定，其重要当事人、责任人是护士，预案内容主要是如何立即采取有效措施保卫患者生命安全。

（一）事件特征

1. 危险性分析

根据护理工作可能出现的突发事件类型，对现场进行风险识别，例如对患者进行青霉素输液中可能发生的过敏性休克的准备。重点分析突发事件的可能性及后果的严重程度，对现场及可以依托的资源的应急处置能力进行分析和评估。

2. 事件及事态的描述

简述护理中可能发生的事件，分析事态发展、判断后果的严重程度。对已发生事故，组织有关人员和专家进行研究分析，根据分析结果和判断，对事态、可能后果及潜在危害等进行描述。

（二）应急处置

针对护理中可能发生的各类事件进行分类，每类事件应从事态发展、现场处置操作、事态控制、人员救护等方面制定应急措施，细化应急处置步骤，建议绘制流程图，如图1-4-4-1所示。

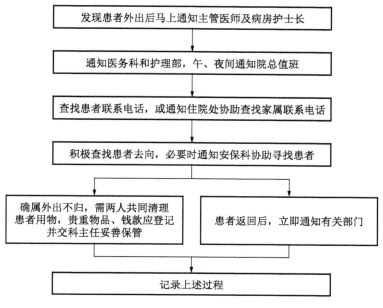

**图 1 - 4 - 4 - 1　应急处置流程**

（三）注意事项

根据现场可能的突发事件类型及特征，对防护、警戒措施，防护器具、救援器材，特别警示等注意事项进行描述。

**四、医院管理预案**

（一）总则

1. 目的

应急管理的终极目标是最大限度地避免或减少突发事件的损失。应急管理的顶层设计就是针对应急管理的终极目标设计一套符合医院情况、能够有效预防和处置所有类型突发事件的体系；并且制定出科学、可行的实现措施。

2. 编制依据

可参考相关国家法规、规章制度，部门文件，相关医疗技术规范标准，以及卫生体系关于应急工作的有关制度和管理办法。

（二）管理体系

设立专项指挥部，具有以相应责任为前提的决策指挥权、部门协调权的统一领导权，建立统一领导、综合协调、分类管理、分级负责的应急管理体系。

（三）风险分析和应急能力评估

1. 医院概况

简述医院地址、性质、从业人数、隶属关系等内容，有毒有害、易燃易爆危险品、放射源、"三废"（废水、废气、废渣）排放点等危险源分布等情况，公众聚集场所及其他存在重大危险源的场所、设施、建（构）筑物布局等情况，以及周边区域的公众、社区、重大危险源、重要设施、环境（气候、河流、地质）以及医疗、消防、公安、交通、环保、安全监管、通信、新闻媒体等情况。

2. 风险分析和应急能力评估

按照突发事件类别，对存在的风险进行识别。对可能引发事故灾难类突发事件的危险目标，应分析其关键装置、要害部位以及安全环保重大危险源等突发事件的类型及风险程度，作为事件分级的主要依据。针对各种类型突发事件的风险程度，对医院的应急资源、处置能力以及员工的综合应急能力进行分析和评估，并列出不足。在应急保障中针对这些不足项，采取适当的强化保障措施。

（四）运行机制

①监测、预警与信息报告。②先期处置。③预案启动和预警发布。④统一领导、分级负责。⑤应急结束和善后处理。⑥调查评估和信息发布。

（五）应急保障

医院各部门按照相关预案做好突发事件的应对准备，切实做好人力、物力、财力、交通运输、医疗卫生及通信保障等工作，保证应急救援工作。

应急保障可包括现场指挥组，医疗抢救组，后勤保障组，资金保障组，安保工作组，信息宣传组和人员防护等构成。

（六）监督管理

① 宣传教育和人员培训。② 预案演练。③ 责任与奖惩。

（王建平）

# 第五章　医院应急演练

## 第一节　医院应急演练的概念

应急演练是突发公共卫生事件应急管理的一个重要环节。是指全体应急队员针对事先设置的突发应急场景，根据突发应急事件处置预案规定的响应方案、处置程序，通过实际决策、行动、合作，各司其职，从实战需要出发而进行的演绎和训练。进而检验和提高相关应急人员临场组织能力、应急反应能力、临床处理能力、协同合作能力、后勤保障能力等。以期最大程度减少突发事件及其造成的损害。

医院应急演练是指以医院为主要场所，通过演练，提高医院内各部门对于突发应急事件的监测、预警、现场处置、紧急医学救援等一系列措施的效率，及时对可能产生的危险因素排查、预防，对已出现的危害实施高效的控制和处置。

### 一、演练目的

开展医院内应急演练的主要目的是培训本医院内全体应急队员的实战能力，使之不断熟悉自己的职能、锻炼岗位技能、总结经验教训，训练应急系统和人员的协调性、反应力、决策力，保证精准实施急救措施和医疗救治。同时应急演练还可以发现预案存在的缺陷，检验、完善应急预案、实施过程和操作细则，进而提升整个应急系统的熟练程度和管理效率。

除了应急演练的实施之外，演练实施之后的评估，以及根据评估做出的修改、反馈、改进措施的落实，对于演练目的的达成，同样重要。

### 二、演练目标

医院应急演练是以更加贴近突发事件真实情况而开展的模拟训练，以此检验应急预案的效果。演练重点在于检验、磨合和反馈应急预案中的各个环节：响应流程、协同配合、资源调配等。力求在突发事件真正发生之前，找到并解决现有应急预案、实施细则、应急队员能力等整个应急管理系统中存在的问题，并加以修改完善。具体而言，目标如下：

1. 在应急事件真正发生之前将预案的缺陷充分暴露，如应急资源（人力、设备、物资等）的不足，过程烦琐，衔接脱节等，通过演练和效果反馈、总结，检验和评价现有的卫生应急预案、实施方案和操作规程。

2. 重视队员们的思想认识，应使应急队员具备忧患意识，充分认识应急演练工作的重要性，同时增强应对突发重大突发事件救援救治的信心和社会责任感。

3. 明确各部门、机构、组织、人员的角色和职责；加强部门、机构和组织间的协调和沟通，提高整体反应效率，增强协同作战能力。

4. 任务细化到个人，使所在岗位人员熟悉和掌握应急处置预案、应急启动条件、应急执行程序，提高每一位应急人员技能操作的熟练程度和水平。

### 三、演练内容

在医院范围内的应急演练应侧重在医疗救治方面的应急处理。重点部门和人员为门急诊预检、门急诊医护人员、门急诊办公室、医院感染科、后勤保障。

主要的演练内容包含：①门诊突发事件演练。②群伤事件演练。③医院感染暴发演练。④医疗废物泄漏演练。⑤职业暴露应急演练。⑥消防、停水、停电、电梯事故演练。

关键的演练环节在于：①疫情、传染病的报告、隔离。②预检分诊，患者分级分区救治。③规范采样、送检。④规范治疗方案的制定和实施。⑤院内外专家会诊。⑥医院感染的管理和控制。⑦个人防护。⑧医院各部门间的协调配合。

### 四、演练人员

参与演练的人员主要包含四类：指挥人员、实施人员、观察人员、其他人员。

1. 指挥人员

根据演练规划，制定具体行动计划，统筹安排演练人员，控制演练进展，根据演练时发生的问题进行决策处理，确保演练按部就班、安全实施。指挥人员务必全程参与、坐镇指导、协调参与整个过程。

2. 实施人员

是指在各个环节具体执行任务的人员，包括发现应急情况、逐级报告、现场救护、决策指挥、增援、维护秩序、管理、模拟伤员、后勤保障人员等，除模拟伤员外，应保证演练实施人员与日常工作岗位一致，尽可能保证演练场景人员的角色定位与实战状态高度一致。

3. 观察人员

应急演练的整个过程需由观察人员详细监察记录，尤其是重要演练步骤、关键部门的协调，以便演练结束后进行演练评估、修改演练不足之处、提高演练效率、总结演练经验教训，提高实战能力。

4. 其他人员

可包含观摩、学习人员，需要了解演习情况、内容、步骤的人员，学习借鉴演练经验的人员亦可到场参与。

### 五、演练规划

应急演练涉及多部门、单位、人员，包含多个步骤、任务、可能性，故而详细周全的演练规划至关重要。总体而言，演练规划的目的如下：

1. 最大程度上确保应急人员的知识技能与应急实际相符合。

2. 各演练步骤衔接紧密、有序进行。

3. 尽量避免人员、资源浪费。

演练规划应由应急策划小组制定，涉及多个部门、机构、组织，具体演练活动之前均需要多方参与，共同制定严密的演练计划，并多次修改、论证。

（韩蕊）

## 第二节 医院应急演练的分类

应急演练作为提升医院应急效率，评估改善应急能力的有效措施，根据不同的形式、内容、目的，有很多种分类方式，这里我们根据组织形式、演练规模，分为桌面推演、功能性演练、全方位演练三大类。

### 一、桌面推演

即将演练摆到"桌面"上来。通常由应急指挥部门召集，应急小组代表参与，依据应急预案的内容，将演练方案、过程，按照步骤假设推理，用文字和语言的方式模拟应急演练的全部过程，重点讨论关键步骤，保证应急演练能够顺利进行。桌面推演是整个应急演练的基础、前提，虽不真正实施演练，但对于整个演练的正式开始、顺利进行有重要的保障意义，故而切不可流于形式。

桌面推演时，根据主题，由主持人叙述假设出现的应急场景，各参与机构和单位代表利用图纸、流程图、计算机、视频等辅助工具，首先对具体负责部分的实施细节进行发言，而后讨论、总结，确定实施方案。主持人提出一些有共性的细节问题，参会人员分别回答、共同讨论、做出决策。桌面演练结束后，应根据各部门单位提出的问题，总结出详细的解决方案，并按照各代表提出的实施步骤，确定初步的演练方案。

### 二、功能演练

功能性演练是针对某项应急相应功能或行动举行的现场演练活动，目的是检验整个应急系统的主要功能和工作效力。主要任务在于锻炼、检验各部门应急措施的流畅性、协调性、完整性，以及应急队员之间、各部门之间的协作性。可以分为局部单项演练、多部门组合演练两步进行。局部单项演练是单独一个部门内的演练，重点在于锻炼部门内部人员的应急能力和专业技术，各个部门演练达标成熟以后，可以再进行多部门组合演练，旨在加强各应急单元之间的紧密配合。

功能性演练的演练场所可以是非真实的场地，可以在多功能厅或者会场进行，由指挥人员或者主持人介绍模拟的应急事件背景，模拟人员会将事件进展信息传递给受练人员，受练人员根据自己的角色职责实施应急处理措施，指挥和控制人员负责决策、调度和控制演练的进程。

较桌面推演而言，功能演练需动用的人员多、规模大、难度大，但比全方位演练的人员、资源动用程度要小。

### 三、全方位演练

是针对应急预案中的全部或者大部分关键部分开展演练，需要动用大量应急人员、资源，尽可能反映出真实紧急情况的演练。全方位演练是对整个应急控制系统、实际操作人员、后勤保障人员、各部门衔接等的全面检查、测试、评估。以便真实的了解应急人员、资源的能力现状，查缺补漏，不断进步。一次响应迅速、处理到位、紧凑优秀的应急演练，还可以增强应急队的信心、扩大医院知名度和影响力。通过全方位演练，提高了医院处理公共卫生应急事件的能力，最大可能的保障人民群众的健康和生命安全。

全方位演练需要耗费大量时间、精力、人员、资源，故而演练之前需要经过一次或数次桌面演练、功能演练，将所有细节落实之后，方可实施。演练正式开始之前，应由演练指挥控制人员确定演练合适的时间、场地，比如在门急诊进行演练时，应选择非就诊高峰时间，并且在演练现场悬挂条幅等，表示正在演练，避免引起正常就诊患者的恐慌。

全方位演练涉及多个部门单位，持续时间较长，影响范围较大，故而演习之后应发布公告、做好新闻宣传，以正视听。

（韩蕊）

## 第三节　医院应急演练的准备

### 一、回顾现有方案

应急相关预案和实施方案不仅明确了卫生应急工作相关的机构和组织（例如卫生行政部门和医疗卫生机构）在突发事件中应如何响应，还明确了各机构和组织应动用哪些资源以及采取什么程序进行响应。这些应急预案和实施方案是演练工作的出发点，设计人员应首先研究现有预案和实施方案，以便发现问题所在。在回顾应急预案和实施方案时，应重点考虑：

（1）按照相关应急预案和实施方案，应该采取哪些响应措施？

（2）应急响应时，可动用的人力物力资源及调用程序？

（3）针对不同类型的突发事件，这些响应要求是否有所差别？

（4）在各类突发事件中，各单位承担的角色和职责是否有区别？

（5）哪些培训内容卫生应急人员已熟练掌握，哪些方面还需要加强？

### 二、评估演练能力

在一个模拟真实突发事件的演练中，设计人员须了解按照现有预案方案应采取哪些响应行动，以及采取这些行动应具备什么样的能力。同时还需考虑实施演练的时机是否成熟，以及现有的技能、资金、人力、时间、设施和支持等相关资源和条件是否齐备。在具体策划一个演练之前，设计人员应首先评估所在的机构或组织的能力水平，包括：

（1）上次开展演练是什么时候？

（2）从既往演练中获得了哪些经验，包括设计人员获得了哪些经验，参演人员获得了哪些经验？

（3）所在机构或组织允许为设计一个演练投入多少时间？

（4）设计人员可为设计一个演练投入多少时间？

（5）设计人员需具备哪些技能，且是否具备？

（6）应急响应时可能会用到哪些场地和设施？这些场地和设施在演练时是否可及？

（7）真实突发事件处置中，会使用哪些通信设施和系统？是否可行？

（8）演练组织方、相关部门负责人、其他参演方看待本次演练的态度？

### 三、经费预算

#### （一）直接花费

对演练所需的全部经费都应有总体测算。可能涉及的经费有：装备、物资和耗材，各类消耗品，车辆费用（人员物资运送的过路费、油费、租车费），参演人员食宿费，演练场地租赁费，聘请专家和劳务人员费用，购买服务的费用，演练前的培训费，演练视频资料录制剪辑费等。卫生应急队伍和承担有卫生应急职责的人员应积极参加演练活动。

#### （二）保险赔偿

演练导致人员受伤和装备受损是开展演练，特别是实战型演练难以避免的问题。应在设计演练前核实参演方的各类保险覆盖情况，例如医疗保险、人身意外险、车辆保险等，以确保发生损伤时支持相应的赔偿。

此外，演练开始前还应获得上级部门和参演各方的支持。包括对整个演练规划的支持、确保演练安全，突出演练的类型、目的、必要性和可行性。

（周璐）

## 第四节 医院应急演练的程序

演练的实施过程是整个演练工作中最重要的环节，也是整个演练过程中最易得到上级部门、公众和媒体关注的环节。笔者将分别介绍演练的实施过程和注意事项。

以下是一些指导性建议：

1. 清晰理解职责和信息

参演人员必须清晰理解其在演练活动中所承担的职责和接收的信息，部分演练失败的原因就在于未对演练中使用的基本原则和模拟技术进行清晰的介绍。

2. 保持行动的连续性

在既设的场景下，应保持所有参演人员持续采取行动，最终实现演练目的。保证信息（以"事件进展信息"的形式）的持续性是确保行动持续性最重要的手段，因此在整个演练过程中，控制人员应仔细监控信息的流转情况，以确保所有参演人员在整个演练中始终保持活跃，持续开展决策与行动。

3. 保持真实感

鼓励各类参演人员想象真实事件发生时的情况，来应对模拟的应急场景，比如通信系统过载或损坏、设备故障、运输受限、人员缺失等。

4. 做好实施进度测算

建立合理的实施进度测算和进程安排将有助于保持演练的每个环节都处在合适的节点上。

5. 建立紧急终止机制

可在演练开始前以简报的形式告知演练参加人员，以确保所有人员都了解紧急终止程序和机制。

6. 积极利用预料外的状况

除安全事故外，演练中若发生预料之外的情况，可能会在客观上增加了演练的压力，从而更有效地测试真实应对能力，故应以积极的态度对待预料之外的状况。

**一、演练前的后勤保障准备**

在取得了上级部门和参演各方对演练的支持并成功组建设计团队后，在前期演练经费测算的基础上，设计团队还必须将演练的后勤保障细致考虑，做好相应的准备工作。因为后勤保障工作的困难程度将极大影响演练设计的实现程度，因此必须基于现有的保障能力来具体开展场景设计。

（一）场地和设施

经过现场勘查和综合标记后，选择合适的演练场地。讨论型演练一般选择会议室或应急指挥中心等，实战型演练应选择与实际情况相似的地点，力争实地、实时、实景演练。演练场地有足够的空间，交通和安全保障，尽量避免干扰正常医疗工作。

（二）物资和器材

根据需要，准备必需的演练材料、物资和器材，制作必要的模型设施等，主要包括：

（1）信息材料

应急预案和四类演练文档、演示文档、图表、地图、软件等。

（2）物资设备

包括个人防护用品、医疗器械、急救装备、现场采样设备、现场检验试剂盒设备、消杀器械和药品、中毒救治药品、普通抢救药品、传染病救治药品、常备疫苗和血清等，以及消杀、采样、流行病学调查专用应急箱，个人卫生服装、个人携行设备、应急车辆、各类队伍装备物资等。

（3）通信器材

包括固定电话、移动电话、对讲机、海事电话、传真机、计算机、无线网卡等，为体现真实感，应尽量使用日常的应急工作中使用的通信器材和手段。

（4）演练情景模型

搭建必要的模拟场景及装备设施。

（三）安全保障

演练组织方应高度重视演练组织与实施全过程的安全保障工作。大型或高风险的演练活动提前制定针对性应急预案，对可能引发意外事件的环节预先进行操练和熟悉。根据需求为演练人员配备个体防护装置和购买人身保险。对可能影响公共生活、正常医疗秩序、易于引起公众或患者恐慌和误解的演练，应提前向社会或院内发布公告。演练现场需有必要的安保措施，必要时可考虑现场封闭或管制。演练实施中出现意外情况时，控制人员、各安全人员均有即刻终止演练的权力。

**二、演练的实施**

演练实施的难易程度取决于其具体内容，可从简单的单项操作演练规程开始，再到复杂的通信和现场指挥演练。演练所进行的职能多种多样，难以形成一定的规则，其原则性的指导建议如下：

1. 提前准备

如果操作规程尚未经过测试，则需提前复习相关内容或开展培训，同时强调安全保障措施。

2．展示场景

演练时虽然对突发医疗应急事件模拟的要求很低，但适当展现模拟事件仍能促进演练效果。指挥人员可从常规的任务简报开始，展示背景和回顾演练目的和目标，可使用幻灯或视频手段。

3．监控行动

演练开始后往往会自动按照顺序进行下去，但如果指挥人员发现预期行动没有发生，可输入一条事件进展信息去触发这个行动。

### 三、演练的启动

演练开始的方式是提前公开宣布或是开展突击性演练，这取决于演练的目的。对于每个参演人员来说，应以尽量真实的情况作为开始。例如，所有受练人员应该通过常规的途径得到告知。

参加现场工作的应急人员必须及时赶赴指定地点，在该地点应已经构建好一个模拟突发医疗事件的场景，有待他们进行响应。

通常情况下，突发事件发生时，应急管理人员和决策人员很可能不在应急指挥中心或其他指挥场所，他们应及时赶赴应急指挥中心去履行指挥和协调职责。现场指挥部在事件应对需要时也会建立起来。

### 四、演练的执行

医院应急演练的应对行动发生的地点包括医院应急指挥中心、一个或多个现场和相关的现场指挥部。与真实应对相同，发生在医疗事件现场和现场指挥部的行动就是作为应急指挥中心所需响应工作的输入指令。

演练指挥可以提供各种方式保持行动的持续，包括：输入提前编写好的事件进展信息、从现场发送需要应急指挥中心行动的事件进展信息和行动、对各种事件进展信息和行动的预料外响应等。

虽然应急相关的行动并不总是需要应急指挥中心来统一指挥，但是应急管理和决策人员还是必须和现场指挥部的指挥者进行协作。现场指挥部既可以按照场景要求，通过电台或电话传递一系列事先编好的事件进展信息，也可以监控事件的发展和传递自主性事件进展信息。

从以上我们可以发现，虽然应急演练有现场元素，但本质上是为应急管理系统或应急指挥中心服务的配角，后者才是医院应急演练的主角。因为各项现场工作应该在操作中基本得到了检验和完善，不需要通过全方位演练这种消耗巨大的复杂演练来检测。演练的重点仍是应急管理系统的整体表现和指挥控制的核心功能的测试，现场元素只是给这种测试增加了真实度和迫切度。

应急指挥中心和其他指挥场所的行动或响应是医院应急演练的核心。应急指挥中心的作用是为应急管理人员和决策人员、辅助决策人员提供一个决策和协调的平台，以保证高效和有序的应急响应。

以医疗卫生系统为例，突发事件的发生给该系统增加了压力，在医疗卫生服务需求激增的同时伴随着服务提供能力的降低。搜集信息、做出决策和指挥实施，都需要各方面负责人紧密协调。最好的协调方式就是把应急管理和决策人员集中在一起讨论，使得许多单独部门不可能或很难完成的任务有望得到快速实现。通过集中，信息能够统一的进行收集、核实和记录，应急管理和决策者能够及时合理地调动资源，指令和控制能够被有效地管理，决策者之间可以协调行动和决定，也更容易确定优先需要采取的行动。

**五、演练的终止**

医院应急演练，特别是持续时间较长的演练期间可能发生一个真实的突发事件，因此必须确保留有足够的人力和能力去应对问题，必要时甚至可以停止演练去应对规模较大的真实突发医疗事件。每个演练都应该事先制定好终止程序并在演练前进行测试，以保证人员和装备能顺利返回常规状态。控制人员和安排人员均能通过该程序及时终止演练。

（周璐）

# 第五节　医院应急演练的评估

**一、演练评估的准备与实施**

演练评估（exercise evaluation）是指观察和记录应急演练活动，在全面分析演练观察记录等相关资料基础上，对比参练人员表现与演练目标要求，对演练活动及其组织过程做出全面的客观评价，并编写演练评估报告的过程，是应急演练活动中必不可少的环节。本章着重介绍评估人员针对受练人员开展的演练评估工作，所有参演人员对演练设计和实施开展的评价工作，以及对演练活动做出的改进工作。

**（一）演练评估的意义**

为了提升和保持医院应急管理系统的有效性，各级卫生部门均需要积极开展各类卫生应急演练活动，对应急人员、应急预案和方案、工作程序、设施和常规装备等进行测试和评估。一个好的演练评估将有助于了解：①演练是否达到了目标。②应急预案、实施方案、操作规范过程中需改进的地方。③应急管理系统需完善的地方。④培训和人员配备的不足之处。⑤需要加强的设备和装备。⑥后续需要开展的培训和演练。

演练评估如果缺少建设性和组织性，那么应急管理组织将无法通过演练发现自身的成功和不足，演练也就变得没有意义。演练评估是一个持续的过程，是贯穿演练前、演练中和演练后三个阶段的全程工作。在演练设计阶段，当演练目标被确定时就已经开始，并一直延续到演练结束后，直到需要的改进都已经落实或提出的建议被纳入下一次的演练才宣告结束。演练评估是推动医院应急能力持续改进的动力。在演练准备阶段，需要选择评估负责人、开发评估技术方案和评估工具、选择和组织评估组，培训评估员；在演练过程中要开展评估观察与记录工作；演练结束后，要评价演练取得的成效、参加演练总结会、准备评估报告、参与跟踪改进活动的经过。

**（二）演练评估的准备**

1. 熟悉演练评估主要工作步骤

成立评估团队→参加演练→记录演练人员完成每一项关键行动的时间及效果→填写评估表格→统计分析评估表格内容→根据统计分析结果书写评估总结报告。

2. 人员准备

评估团队的规模和团队成员组成由演练类型、演练复杂性和人员可及性等因素决定。对于规模较小，演练目标和参演机构或组织较少，场地不多的演练仅需要 1 名评估负责人和 3～6 名评估人员组成。对于大规模的全方位演练需要一个总负责人去指挥不同演练场地的数个评估负责人，继而管理更多的评估人员。在这种规模和构架的团队中，被分派到指定演练场地的评估人员需携带通信工具。此时需要制作评估工作的组织结构图，以便于评估工作的开展和管理。

评估队伍的结构将会极大影响评估的过程，因此在确定评估团队架构时需要考虑：评估人员的数量和评估相关的技能；组织多个场地的评估人员（即评估分队）；工作组织架构（评估人员、评估分队负责人、评估总负责人）；队员间的沟通和交流。

（1）评估负责人

评估负责人的基本职责是建立评估方法、组件和培训评估团队以及组织准备评估的报告。

评估负责人应同时具有评估、管理、演练设计或实施、培训或教育等方面的经验。一般情况下该负责人应来自演练设计团队，但为使设计团队专注于演练设计工作，也可考虑从设计团队外选择评估负责人。

在演练设计开始后应尽早选择和确定评估负责人，这不仅有助于确保评估成为演练设计的有机组成部分；也有助于保持评估的完整性，预防评估与控制和模拟功能的重叠；同时确保至少有一个人能为具有挑战性的评估工作持续投入时间和精力。

（2）评估人员

1）评估人员的选择

评估负责人负责选择评估人员和组件评估团队，理想的评估人员应具备以下技能和个人特质：①技能：熟悉待评估的专业领域；具备娴熟的口头和书面沟通技巧和组织能力；具备发现时间和目标间关系的能力；具备面对快速变化的境况进行调整的能力；熟悉应急预案和方案等。②特质：具备灵敏的社交能力、客观、自我激励、乐于助人、诚实和正直（如实报告真相，严格保守秘密）。

通常情况下，可以从以下范围来考虑选择评估人员：①相关专业和领域的单位（上级或同级）人员。②本单位不参加演练的应急人员。③职业性评估人员。④政府人员。⑤大学教职人员。⑥社会组织人员。⑦其他人员：如社区工作人员等。

2）评估人员的培训

①评估人员的培训通常可通过研讨会的方式进行，会议的安排和长度取决于队员的经验和技能。但无论评估人员经验程度如何，大部分评估人员在培训中应了解或掌握演练场景、实施原则、演练目标、评估的要求和程序、评估表格等信息。②不具备经验的评估人员还需要实践性操作，来自机构或组织外的评估人员还需了解该机构或组织的基本信息。③评估人员在演练过程中，需根据演练评估方案的引导作为中立方客观地记录演练人员完成每一项关键行动的时间及效果，填写评估表格。④评估人员可能会影响所观察的参练人员的行动，进而导致不准确的数据和信息，故评估人员应尽量保持不惹人注意和低调。例如：演练前即到达指定位置、延迟几分钟直到受练人员完全进入状态和不再关注自己再开始做记录。

（三）评估方法

1．评估标准

建立演练评估方法的第一步就是确定评估标准。评估标准与演练目标以及预期行动密切相关。

演练设计初始，演练目的就得以确定。在随后的演练场景设计中，演练目的被拆分为更小的单元，即演练目标和预期行动。从预期行动的角度出发制定特定的观察要点和评估措施。演练目标必须被清晰和准确地表述为可观察和测量的行为。

2．评估工具包

评估工具包是整个演练最终展现和产出的主要记录载体，因此是评估方案以及整个演练方案的重要组成部分，按照评价对象和评价内容的不同，可分为总体性信息表、参练人员评估用表、演练设计和实施评价表、问题记录表等 4 大类。

（1）总体性信息表

如"事件—信息—行动—评估逻辑分解图"（图 1 - 5 - 5 - 1）"事件—事件进展信息—预期行动列表"（表 1 - 5 - 5 - 1）等，用于明确评估工作的背景信息，帮助评估人员了解各自的工作位置和职责，以及更为深刻的理解评估标准和具体负责的评估工作。

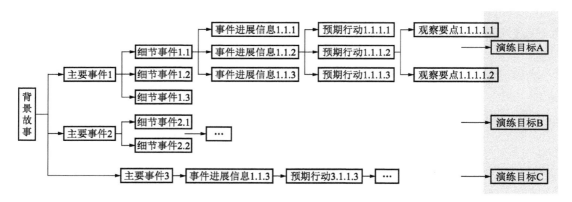

图 1 - 5 - 5 - 1　事件—信息—行动—评估逻辑分解

表 1 - 5 - 5 - 1　事件—事件进展信息—预期行动列表

| 演练目标编号 | 主要事件 | 细节时间 | 事件进展信息 | | 预期行动 | 响应机构 |
| --- | --- | --- | --- | --- | --- | --- |
| | | | 内容 | 编号 | | |
| | | | | | | |
| | | | | | | |
| | | | | | | |

（2）参练人员评估用表

用于评估参练人员在演练过程中的表现情况，包括：

1）评估人员记录表：用于评估人员对每位参练人员的每个预期行动进行记录，为最原始、最详细的记录表（表1-5-5-2）。

表1-5-5-2　评估人员记录

评估人员：_____　　　评估日期：_____

评估位置：_____　　　目标编号：_____

待评估的职能：_____

演练目标：_____

预期行动观察结果：

关键点1：[ ] 是　　　　　[ ] 否　　　　　[ ] 部分　　　　　[ ] 未观察到

关键点2：[ ] 是　　　　　[ ] 否　　　　　[ ] 部分　　　　　[ ] 未观察到

关键点3：[ ] 是　　　　　[ ] 否　　　　　[ ] 部分　　　　　[ ] 未观察到

评论：

注：每位评估对象，即参练人员的每个预期行动单独一页。

2）预期行动评估汇总表：基于评估人员记录表，对所有参练人员和所有预期行动汇总记录，以便归纳和总结。对于实战型演练的评估，一般针对预期的实质性应对行动，采用预期行动评估汇总表（表1-5-5-3）、演练后小结记录表（表1-5-5-4）。

表1-5-5-3　预期行动评估汇总表

评估人员：　　　　　　　评估日期：

| 议题序号 | 回答与其要点及记录 | | 评估结果 | | | |
|---|---|---|---|---|---|---|
| | | | 好 | 中 | 差 | 备注 |
| 桌面演练议题序号 | 回答预期1 | | | | | |
| | 回答预期2 | 要点2.1 | | | | |
| | | 要点2.2 | | | | |
| | | 要点2.3 | | | | |

表1-5-5-4　演练后小结记录表

演练名称：　　　　　评估员：　　　　　日期：

| 问题摘要 | 建议采取的改进行动 | 负责机构/人 |
|---|---|---|
| | | |
| | | |
| | | |
| | | |

3. 演练设计和实施评价表

供所有参练人员使用，评价对象为演练设计团队和实施控制团队，针对演练的设计和实施中的优点和不足，以利于后续演练设计和实施的完善和改进。包括适用于所有类型演练的通用评价表（表1-5-5-5），以及适用于桌面演练的系列评价表（表1-5-5-6～表1-5-5-9）。

表 1 - 5 - 5 - 5 演练设计和实施通用评价表

请花少许时间填写此表，您的观点和建议将有助于我们在未来更好的改进演练。

1. 请在以下的范围对演练整体进行评价：

    [ ] 非常满意    [ ] 满意    [ ] 一般    [ ] 不满意    [ ] 非常不满意

2. 对比以前的演练，此次演练可综合评价为：

    [ ] 非常满意    [ ] 满意    [ ] 一般    [ ] 不满意    [ ] 非常不满意

3. 演练是否有效地模拟了突发事件的真实场景和真实的相应行动？

    [ ] 是    [ ] 否

    如选择"否"，请简要说明原因：

4. 演练中设置的问题是否足以检验实施应急方案的准备情况？ [ ] 是    [ ] 否

    如选择"否"，请简要说明原因：

5. 演练中哪些问题应该予以删除或修改？

6. 您建议在下次演练中应增加的问题：

7. 请给予其他评论或建议：

表 1 - 5 - 5 - 6 桌面演练设计核查表

| |
|---|
| □ 需求评估、演练要素、演练目的、演练目标的编写。 |
| □ 背景故事：<br>　□ 能否更加简短<br>　□ 一次性展示或逐步展示 |
| □ 主要/细节事件：<br>　□ 数量不多<br>　□ 准备问题 |
| □ 预期行动：<br>　□ 能够确定合适的响应、确认程序中的缺陷、达成一致意见、形成改善建议吗？ |
| □ 事件进展信息：<br>　□ 数量不多（10～15 条）<br>　□ 能覆盖所有的参加人员<br>　□ 和目标紧密相关 |
| 主持<br>　□ 欢迎参加者 |
| □ 演练前简报：<br>　□ 演练目的和目标<br>　□ 基本规则和程序 |
| □ 背景故事展示（打印、口头、电视或广播） |
| □ 直接针对高级别官员的破冰问题 |
| □ 事件进展信息涉及所有参与的机构和组织 |
| □ 激励不活跃的参演人员的方法 |
| □ 推动，但不主导 |

（续）

| □ 激励行动（眼神接触、口头鼓励） |
|---|
| □ 致力于深入解决问题 |
| □ 保持行动<br>　□ 多阶段事件<br>　□ 速率变化<br>　□ 平衡速度<br>　□ 冲突消解法<br>　□ 柔和的气氛 |

表 1 - 5 - 5 - 7　桌面演练组织协调评价表

评估员：　　　　　　　　　　日期：

| 观察要点 | 评估结果 | | | | | |
|---|---|---|---|---|---|---|
| | 差 | 较差 | 一般 | 较好 | 好 | 存在的问题及建议 |
| 现场布局是否合理 | | | | | | |
| 现场各项设备设施是否功能正常 | | | | | | |
| 现场资料是否齐全 | | | | | | |
| 各部门人员是否按要求参加 | | | | | | |
| 参练人员分配是否合理 | | | | | | |
| 其他问题及建议 | | | | | | |

表 1 - 5 - 5 - 8　桌面演练主持人评价表

评估员：　　　　　　　　　　日期：

| 观察要点 | 评价结果 | | | | | |
|---|---|---|---|---|---|---|
| | 差 | 较差 | 一般 | 较好 | 好 | 存在的问题及建议 |
| 着装是否得体 | | | | | | |
| 语言是否清晰、流利 | | | | | | |
| 是否有良好的沟通技巧 | | | | | | |
| 是否熟悉参练单位的职责 | | | | | | |
| 是否营造轻松良好的气氛 | | | | | | |
| 是否能把控每个议题时间分配 | | | | | | |
| 各议题的对象是否合适 | | | | | | |
| 是否能对参练人员提出的疑问做正确引导 | | | | | | |
| 是否有积极的态度去鼓励参练人员 | | | | | | |
| 如果冷场或发生争执时，是否能灵活应对 | | | | | | |
| 其他问题和建议 | | | | | | |

表 1-5-5-9 桌面演练总体评价表

人员：评估人员 □　　　主持人 □　　　参练人员 □　　　观摩人员 □　　　　　　日期：

| 演练要点 | | 评价结果 | | | | | |
|---|---|---|---|---|---|---|---|
| | | 差 | 较差 | 一般 | 较好 | 好 | 存在的问题及建议 |
| 演练需求 | 是否符合当前工作的需求 | | | | | | |
| | 是否具备演练工作的经验 | | | | | | |
| | 是否具备技术支持能力 | | | | | | |
| 演练准备 | 方案编写是否完善 | | | | | | |
| | 演练场所是否合适 | | | | | | |
| | 后勤保障是否有力 | | | | | | |
| 演练设计 | 方案设计是否符合实际情况 | | | | | | |
| | 议题是否合理 | | | | | | |
| 演练目的 | 参演人员是否熟悉各自角色、职责 | | | | | | |
| | 参演人员是否熟悉 MERS 处置流程和相关工作机制 | | | | | | |
| | 是否能发现目前工作流程中存在的问题 | | | | | | |
| | 是否能检验 MERS 防控方案中的不足 | | | | | | |
| 演练进程是否有效地模拟真实场景和真实的响应 | | | | | | | |
| 其他问题和建议 | | | | | | | |

注：所有参演人员填写。

4. 问题记录表

用于控制人员、参练人员和评估人员记录演练实施过程中发现的问题（表 1-5-5-10）。演练后应及时分析这些潜在问题，以确定哪些问题实质性存在且需要纠正和完善，同时明确产生这个问题的原因，是由于方案、准备、培训、实施中哪个环节导致。

表 1-5-5-10 问题记录表

人员：评估人员 □　　　控制人员 □　　　参练人员 □　　　观摩人员 □　　　　　　日期：

| 时间 | 时间进展信息编号 | 出现的问题 | 原因分析 |
|---|---|---|---|
| | | | |
| | | | |
| | | | |
| | | | |

## 二、演练评估的实施

评估所需数据和信息的搜集方式较为灵活，包括上述的评估工具包，也可采取速记或录音、录像等方式，每种方法都有各自的优缺点，在指定评估方法时应结合该次演练的具体情况考虑和取舍。

实施评估的具体行动就是观察和记录，评估团队负责人可通过以下步骤指导评估人员开展工作：

1. 共同回顾演练的特定目标、细节事件和预期行动（部分内容需要评估人员在演练现场根据实际情况短时间内完成填写，部分内容需要演练后进行统计分析）。

2. 强调将参练人员采取的行动和所做决定看作被观察对象，而不要关注参练人员本身（保证在不干扰参练人员工作的情况下，协助控制组负责人确保演练按计划进行）。

3. 告知评估人员应处的观察位置。

4. 向评估人员介绍哪些是需要观察的预期行动。

5. 必要时，提供评估要点，以使其能够更客观地收集数据。

6. 使用评估工具包，规范和全面地记录信息

7. 评估人员在演练结束后，还可通过与参练人员交谈、向参练应急组织索取演练的文字材料等方式进一步搜集与演练有关的信息，以便准确评估演练效果。

（一）演练评估总结与改进

1. 演练评估总结

演练后总结会一般有两种形式：演练后小结和评估团队会议。

（1）演练后小结

演练一结束，立即组织参练人员进行一个简短口头汇报。评估负责人主持这个小结过程，提供参练人员表述演练经过、提出改进建议，以及承诺改进的机会。小结过程一般如下：

1）评估负责人简单回顾演练目标，总结评价整体演练的得失。

2）评估负责人要求每个参练人员简要汇报（每人约1~2分钟，人数较多时以组为单位汇报）。

3）评估人员应记录小结时的汇报信息，作为演练总结评估报告的一部分。

4）时刻注意让参练人员的汇报围绕主题。小结的目的是参练人员自我评价表现情况，尽可能的引导参练人员专注于自己的表现。

（2）评估团队会议

评估团队会议主要目的是分析演练过程，并准备演练总结评估报告。

1）演练结束后立即召开评估团队会议，并相互交换意见。

2）可在演练结束1周内召开正式的评估团队会议，分析各种发现，细致描述成功和不足之处并整理汇总。评估团队分析各项数据，讨论每个目标达成的程度。

3）必要时可组织演练设计团队成员及控制人员一起参加评估团队会议，提供反馈和建议。

但是要注意，演练评估会议需在演练结束后1~4周内尽快完成（小规模演练必须在1周内），此时大家对于演练活动的记忆还比较清晰，所有参演人员热情尚未减退。

（3）演练总结评估报告

评估团队负责人负责组织评估团队完成演练后总结评估报告，评估团队所有的发现都应列入报告中。该报告记录了演练的有效性，也将作为设计后续演练、完善应急预案、实施方案和采取改进行动的基础。

1）报告形式：评估报告可形式多样。小规模的演练可仅列出演练后小结时记录的摘要，后附建议；对于大规模的演练，特别是功能性演练或全方位演练，总结评估报告应该

较正式、具体、明确和综合性。

2）报告格式：演练总结评估报告通常应该包含下表所列主题（表1-5-5-11）。

**表1-5-5-11　演练后总结报告提纲**

| |
|---|
| 1. 介绍（本报告的主要目的、编写原因、主要内容、使用的评估方法、主要问题和建议的总体概述）。 |
| 2. 背景描述（演练的原因和目的）<br>　（1）演练摘要<br>　　　1）目的和目标<br>　　　2）演练前的准备<br>　　　3）参演人员、机构和组织<br>　　　4）演练过程<br>　（2）收获和不足<br>　　　1）评估团队的发现<br>　　　2）参练人员简报摘要 |
| 3. 建议<br>　1）培训需求<br>　2）应急预案或实施方案需改进的地方<br>　3）其他改进建议 |

如果改进建议内容较多、涉及面较广，可在演练总结评估报告中提及，随后专题撰写改进工作方案（improvement plan，IP）。改进工作方案应明确、具体且具有可操作性，要素包括：改进工作的目标（短期目标、长期目标）、需要调动的资源或投入成本及获取途径、具体的改进措施、责任机构和完成日期等。需强调的是，改进工作目标与演练目标类似，也应该明确改进行动实施的时间要求和完成的标准。

2. 演练评估改进

开展应急演练的目的之一就是通过演练获得对未来应急工作的改进建议。只有当评估得出的改进建议被贯彻落实后，演练才能真正达到目的。因此，评估的最终目的是改进应急预案和方案，以及改进实施这些方案的行动和程序，同时加强对人员的培训和资源的配置，从而加强整个应急管理体系。

如果演练目标的制定能与应急职能密切相关，且确保评估焦点保持在参练人员的表现而非参练人本身，那么通过评估就很容易获得对改进未来工作的建议。一般来说，所需进行的改进多集中在响应程序是否合理、资源是否足够支持该程序、人员是否训练充足及遵循程序、使用资源情况等方面。

（吴胜男）

# 第二篇　制度篇

# 第一章 应急管理委员会工作制度和职责

为进一步提高医院对院内外突发事件的应急反应能力和医疗救援的质量和水平，有效预防、及时控制和消除突发事件的危害，避免和减少人员伤亡，努力提供快速、有序、有效、安全的医疗急救服务，切实保障人民群众身体健康和生命、财产安全，结合医院实际，因此，制定应急管理委员会工作制度和职责非常重要！

**一、成立医院突发事件应急管理领导小组**

1. 组长：医院院长。
2. 副组长：医院副院长；医务科、急诊科、门诊部主任。
3. 成员：医务科干事，护理部干事。
4. 疫情监测上报组。
5. 通信联络组。
6. 后勤保障组。
7. 在医务科下设办公室（兼）。

**二、应急管理委员会工作制度**

1. 突发事件的应急处理工作，应遵循依法管理、预防为主、强化培训、适时演练、平战结合、常备不懈的方针，贯彻统一领导、分级负责、及时应对、快速反应、措施果断、科学处置、协调合作的原则。

2. 在突发事件的应急处理过程中，有不负责任、不履行岗位职责、不服从指挥调度、散布谣言、扰乱医疗秩序、危害公众健康等行为者，按照《中华人民共和国传染病防治法》《突发公共卫生事件应急条例》和医院有关规定处理，构成犯罪的，依法追究刑事责任。

3. 医院各有关部门应根据各自的职责开展防治突发事件相关的科学研究，建议突发事件应急调查、现场救护、传染源隔离、卫生防护、检测检验、监督检查等工作所需物资、设备、设施、技术与人才资源的设备，做到有备无患，防患未然。

**三、应急管理委员会工作职责**

**（一）医院突发事件应急管理领导小组职责**

1. 不定期召开应急管理小组会议，对医院应急管理工作进行监督与指导，并提出改进建议。

2. 对突发事件的应急处置和医疗救援工作实行规范管理，做到常备不懈，及时有效。

3. 对事发现场伤亡情况和事态发展做出快速、准确的评估，及时了解掌握事故的原因、特征、规律、医疗救援资源、地理交通状况等信息。

4. 在事发现场或临时指定地点设立临时指挥部，组长（总指挥）负责组织、部署突发事件的现场应急处置和医疗救援工作，组长不在时，根据突发事件原因，由分管院领导担任总指挥，副组长按各自行政分工协助总指挥负责所分管部门的应急和医疗救援工作，指挥、调遣院内各科室医疗救援力量和应急处置、抢险维修人员，本小组中各位组员即应急处置和医疗救援的具体实施人。

5. 向当地突发事件应急处置和医疗救援领导小组或上一级卫生行政主管部门汇报有关情况并接受其指令和任务，对外发布有关信息统一口径，会同有关部门对突发事件的起因、损失进行调查、评估，并将调查结果及时报告上级卫生行政主管部门等。

（二）医院突发事件应急管理工作各职能部门职责

1. 对突发事件进行分类管理。医院内突发事件大体可分为环境安全和公共卫生两类，医务科负责对公共卫生类突发事件（包括重大传染病疫情、群体性不明原因疾病、重大食物中毒和职业中毒、医院感染暴发流行、核素泄漏、重大医疗事故等）的应急救治管理；后勤保障部门负责对环境安全类突发事件（包括水、电、医疗设施等的质量事故、水灾、火灾、地震、战争、动乱、恐怖事件等）的管理。分类管理不是分开管理，各主管部门要注重互通信息、互相支持、各负其责、协调一致地做好应急事件的管理工作。

2. 结合医院实际情况，制定切实可行的各类突发事件应急预案。医务科负责制订公共卫生类突发事件应急救治、医院诊疗过程中突发事件应急处置预案；护理部负责制定护理工作中突发事件的应急处置预案；感染管理科负责制定医院感染暴发紧急处置预案；预防保健科负责制定预防感染、食物中毒预案；院办负责制定信息系统突发故障应急预案；设备科负责制订水、电、气、医疗设备故障及突发辐射事件应急处置预案，医院办公室负责各类预案的汇总、整理工作。以上范围外的突发事件应急预案根据职能由主要分管部门负责牵头制定。

3. 各预案制定部门负责预案的演练工作，包括制定计划、人员与物资的准备、演练总结等。

4. 各部门及时总结预案演练与执行过程中存在的不足，对预案进行修订，并做好修订记录交付医院办公室。

5. 各职能部门就应急管理工作中存在的问题及时向分管院长汇报，必要时交医院应急管理小组讨论。

（三）医院突发事件应急管理工作各级各类人员职责

1. 当得知本地区有重特大事件发生，各级各类医务人员（包括医、护、医技、行政后勤人员，下同）均应主动赶赴医院待命，随时准备投入救援工作。

2. 院内发生突发事件后，凡在医院或接到呼叫的医务人员都应主动及时到达现场，中层及以上干部到现场后应当立即向现场指挥部报到，并接受其统一指挥和调遣，其他人员向本科室主任或护士长报到，积极组织起来，参加应急处置和医疗救援工作。

3. 医疗救援组：医师和护士的主要职责是在患者身边，应尽力保护患者的生命安全，保障急、危、重患者获得及时准确的救治和快速撤离危险区域，安抚患者及家属，组织和发动家属或轻症患者开展自救互助，接受指挥部指令，涉及全院的突发事件，三级医师必须到位。

4. 通信联络组：建立医院各级各类人员通信网络，及时维护医院通信网络的完整性和准确性，保证和督促中层以上干部和特殊工种岗位工作人员的通信工具保持良好的运作状态。在突发事件发生以后，负责呼叫有关人员到场，及时将指挥部指令传达到位。院内通信中断时，及时启用对讲机，无条件地开通各级各类人员的自备手机，并尽快恢复通信联络。

5. 后勤保障组：建立医院突发事件应急处置和医疗救援生活保障体系，在突发事件发生以后，负责供水、供粮，提供应急处置和医疗救援所必需的生活用品和工具杂品等，妥善安排患者生活，保证参加救援者有较强的战斗力。合理调度车辆，保证指挥者、专家、救援人员及特殊用途的用车。完善对医院现有设备的使用、维修建档工作，做到心中有数，在突发事件发生以后，负责医疗仪器设备及其他生活或辅助类设备的维修抢险工作，组织设备、总务、高配等部门人员积极采取措施，排查故障，不能及时修复时提供备用设备，尽快恢复被破坏的交通、通信、供水、供电、供气，以保证临床开展医疗救援工作和事故发生区域人们的生活所需。建立医院安全保卫制度，在突发事件发生以后，负责院内事故发生区域或全院的治安管理和安全保卫工作，合理调配人力，维护秩序，保护现场，预防和打击各种犯罪活动。

### 四、医院突发事件应急管理原则

1. 突发事件的应急处理工作，应遵循依法管理、预防为主、强化培训、适时演练、平战结合、常备不懈的方针，贯彻统一领导、分级负责、及时应对、快速反应、措施果断、科学处置、协调合作的原则。

2. 在突发事件的应急处理过程中，有不负责任、不履行岗位职责、不服从指挥调度、散布谣言、扰乱医疗秩序、危害公众健康等行为者，按照《中华人民共和国传染病防治法》《突发公共卫生事件应急条例》和医院有关规定处理，构成犯罪的，依法追究刑事责任。

3. 医院各有关部门应根据各自的职责开展防治突发事件相关的科学研究，建立突发事件应急调查、现场救护、传染源隔离、卫生防护、监测检验、监督检查等工作所需物资、设备、设施、技术与人才资源的储备，做到有备无患，防患未然。

### 五、医院突发事件应急处置流程

医院突发事件应急处置流程详见图 2 - 1 - 5 - 1。

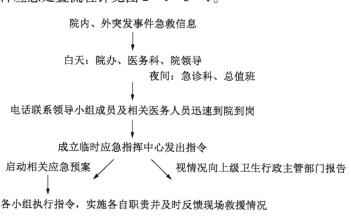

**图 2 - 1 - 5 - 1　医院突发事件应急处置流程**

注：报告内容：①事故发生的时间、地点、伤亡人数及种类。②伤员主要的伤情、采取的措施及投入的医疗资源。③急需解决的问题。④本院、本单位人员、设备、房屋等受损情况。⑤疫情的报告和公布根据《中华人民共和国传染病防治法》的规定实施。

（吴胜男）

# 第二章　各类应急预案

## 第一节　整体应急预案

为了及时有效地处置和最大限度地减少突发事件的发生及其造成的损失，增强应对风险和突发事件的能力，特制定本预案。

### 一、基本预案

（一）单位简况

1. 本单位名称。

2. 单位环境。

3. 单位情况：单位法人代表，单位主要负责人。

4. 单位人数。

（二）单位建筑情况

1. 医院现有建筑。

2. 建筑内楼梯。

3. 安全出口。

4. 消防、监控系统。

5. 消防设施。

6. 特种、重要设备。

7. 重要场所：如锅炉房、配电房、地下室停车库、中心监护室、手术区域、手术间等。

### 二、应急组织及人员岗位职责

（一）应急组织机构及职责

1. 应急组织指挥

应急总指挥；副总指挥；指挥部成员或相关部门。

2. 应急总指挥职责

（1）决定事故应急预案的启动和终止。

（2）统一领导事故应急救援工作，确定现场指挥人负责应急队伍和资源的调动。

（3）向公安、消防、安监、技监、卫监等应急部门报告，并保持密切联系；公安、消防等部门人员到达单位后，配合这些部门指挥应急救援工作。

（4）向社区有关部门和单位通报事故情况和要求提供救援事项。

（5）向上级主管部门报告事故情况和救援事项。

（6）向单位员工通报事故情况。

（7）根据上级主管部门授权，向新闻媒体公布事故情况。

（8）负责事故原因调查和善后工作。

（二）现场指挥

现场第一指挥由单位总指挥担任。当第一指挥因故不在单位时，由单位副总指挥依次顶替代理。当单位总指挥、副总指挥均不在单位时，由保卫部主任或医院总值班临时担任现场第一指挥。

1．事故现场指挥的职责

根据各类事故应急预案的规定：

（1）在事故现场指挥救援行动，把事故消灭在初始状态。

（2）指挥现场无关人员有序疏散，撤离到安全区域。

（3）负责救护受伤人员和寻找失踪人员。

（4）负责现场应急救援任务分配和人员调度。

（5）把事故情况、可能造成的危害和救援事项向应急总指挥报告。

（6）与公安、消防等应急部门合作，提供建议和信息。

（7）维持现场秩序，负责事故现场的警戒和保护。

（8）负责事故后的现场清理工作。

2．一般情况下各类事故的现场协助指挥

（1）火灾现场：由保卫部主任担任现场第一指挥。当在夜间发生火灾时，由总值班临时负责。

（2）恐怖威胁、治安事件现场：由保卫部主任担任现场第一指挥。当在夜间发生事件时，由总值班临时负责。

（3）灾害性天气现场：由负责医院安全的运行保障部主任担任现场第一指挥。当在夜间发生灾害性天气时，由总值班临时负责。

### 三、应急救援小组人员及岗位职责

（一）通信联络小组

当任何突然突发事件发生时，医院电话总机值班员、医院监控室当班人员为应急联络小组。

应急联络小组岗位职责：

1．配合事故现场指挥，通知各应急救援人员迅速到岗。

2．确保单位应急组织通信畅通；确保单位与上级机关、公安、消防等应急部门之间通信畅通。

3．通过广播稳定人心，指导事故现场人员的疏散、自救和在规定地点集合。

（二）疏散引导小组

当突发事件发生时，护理部负责引导病区人员疏散。各病区的护士，医务人员即为本病区的疏散小组成员，病区护士长为本病区疏散组负责人。

疏散引导小组的岗位职责：

1．按应急预案的规定程序和疏散路线合理分流人群，组织力量救助重危患者撤离；

有序组织疏散，将人员迅速安全撤离现场。

2. 组织撤离人员重新集合并进行清点。

3. 及时向总指挥、现场指挥报告撤离情况。

（三）医疗救护小组

当突发事件发生时，医务部负责医疗救护工作，医务部主任为责任人。

岗位职责：按照《重大突发公共事件院内救治应急预案》实施。

（四）警戒保卫小组

当突发事件发生时，保卫部负责警戒保卫，保卫部主任为负责人。

警戒保卫小组的岗位职责：

1. 设置警戒线，隔离灾区，防止无关人员进入，保护现场。

2. 维持秩序和治安，保障救援队伍、物资运输和人员疏散等的交通畅通。

3. 引导公安、消防等救援人员到达现场。

（五）排险抢修小组

当突发事件发生时，医疗设备维修由设备维修科主任负责。后勤保障部的修理组、电工组为排险抢修，由后勤保障部主任负责。

排险抢修小组的岗位职责：

1. 启用应急救灾设施和器材。

2. 关闭危险设备，如电、气、氧通道。

3. 抢修受损设施，转移危险物品和贵重设备。

4. 排除事故，控制险情。

（六）后勤保障小组

后勤保障小组由后勤保障部主任负责，后勤部各工作人员为该小组成员。

后勤保障小组的岗位职责：为应急救援行动提供所需物资装备，保证人员和物资的运输。

（七）媒体接待小组

媒体接待小组由党委宣传部主任负责，科室成员为该小组成员。

媒体接待小组的岗位职责：主要负责接受媒体采访，负责现场、录像、录音，为突发事件的全过程保证必要的音像资料。

### 四、终止应急状态及恢复与善后处理

（一）终止应急状态

1. 当事故已经排除，险情已经结束，隐患已清除，应急总指挥可以宣布终止应急状态。

2. 暂时隔离事故现场：应急状态终止后，警戒线的撤销必须由应急总指挥另行做出决定。因需要对事故原因、事故损失进行调查评估，事故现场的实物证据需予保护，警戒线的撤销经由总指挥另行决定。

（二）恢复与善后

1. 事故调查：事故发生后应当成立事故调查组。调查弄清引发事故的原因及管理上的薄弱环节，以便分清事故责任，消除事故隐患，教育职工，建立健全预防机制。需要

时，配合公安、消防、安监等部门开展调查。

2. 事故调查后，应书面向上级机关报告事故情况，向全院通报事故及处理情况。

3. 奖励在应急行动中表现突出、做出显著成绩的人员；惩罚在应急行动中已执行预案规定程序，严重失职、造成较大损失的人员；惩罚造成事故的相关责任人员。

（韩静）

# 第二节　公共卫生事件

## 一、突发公共卫生事件应急预案

（一）总则

1. 目的

为有效预防、及时控制和消除突发公共卫生事件及其可能造成的危害，规范各类突发公共卫生事件的应急处理流程，提高医院应急处置能力，最大限度地减少损失和影响，保障民众生命安全，制定本预案。

2. 编制依据

编制依据有：《中华人民共和国传染病防治法》《突发公共卫生事件应急条例》《国家突发公共卫生事件应急预案》《国家突发公共事件总体应急预案》及各地的突发公共事件应急预案。

3. 突发公共卫生事件的定义

本预案所指突发公共卫生事件是突然发生，造成或者可能造成社会公众健康严重损害的重大传染病疫情、群体性不明原因疾病、重大食物和职业中毒及其他严重影响公众健康的事件。

4. 突发公共卫生事件的分级

根据突发公共卫生事件性质、危害程度、涉及范围，突发公共卫生事件划分为特别重大（Ⅰ级）、重大（Ⅱ级）、较大（Ⅲ级）和一般（Ⅳ级）四级。

（1）Ⅰ级（特别重大）突发公共卫生事件：

1）肺鼠疫、肺炭疽在大、中城市发生并有扩散趋势，或肺鼠疫、肺炭疽疫情波及2个以上省份，并有进一步扩散趋势。

2）发现传染性非典型肺炎、人感染高致病性禽流感病例，并有扩散趋势。

3）群体性不明原因疾病涉及多个省份，并有扩散趋势。

4）新传染病或我国尚未发现的传染病发生或传入，并有扩散趋势，或发现我国已消灭的传染病重新流行。

5）发生高致病性病菌株、毒株、致病因子等丢失事件。

6）周边及与我国通航的国家和地区发生特大传染病疫情，并出现输入性病例，严重危及公共卫生安全。

7）国务院卫生行政部门认定的其他特别重大突发公共卫生事件。

（2）Ⅱ级（重大）突发公共卫生事件

有下列情形之一的，为Ⅱ级（重大）突发公共卫生事件：

1）在1个县（市）行政区域内，一个平均潜伏期内（6天）发生5例以上肺鼠疫、肺炭疽病例，或者相关联的疫情波及2个以上的县（市）。

2）发现传染性非典型肺炎、人感染高致病性禽流感疑似病例。

3）发生腺鼠疫流行，在1个市（地）行政区内，一个平均潜伏期内（6天）多点连续发病20例及以上，或流行范围波及2个以上市（地）。

4）霍乱在1个市（地）行政区内流行，1周内发病30例及以上，或波及2个以上市（地），有扩散趋势。

5）乙类、丙类传染病波及2个以上县（市），1周内发病水平超过前5年同期平均发病水平2倍以上。

6）我国尚未发现的传染病发生或传入，尚未造成扩散。

7）发生群体性不明原因疾病，波及2个以上县（市）。

8）发生重大医源性感染事件。

9）预防接种或群体预防性服药出现人员死亡。

10）境内外隐匿运输、邮寄高致病性生物病原体、生物毒素造成境内人员感染或死亡，以及省级以上卫生部门认定的其他重大突发公共卫生事件。

（3）Ⅲ级（较大）突发公共卫生事件

有下列情形之一的，为Ⅲ级（较大）突发公共卫生事件：

1）发生肺鼠疫、肺炭疽病例，一个平均潜伏期内病例数未超过5例，流行范围在1个县（市）行政区域以内。

2）发生腺鼠疫流行，一个平均潜伏期内连续发病10～19例，或波及2个以上县（市）。

3）霍乱在1周内发病10～29例，或波及2个以上县（市），或市（地）级以上城市的市区首次发生。

4）在1个县（市）行政区域内，乙、丙类传染病1周发病水平超过前5年同期平均发病水平1倍以上。

5）在1个县（市）行政区域内发现群体性不明原因疾病。

6）预防接种或群体预防性服药出现群体心因性反应或不良反应。

7）市（地）级以上卫生部门认定的其他较大突发公共卫生事件。

（4）Ⅳ级（一般）突发公共卫生事件

有下列情形之一的，为Ⅳ级（一般）突发公共卫生事件：

1）腺鼠疫在1个县（市）行政区域内发生，一个平均潜伏期内病例数未超过10例。

2）霍乱在1个县（市）行政区域内发生，在1周内发病10例以下。

3）县级及以上卫生部门认定的其他一般突发公共卫生事件。

5. 适用范围

本预案适用于突发公共卫生事件在医院的应急处置。发生食物中毒、职业中毒及病原微生物实验室生物安全管理，按照其他有关规定执行。其他突发公共事件涉及的医疗卫生应急救援，依据该医院突发公共事件医疗救援应急预案实施应急处置。

6. 工作原则

预防为主，常备不懈；统一领导，分级负责；依法规范，快速反应；依靠科学，加强合作。

（二）组织体系

1. 领导小组

组长：院长、党委书记。

副组长：分管院领导。

组员：院办、党办、医务部、护理部、门急诊办公室、预防保健部、医院感染办公室、药学部、后勤保障部、设备部等部门负责人。

联络员：医务部专人、应急办专人。

职责：负责组织指挥协调医疗救治，审核批准上报材料；各组员按照所管辖的职能范围开展工作。

2. 临床救治专家组

组长：相关科室主任。

副组长：其他相关科室主任。

组员：内科各科主任、急危重病科及 ICU、儿科、麻醉科、中医科、影像科、检验科等科主任。

联络员：预防保健部、相关科室专人。

职责：指导并组织监测、治疗、流调，开展培训工作。

（三）应急响应

1. 应急响应原则

发生突发公共卫生事件后，在上级卫生行政部门的统一指挥下，医院领导小组要组织做好应急处置所需的人员与物资准备，采取必要的预防控制措施，防止突发公共卫生事件在院内发生，并按照省级卫生行政部门的统一指挥和调度，支援突发公共卫生事件发生地的应急处置工作。

2. 分级响应——Ⅰ级、Ⅱ级、Ⅲ级、Ⅳ级响应

在省市卫生部门的统一指挥下，领导小组要立即组织医疗救治，保障突发公共卫生事件应急处置所需医疗救治和预防用防护设备、药品、医疗器械等物资的供应。

3. 响应措施

（1）感染科及临床救治专家组负责患者接诊、收治和转运工作，实行重症和普通患者分开管理，及时排除或确诊疑似患者。

（2）临床救治专家组负责对群体性不明原因疾病和新发传染病做好病例分析与总结，积累诊断治疗经验。重大中毒事件，按照现场救援、患者转运、后续治疗相结合的原则进行处置。

（3）预防保健部协助疾控机构人员开展标本的采集、流行病学调查工作及传染病和中毒患者的报告。

（4）医院感染管理科和后勤保障部负责做好医院内现场控制、消毒隔离、个人防护、

医疗垃圾和污水处理工作，防止院内交叉感染和污染。

（5）对因突发公共卫生事件而引起身体伤害的患者，任何临床、医技科室不得拒绝接诊。

（6）服从上级卫生行政部门指挥，派出相应的医疗救治人员赴疫情发生地开展救治工作。

4. 突发公共卫生事件应急反应的终止

突发公共卫生事件应急反应的终止需符合以下条件：突发公共卫生事件隐患或相关危险因素消除，或末例传染病病例发生后经过最长潜伏期无新的病例出现。

特别重大突发公共卫生事件由国务院卫生行政部门组织有关专家进行分析论证，提出终止应急响应的建议，报国务院或国家相关应急指挥机构批准后实施。

重大突发公共卫生事件由省级卫生局组织专家进行分析论证，提出终止应急响应的建议，报省政府或省应急处置指挥部批准后实施，并向国务院卫生行政部门报告。

较大突发公共卫生事件由市（地）卫生局组织专家进行分析论证，提出终止应急响应的建议，报市（地）政府批准后实施，并向省级卫生行政部门报告。

一般突发公共卫生事件由县（市）卫生部门组织专家进行分析论证，提出终止应急响应的建议，报县（市）政府或县（市）突发公共卫生事件应急指挥机构批准后实施，并向上一级卫生行政部门报告。

医院要根据上级卫生行政部门的指令，由领导小组通知终止应急响应。

（四）院内突发公共卫生事件的监测及处理

1. 监测

所有临床医务人员均作为突发公共卫生事件的监测责任人，尤其是感染性疾病科、急诊科、呼吸科、儿科门急诊工作人员。

2. 报告

（1）信息报告内容

1）发生或者可能发生传染病暴发。

2）发生或者发现不明原因的群体性疾病。

3）发生传染病菌种、毒种丢失的。

4）发生或者可能发生重大食物和职业中毒事件的。

（2）信息报告的时限

院内各环节必须是立即上报，医院报上级部门为2小时内。

（3）信息报告程序

门急诊发现单发可疑病例，立即上报门急诊部、预防保健部，群体性可疑病例（3人以上）报门急诊部、预防保健部的同时报医务部，非工作时间报总值班，并填写《突发公共卫生事件相关信息报告卡》。门急诊部、医务部或总值班在接到科室上报后立即上报领导小组组长（副组长通知相关组员），并通知临床专家组组长组织有关的医疗力量进行处理；临床救治组联络员应尽快汇总情况，报领导小组联络员，经领导小组组长审核后在接到上报2小时内向当地卫生局汇报。预防保健部在接到科室上报后2小时内通过网络直报、电话、传真等方式向当地疾病预防控制中心上报。

3. 医疗措施

（1）对传染病患者和疑似传染病患者，应当采取就地隔离、就地观察、就地治疗的措施。对传染病做到早发现、早报告、早隔离、早治疗，切断传播途径，防止扩散。

（2）对突发公共卫生事件致病的人员提供医疗救护和现场救援，对就诊患者必须接诊治疗，并书写详细、完整的病历记录；对需要转送的患者，应当按照规定将患者及其病历记录的复印件转送至指定的医疗机构。

（3）采取卫生防护措施，防止交叉感染和污染。对传染病患者密切接触者采取医学观察措施，传染病患者密切接触者应当予以配合。

（4）可疑病例立即报告直管卫生管理部门和疾病预防控制中心。

（五）后期评估

突发公共卫生事件结束后，各部门要对突发公共卫生事件的处置情况进行总结评估。总结评估报告应在结束后的1周内完成，报医院办公室汇总后，经领导小组审核通过，归档上报上级卫生部门。

（六）奖惩制度

1. 奖励

对发现首例患者的医务人员和参加突发公共卫生事件应急处理做出贡献的科室和个人进行表彰和奖励；对参加应急处置一线工作的专业技术人员，要根据工作需要制定合理的补助标准，给予补助。

2. 惩罚

对在突发公共卫生事件的预防、报告、调查、控制和处理过程中，有玩忽职守、失职、渎职等行为的未依照本预案的规定及时采取控制措施的，对未依照本预案的规定履行突发事件监测职责的追究当事人的责任、未依照本预案的规定履行报告职责，隐瞒、缓报或者谎报的；拒绝接诊患者，拒不服从突发事件应急处理领导组调度者，依据《突发公共卫生事件应急条例》及有关法律法规追究当事人的责任。

（七）日常管理、培训和演练

1. 日常管理

主管部门为医务部、应急办、预防保健部和门急诊部，有兼职和专职人员管理；相关协同部门为护理部、感控科、医院办公室、党办、后勤保障部。

2. 培训

预防保健部负责每年至少两次对医务人员进行传染病的培训及考核，医务部负责进行应急知识及抢救技能培训及考核。对新发病例、不明原因群体疾病或中毒事件等及时组织相应技术培训工作。

3. 演练

医务部、应急办、预防保健部和门急诊办每年组织一至两次的应急演练，使参与者能提高其职责定位意识。

（八）物资储备

医疗设备部、药学部在日常采购中注意对相应器材及药品进行储备。

（九）预案管理与更新

1. 制定与更新

本预案由医务部、应急办、预防保健部和门急诊办负责制定，报医院审定，每两年更新一次；在实施过程中发现的问题以及按上级卫生行政部门的要求及时进行修订和补充。非典、人禽流感、流脑等传染病防治预案可参考专项预案。

2. 预案实施

预案应由应急管理委员会、相关领导小组组织实施。

预案应自下发之日起实施。

附表：

表2-2-2-1：药品供应保障紧急预案应急药品储备数量。

表2-2-2-2：突发公共卫生事件相关信息报告卡。

表2-2-2-3：传染病相关信息表。

表2-2-2-4：食物中毒事件相关信息表。

表2-2-2-5：职业中毒事件相关信息表。

表2-2-2-6：农药中毒事件相关信息表。

表2-2-2-7：其他化学中毒事件相关信息表。

表2-2-2-8：环境卫生事件相关信息表。

表2-2-2-9：群体性不明原因疾病相关信息表。

表2-2-2-10：免疫接种事件相关信息表。

表2-2-2-11：医院内感染事件相关信息表。

表2-2-2-12：放射性卫生事件相关信息表。

表2-2-2-13：其他公共卫生事件相关信息表。

**表2-2-2-1　药品供应保障紧急预案应急药品储备数量**

部门：药库

| 药品 | 规格 | 基数 | 药品 | 规格 | 基数 | 备注 |
|---|---|---|---|---|---|---|
| 肾上腺素注射液 | 1 mg | 20 | 巴曲酶注射液 | 1 ku | 5 | |
| 间羟胺注射液 | 10 mg | 20 | 甲强龙注射液 | 40 mg | 10 | |
| 多巴胺注射液 | 20 mg | 20 | 地塞米松注射液 | 5 mg | 20 | |
| 多巴酚丁胺注射液 | 20 mg | 10 | 纳洛酮注射液 | 0.4 mg | 10 | |
| 异丙基肾上腺素注射液 | 2 mg | 10 | 亚甲蓝注射液 | 50 mg | 5 | |
| 去甲肾上腺素注射液 | 2 mg | 10 | 氯解磷定注射液 | 0.5 g | 10 | |
| 氨力农注射液 | 50 mg | 5 | 注射用硫代硫酸钠 | 0.64 g | 5 | |
| 毛花苷C注射液 | 0.1 mg | 5 | 注射用谷胱甘肽 | 0.6 g | 5 | |
| 注射用米力农 | 10 mg | 5 | 阿托品注射液 | 0.5 mg | 100 | |
| 硝酸甘油注射液 | 5 mg | 20 | 注射用能量合剂 | | 10 | |
| 异舒吉注射液 | 10 mg | 5 | 注射用果糖二磷酸 | 5 g | 10 | |
| 异搏定注射液 | 5 mg | 5 | 注射用苯巴比妥 | 0.1 g | 5 | |
| 注射用恬尔新 | 10 mg | 10 | 地西泮注射液 | 10 mg | 5 | |

（续）

| 药品 | 规格 | 基数 | 药品 | 规格 | 基数 | 备注 |
|------|------|------|------|------|------|------|
| 可达龙注射液 | 15 mg | 6 | 二巯丙磺酸钠注射液 | 0.125 g | | 医药公司直接供货，2 小时内 |
| 可拉明注射液 | 0.375 g | 10 | 洛贝林注射液 | 3 mg | 10 | |
| 美解眠注射液 | 50 mg | 2 | 醒脑静注射液 | 10 mL | 10 | |
| 胞磷胆碱注射液 | 0.25 g | 5 | 博璞青注射液 | 0.4 mL | 5 | |
| 注射用甲氯酚酯 | 0.25 g | 10 | 速碧林注射液 | 0.4 mL | 10 | |

表 2-2-2-2　突发公共卫生事件相关信息报告卡

☐ 初步报告　　☐ 进程报告（　次）　　☐ 结案报告

**填报单位（盖章）：**_____　　**填报日期：**_____年___月___日

**报告人：**_____　　**联系电话：**_____

**事件名称：**_____

**信息类别：**1. 传染病；2. 食物中毒；3. 职业中毒；4. 其他中毒事件；5. 环境卫生；6. 免疫接种；7. 群体性不明原因疾病；8. 医疗机构内感染；9. 放射性卫生；10. 其他公共卫生事件

**突发事件等级：**1. 特别重大；2. 重大；3. 较大；4. 一般；5. 未分级；6. 非突发事件

**初步诊断：**_____　　**初步诊断时间：**_____年___月___日

**订正诊断：**_____　　**订正诊断时间：**_____年___月___日

**确认分级时间：**_____年___月___日　　**订正分级时间：**_____年___月___日

**报告地区：**_____省_____市_____县（区）

**发生地区：**_____省_____市_____县（区）_____乡（镇）

**详细地点：**_____

**事件发生场所：**1. 学校；2. 医疗卫生机构；3. 家庭；4. 宾馆饭店写字楼；5. 餐饮服务单位；6. 交通运输工具；7. 菜场、商场或超市；8. 车站、码头或机场；9. 党政机关办公场所；10. 企事业单位办公场所；11. 大型厂矿企业生产场所；12. 中小型厂矿企业生产场所；13. 城市住宅小区；14. 城市其他公共场所；15. 农村村庄；16. 农村农田野外；17. 其他重要公共场所；18. 如是医疗卫生机构，则：（1）类别：①公办医疗机构；②疾病预防控制机构；③采供血机构；④检验检疫机构；⑤其他及私立机构；（2）感染部门：①病房；②手术室；③门诊；④化验室；⑤药房；⑥办公室；⑦治疗室；⑧特殊检查室；⑨其他场所；19. 如是学校，则类别：（1）托幼机构；（2）小学；（3）中学；（4）大、中专院校；（5）综合类学校；（6）其他

**事件信息来源：**1. 属地医疗机构；2. 外地医疗机构；3. 报纸；4. 电视；5. 特服号电话95120；6. 互联网；7. 市民电话报告；8. 上门直接报告；9. 本系统自动预警产生；10. 广播；11. 填报单位人员目睹；12. 其他

**事件信息来源详细：**_____

**事件波及的地域范围：**_____

**新报告病例数：**_____　　**新报告死亡数：**_____　　**排除病例数：**_____

**累计报告病例数：**_____　　**累计报告死亡数：**_____

**事件发生时间：**_____年_____月_____日_____时_____分

**接到报告时间：**_____年_____月_____日_____时_____分

**首例患者发病时间：**_____年_____月_____日_____时_____分

**末例患者发病时间：**_____年_____月_____日_____时_____分

**主要症状：**1. 呼吸道症状；2. 胃肠道症状；3. 神经系统症状；4. 皮肤黏膜症状；5. 精神症状；6. 其他（对症状的详细描述可在附表中详填）

**主要体征：**（对体征的详细描述可在附表中详填）

**主要措施与效果：**（见附表中的选项）

注：请在相应选项处划"〇"。

表2-2-2-3　传染病相关信息表

| 填报单位（盖章）：_____　填报日期：_____年____月____日 |
| --- |
| 事件名称：_____ |
| 传染病类别：1. 甲类传染病；2. 乙类传染病；3. 丙类传染病；4. 其他 |
| 初步诊断： |
| **1. 甲类**：（1）鼠疫；（2）霍乱 |
| **2. 乙类**：（1）传染性非典型肺炎；（2）艾滋病；（3）病毒性肝炎（□ 甲型、□ 乙型、□ 丙型、□ 戊型、□ 未分型）；（4）脊髓灰质炎；（5）人感染高致病性禽流感；（6）麻疹；（7）流行性出血热；（8）狂犬病；（9）流行性乙型脑炎；（10）登革热；（11）炭疽（□ 肺炭疽、□ 皮肤炭疽、□ 未分型）；（12）痢疾（□ 细菌性、□ 阿米巴性）；（13）肺结核（□ 涂阳、□ 仅培阳、□ 菌阴、□ 未痰检）；（14）伤寒（□ 伤寒、□ 副伤寒）；（15）流行性脑脊髓膜炎；（16）百日咳；（17）白喉；（18）新生儿破伤风；（19）猩红热；（20）布鲁氏菌病；（21）淋病；（22）梅毒（□ Ⅰ期、□ Ⅱ期、□ Ⅲ期、□ 胎传、□ 隐性）；（23）钩端螺旋体病；（24）血吸虫病；（25）疟疾（□ 间日疟、□ 恶性疟、□ 未分型） |
| **3. 丙类**：（1）流行性感冒；（2）流行性腮腺炎；（3）风疹；（4）急性出血性结膜炎；（5）麻风病；（6）流行性和地方性斑疹伤寒；（7）黑热病；（8）包虫病；（9）丝虫病；（10）除霍乱、细菌性和阿米巴性痢疾、伤寒和副伤寒以外的感染性腹泻病 |
| **4. 其他**：_____ |
| 致病因素： |
| **1. 细菌性**：（1）沙门氏菌；（2）变形杆菌；（3）致泻性大肠埃希氏菌；（4）副溶血性弧菌；（5）肉毒梭菌；（6）葡萄球菌肠毒素；（7）蜡样芽孢杆菌；（8）链球菌；（9）椰毒假单胞菌酵米面亚种菌；（10）伤寒杆菌；（11）布鲁氏菌；（12）志贺氏菌属；（13）李斯特氏菌；（14）空肠弯曲杆菌；（15）产气荚膜梭菌；（16）霍乱弧菌；（17）肠球菌；（18）气单胞菌；（19）小肠结肠炎耶尔森氏菌；（20）类志贺邻单胞菌；（21）炭疽杆菌；（22）其他致病细菌 |
| **2. 病毒性**：（1）甲型肝炎病毒；（2）乙型肝炎病毒；（3）丙型肝炎病毒；（4）戊型肝炎病毒等；（5）SARS 病毒；（7）其他病毒 |
| **3. 衣原体支原体**：（1）肺炎衣原体；（2）其他衣原体支原体 |
| **4. 霉菌性**：（1）真菌毒素；（2）其他霉菌 |
| **5. 其他新发或不明原因**：（1）SARS；（2）禽流感病毒；（3）其他 |
| **事件发生原因**：1. 饮用水污染；2. 食物污染；3. 院内感染；4. 医源性传播；5. 生活接触传播；6. 媒介动植物传播；7. 原发性；8. 输入性；9. 不明；10. 其他 |
| **患者处理过程**：1. 对症治疗；2. 就地观察；3. 就地治疗；4. 公安机关协助强制执行；5. 免费救治；6. 医学观察；7. 转送定点医院；8. 隔离观察；9. 特异性治疗；10. 明确诊断；11. 采样检验；12. 就地隔离；13. 其他 |
| **事件控制措施**：1. 隔离传染病患者；2. 区域实行疫情零报；3. 开展流行病学调查；4. 筹资免费救治；5. 多部门协作，群防群治；6. 落实各项公共卫生措施；7. 政府成立专项工作组织；8. 区域实行疫情日报；9. 国家卫生部已公布该事件信息；10. 启动本县区级应急预案；11. 预防性服药；12. 启动本省级应急预案；13. 启动全国应急预案；14. 专家评估；15. 上级督察和指导；16. 针对新病种出台新方案；17. 调拨贮备急需物资药品；18. 宣传教育；19. 消毒；20. 疫苗接种；21. 疫点封锁；22. 医疗救护；23. 现场救援；24. 群体卫生防护；25. 其他 |

注：请在相应选项处划"〇"。

表2-2-2-4　食物中毒事件相关信息表

| 填报单位（盖章）：_____　填报日期：_____年____月____日 |
| --- |
| 事件名称：_____ |
| 食物中毒类别：1. 动物性　2. 植物性　3. 其他　4. 不明 |
| 初步诊断：1. 伤寒；2. 霍乱；3. 菌痢；4. 甲肝；5. 腹泻；6. 中毒；7. 皮肤病；8. 神经系统疾病；9. _____疾病；10. 环境生物效应；11. 其他 |

（续）

致病因素：

**1. 生物性：**（1）肉毒梭菌；（2）椰毒假单胞菌酵；（3）志贺氏菌属；（4）霍乱弧菌；（5）类志贺邻单胞菌；（6）牛绦虫、猪绦虫；（7）变形杆菌；（8）葡萄球菌肠毒素；（9）米面亚种菌；（10）李斯特氏菌；（11）肠球菌；（12）炭疽杆菌；（13）溶组织阿米巴；（14）致泻性大肠埃希氏菌；（15）蜡样芽孢杆菌；（16）真菌毒素；（17）空肠弯曲杆菌；（18）气单胞菌；（19）甲型、戊型肝炎病毒；（20）布鲁氏菌；（21）副溶血性弧菌；（22）链球菌；（23）伤寒杆菌；（24）产气荚膜梭菌；（25）小肠结肠炎耶尔森氏菌；（26）旋毛线虫；（27）沙门氏菌；（28）其他细菌微生物

**2. 农药及化学性：**（1）有机磷类；（2）除草剂类；（3）杀鼠剂类；（4）杀虫剂类；（5）氨基甲酸酯类；（6）菊酯类；（7）其他农药及化学物质

**3. 有毒动植物：**（1）菜豆；（2）白果；（3）高组胺鱼类；（4）发芽马铃薯；（5）含氰甙类植物；（6）鱼胆；（7）毒蘑菇；（8）大麻油；（9）有毒贝类；（10）曼陀罗；（11）桐油；（12）动物甲状腺；（13）毒麦；（14）其他有毒动植物

**4. 其他**

**事件发生原因：**1. 食物污染或变质；2. 原料污染或变质；3. 加热温度不够；4. 生熟交叉污染；5. 熟食储存（温度/时间）不当；6. 误服有毒品；7. 加工人员污染；8. 用具容器污染；9. 投毒；10. 不明；11. 其他

**引发中毒食物：**1. 果蔬类；2. 腌肉制品；3. 豆及豆制品类；4. 鲜活肉制品；5. 腌菜制品；6. 其他

**责任单位：**1. 食品加工厂；2. 批发零售单位；3. 饮食服务单位；4. 集体食堂；5. 食品摊贩；6. 家庭；7. 其他

**患者处理过程：**1. 催吐导泄；2. 明确诊断；3. 对症治疗；4. 抗生素治疗；5. 使用解毒药物；6. 抢救患者；7. 采样检验；8. 中毒情况调查；9. 特异性治疗；10. 其他

**事件控制措施：**1. 封存可疑食品；2. 抢救中毒患者；3. 宣传教育；4. 检验可疑食品；5. 追查事件原因；6. 加强食品卫生安全管理；7. 其他

注：请在相应选项处划"○"。

## 表2-2-2-5  职业中毒事件相关信息表

填报单位（盖章）：＿＿＿＿＿＿＿＿＿  填报日期：＿＿＿＿年＿＿月＿＿日

事件名称：＿＿＿＿＿＿＿＿＿＿＿＿＿＿＿＿＿＿＿＿＿＿＿＿＿＿＿＿＿＿

现场初步急救措施：1. 有；   2. 无

职业病报告：1. 有   2. 无

引发中毒事件毒物名称：＿＿＿＿＿＿＿＿＿＿＿＿＿＿＿＿＿＿＿＿＿＿＿

责任单位：＿＿＿＿＿＿＿＿＿＿＿＿＿＿＿＿＿＿＿＿＿＿＿＿＿＿＿＿＿

**致病因素：**1. 偏二甲基肼；2. 有机锡；3. 羰基镍；4. 苯；5. 甲苯；6. 二甲苯；7. 正己烷；8. 汽油；9. 一甲胺；10. 有机氟聚合物单体及其热裂解物；11. 二氯乙烷；12. 氮氧化合物；13. 四氯化碳；14. 氯乙烯；15. 三氯乙烯；16. 氯丙烯；17. 氯丁二烯；18. 苯的氨基及硝基化合物（不包括三硝基甲苯）；19. 三硝基甲苯；20. 甲醇；21. 酚；22. 五氯酚（钠）；23. 一氧化碳；24. 甲醛；25. 硫酸二甲酯；26. 丙烯酰胺；27. 二甲基甲酰胺；28. 有机磷农药；29. 氨基甲酸酯类农药；30. 杀虫脒；31. 溴甲烷；32. 拟除虫菊酯类农药；33. 职业性中毒性肝病；34. 二硫化碳；35. 铅及其化合物（不包括四乙基铅）；36. 汞及其化合物；37. 锰及其化合物；38. 镉及其化合物；39. 铍征；40. 铊及其化合物；41. 钡及其化合物；42. 钒及其化合物；43. 磷及其化合物；44. 硫化氢；45. 砷及其化合物；46. 砷化氢；47. 氯气；48. 二氧化硫；49. 光气；50. 氨；51. 磷化氢/磷化锌/磷化铝；52. 工业性氟病；53. 氰及腈类化合物；54. 四乙基铅；55. 其他

**事件发生原因：**1. 无"三同时"；2. 无卫生防护设备或效果不好；3. 设备跑、冒、滴、漏；4. 无个人卫生防护用品或使用不当；5. 无或违反安全操作规程；6. 违章指挥、违章操作；7. 无职业卫生教育和危害告知；8. 产品包装或作业岗位无警示标志；9. 首次使用，未报送毒性鉴定资料和注册登记；10. 其他

**患者处理过程：**1. 对症治疗；2. 特异性治疗；3. 医学观察；5. 明确诊断；6. 采样检验；7. 其他

**事件控制措施：**1. 停业整顿；2. 追查责任；3. 宣传教育；4. 更新设备；5. 改善生产环境；6. 严格制度；7. 其他

注：请在相应选项处划"○"。

表2-2-2-6 农药中毒事件相关信息表

**填报单位（盖章）：**_____ **填报日期：**_____年____月____日

**事件名称：**_____

**中毒类型：**1. 生产型；2. 非生产型

**引发事件农药：**1. 敌敌畏；2. 呋喃丹；3. 灭多威；4. 其他氨基甲酸酯；5. 杀虫脒；6. 杀虫双；7. 有机氯类；8. 其他杀虫剂；9. 杀菌剂；10. 毒鼠强；11. 氟乙酰胺等；12. 甲胺磷；13. 抗凝血剂；14. 其他杀鼠剂；15. 百草枯；16. 其他除草剂；17. 混合制剂；18. 1605（含甲基1605）；19. 氧化乐果（含乐果）；20. 敌百虫；21. 水胺硫磷；22. 其他有机磷；23. 溴氰菊酯；24. 其他菊酯类；25. 其他农药

**致病因素：**1. 同引发事件农药；2. 其他

**事件发生原因：**1. 生产性；2. 误服（用）；3. 自杀；4. 投毒；5. 其他

**患者处理过程：**1. 排毒治疗；2. 对症治疗；3. 特异性治疗；4. 急症抢救；5. 明确诊断；6. 采样检验；7. 其他处理

**事件控制措施：**1. 宣传教育；2. 加强管理；3. 限制生产销售；4. 研究解药；5. 救援防护；6. 维护现场人员安全；7. 急救处理患者；8. 其他

注：请在相应选项处划"〇"。

表2-2-2-7 其他化学中毒事件相关信息表

**填报单位（盖章）：**_____ **填报日期：**_____年____月____日

**事件名称：**_____

**致病因素：**_____

**事件发生原因：**_____

**中毒类型：**1. 生产型；2. 非生产型

**患者处理过程：**




**事件控制措施：**




注：请在相应选项处划"〇"。

表2－2－2－8　环境卫生事件相关信息表

填报单位（盖章）：＿＿＿＿＿＿＿＿＿＿＿＿　填报日期：＿＿＿＿年＿＿月＿＿日

事件名称：＿＿＿＿＿＿＿＿＿＿＿＿＿＿＿＿＿＿＿＿＿＿＿＿＿＿＿＿＿

环境卫生事件类别：1. 空气污染　2. 水污染　3. 土壤污染

致病因素：

1. 空气：（1）氯；（2）氨；（3）一氧化碳；（4）硫化物

2. 水污染：（1）生活污水；（2）医院污水；（3）农药

3. 土壤

4. 其他

事件发生原因：

1. 室内装修；2. 违章操作；3. 设备故障；

4. 其他生物性污染：（1）污水排放；（2）设备故障；（3）下水堵塞；（4）无消毒措施

5. 其他室内污染：（1）煤气中毒；（2）室内养殖

6. 其他工业污染：（1）工业三废

7. 其他原因

引发事件污染物：1. 氯；2. 氨；3. 煤气；4. 硫化物；5. 生活污水；6. 医院污水；7. 农药；8. 其他

被污染环境：1. 大气；2. 室内空气；3. 自来水管网；4. 二次供水；5. 自来水水源；6. 分散供水；7. 土壤；8. 河流；9. 其他

责任单位：＿＿＿＿＿＿＿＿＿＿＿＿＿＿＿＿＿＿＿＿＿＿＿＿＿＿

患者处理过程：1. 集中收治；2. 特异性治疗；3. 对症治疗；4. 其他处理；5. 明确诊断；6. 采样检验；7. 其他

事件控制措施：1. 发布新的规章制度；2. 现场防护措施；3. 严格操作程序；4. 综合治理污染源；5. 宣传教育；6. 恢复被污染环境；7. 救助受害人员；8. 毒物鉴定分析；9. 样本采集分析；10. 其他

注：请在相应选项处划"○"。

表2－2－2－9　群体性不明原因疾病相关信息表

填报单位（盖章）：＿＿＿＿＿＿＿＿＿＿＿＿　填报日期：＿＿＿＿年＿＿月＿＿日

事件名称：＿＿＿＿＿＿＿＿＿＿＿＿＿＿＿＿＿＿＿＿＿＿＿＿＿＿＿＿＿

引发事件可疑污染物：

事件发生原因：

危害因素：

患者处理过程：

事件控制措施：

注：请在相应选项处划"○"。

表2-2-2-10　免疫接种事件相关信息表

填报单位（盖章）：＿＿＿＿＿＿＿＿＿＿＿＿＿＿　　填报日期：＿＿＿＿＿年＿＿月＿＿日

事件名称：＿＿＿＿＿＿＿＿＿＿＿＿＿＿＿＿＿＿＿＿＿＿＿＿＿＿＿＿＿＿＿＿＿＿＿＿

致病因素：

1. 麻疹疫苗；2. 百白破混合制剂；3. 乙肝疫苗；4. 脊髓灰质炎糖丸；5. 狂犬疫苗；6. 流行性感冒疫苗；7. 风疹疫苗；8. 水痘疫苗；9. 流行性出血热疫苗；10. 流行性腮腺炎疫苗；11. 甲肝疫苗；12. 伤寒疫苗；13. A群流脑多糖菌苗；14. 白破二联类毒素；15. 乙型脑炎疫苗；16. 卡介苗；17. 轮状病毒疫苗；18. 碘油胶丸；19. 其他

事件发生原因：

1. 心因性反应；2. 不良反应；3. 异常反应；4. 偶合反应；5. 不规范接种；6. 其他

患者处理过程：

1. 对症治疗；2. 特异性治疗；3. 安慰剂治疗；4. 居家休息；5. 医学观察；6. 心理治疗；7. 明确诊断；8. 采样检验；9. 其他

事件控制措施：1. 宣传教育；2. 暂停接种；3. 规范制度；4. 停课放假；5. 其他

接种时间：＿＿＿＿＿年＿＿＿＿＿月＿＿＿＿＿日＿＿＿＿＿时＿＿＿＿＿分

注：请在相应选项处划"○"。

表2-2-2-11　医院内感染事件相关信息表

填报单位（盖章）：＿＿＿＿＿＿＿＿＿＿＿＿＿＿　　填报日期：＿＿＿＿＿年＿＿月＿＿日

事件名称：＿＿＿＿＿＿＿＿＿＿＿＿＿＿＿＿＿＿＿＿＿＿＿＿＿＿＿＿＿＿＿＿＿＿＿＿

致病因素：1. 医源性；2. 非医源性；3. 其他

事件发生原因：1. 交叉感染；2. 医院内污染；3. 其他

引发事件污染物：＿＿＿＿＿＿＿＿＿＿＿＿＿＿＿＿＿＿＿＿＿＿＿＿＿＿＿＿＿＿＿＿＿

患者处理过程：1. 对症治疗；2. 急症救护；3. 明确诊断；4. 采样检验；5. 其他

事件控制措施：

责任单位：

注：请在相应选项处划"○"。

表2-2-2-12 放射性卫生事件相关信息表

填报单位（盖章）：_____ 填报日期：_____年____月____日

事件名称：_____

核和辐射事件类别：1. 放射性同位素；2. 射线装置；3. 核设施

辐射源名称：_____

辐射源活度（Bq）：_____

集体剂量当量：（Gy）：

最大受照剂量：（Gy）：

直接经济损失：（万元）：

责任单位：1. 使用单位；2. 保管单位；3. 其他

事件发生原因：1. 丢失；2. 泄漏；3. 被盗；4. 流散；5. 其他

患者处理过程：1. 住院观察；2. 对症治疗；3. 特异性治疗；4. 明确诊断；5. 采样检验；6. 其他处理

事件控制措施：1. 控制放射源；2. 公共安全警报；3. 疏散人员；4. 其他

注：请在相应选项处划"○"。

表2-2-2-13 其他公共卫生事件相关信息表

填报单位（盖章）：_____ 填报日期：_____年____月____日

事件名称：_____

引发事件可疑污染物：

事件发生原因：

危害因素：

患者处理过程：

事件控制措施：

报告单位领导签字：_____

注：请在相应选项处划"○"。

**二、突发公共事件医疗救援预案**

以上海市为例。

（一）总则

1. 制定目的

保障自然灾害、事故灾难、公共卫生、社会安全事件等突发公共事件（以下简称突发公共事件）发生后，医院医疗卫生救援工作迅速、高效、有序地进行，提高医院应对各类突发公共事件的应急反应能力和医疗卫生救援水平，最大限度地减少人员伤亡和健康危害，保障人民群众身体健康和生命安全，维护社会稳定。

2. 制定依据

根据《中华人民共和国传染病防治法》《突发公共卫生事件应急条例》《医疗机构管理条例》《国家突发公共卫生事件应急预案》《国家突发公共事件总体应急预案》《国家突发公共事件医疗卫生救援应急预案》要求，为了提高医院应对突发公共事件的综合能力，强化医疗卫生救援的应急响应及时有效，满足社会和各级政府对我院未来发展的需要，特制定本预案。

3. 适用范围

本预案适用于突发公共事件所导致的人员伤亡、健康危害的医疗卫生救援工作。

4. 工作原则

服从上级卫生行政部门的统一指挥，做到反应及时、及时到位、平战结合、常备不懈。院办总负责，由应急管理办公室传达信息、汇报工作、协调各部门，由医务部召集医疗救援组（非工作时间由总值班召集）；明确职责。

（二）医疗卫生救援的事件分级

1. 定义

本预案所称突发公共事件是指突然发生，造成或者可能造成重大人员伤亡、财产损失、生态环境破坏和严重社会危害，危及公共安全的紧急事件。

2. 分级

根据突发公共事件导致人员伤亡和健康危害情况将医疗卫生救援事件分为特别重大（Ⅰ级）、重大（Ⅱ级）、较大（Ⅲ级）和一般（Ⅳ级）四级。

（1）特别重大事件（Ⅰ级）

一次事件伤亡100人以上，且危重人员多，或者核事故和突发放射事件、化学品泄漏事故导致大量人员伤亡。

（2）重大事件（Ⅱ级）

一次事件伤亡50人以上，99人以下，其中，死亡和危重病例超过5例的突发公共事件。

（3）较大事件（Ⅲ级）

一次事件伤亡30人以上，49人以下，其中，死亡和危重病例超过3例的突发公共事件。

（4）一般事件（Ⅳ级）

一次事件伤亡10人以上，29人以下，其中，死亡和危重病例超过1例的突发公共事件。

（三）医疗卫生救援应急响应和终止启动

1．分级响应启动

（1）Ⅰ级响应由国务院启动。

（2）Ⅱ级响应由省级政府和有关部门启动。

（3）Ⅲ级响应由省级有关部门或事发地市（地）政府。

（4）Ⅳ级响应由市（地）政府及其有关部门。

2．特别启动条件

根据《上海市突发公共事件总体应急预案》，一次死亡3人以上列为报告和应急处置的重大事项。对涉外、敏感、可能恶化的事件，应加强情况报告并提高响应等级。

3．分级响应行动

（1）Ⅰ级、Ⅱ级响应行动由省级卫生行政部门在卫生部的督导下组织实施。

（2）Ⅲ级响应行动由省级卫生行政部门组织实施。

（3）Ⅳ级响应行动由市（地）卫生部门组织实施。

（四）医疗卫生救援的组织体系

1．突发公共事件医疗救援领导小组

（1）组长：院长、党委书记。职责：全面组织和指挥、部署医疗救援工作。

（2）副组长：①医疗副院长。职责：负责应急医疗救援组的人员组织、药品器械的筹备和救治工作的组织、协调。②党委副书记。职责：负责应急救援相关的思想教育、宣传材料的组织；负责医疗救援组人员家庭的探访。③后勤副院长、运行保障部负责人。职责：医疗救援组的后勤保障物品、担架、车辆、饮食、保卫及值班人员住宿等工作。④院办主任。职责：负责医疗救援工作各部门的协调、总体规划、人员材料的上报和对外的信息联系。

组员：党办主任、医务部主任、护理部主任、门急诊部主任、药学部主任、设备部主任、预防保健部主任、输血科主任、营养科主任、后勤保障部主任、保卫部主任、财务部总监、物资管理部主任。职责：根据分管院领导部署完成相应工作。

2．医疗救援组

（1）第一组、第二组（可列详细名单）。职责：按照指令，迅速携带急救物品乘车到达指定地点进行救治。组长负责召集本组组员，组员服从组长安排。

（2）紧急救援组，如医疗救援任务紧急，时间紧迫，即可启用该组成员。组员：相关科室当天二线值班医师。要求：同时通知相关科主任启动本科人员紧急替代机制（该科当天值班三线医师立刻到科补岗）。

3．急救物品

急救物品（1号箱、2号箱、3号箱、拉杆箱）保存在急诊科抢救室，由护理部指定专人负责检查，急诊科护士长负责保管更新配备；有任务时预先放置在专用车辆内，由创伤应急组护士轮流负责清点更换

4．要求

在接到上级卫生行政部门医疗救援的指令后，各组成员须在要求时间段内到达医院，在急诊抢救室集中；领导组成员按照本部门的工作职责做好相应的准备；医疗救治组各组成员做好外出救援准备，按指令开赴现场救援。

（五）现场医疗卫生救治原则

各救治组在接到救援指令后及时赶赴现场，并根据现场情况全力开展医疗卫生救援工作。在实施医疗卫生救援的过程中，既要积极开展救治，又要注重自我防护，确保安全。

1. 现场抢救

院外救援组到达现场后，要迅速将伤员转送出危险区，本着"先救命后治伤、先救重后救轻"的原则开展工作，按照国际统一的标准对伤病员进行检伤分类，分别用绿、黄、红、黑四种颜色，对轻、重、危重伤病员和死亡人员做出标志（分类标记用塑料材料制成腕带），扣系在伤病员或死亡人员的手腕或脚踝部位，以便后续救治辨认或采取相应的措施。

2. 转送伤员

当现场环境处于危险或在伤病员情况允许时，要尽快将伤病员转送并做好以下工作：

（1）对已经检伤分类待送的伤病员进行复检；对有活动性大出血或转运途中有生命危险的急危重症者，应就地先予抢救、治疗，做必要的处理后再进行监护下转运。

（2）认真填写转运卡提交接纳的医疗机构，并报现场医疗卫生救援指挥部汇总。

（3）在转运中，医护人员必须密切观察伤病员病情变化，确保治疗持续进行。

（4）在转运过程中要科学搬运，避免造成二次损伤。

（5）合理分流伤病员或按现场医疗卫生救援指挥部指定的地点或医疗机构转送。

（六）医疗卫生救援应急响应的终止

突发公共事件现场医疗卫生救援工作完成后，由上级卫生行政部门宣布医疗卫生救援应急响应终止。

（七）总结评估

医疗救援工作完成后，派出救援组组长应在1个工作日内完成工作总结，上交医院应急管理委员会并抄送院领导小组；医院领导小组各副组长应在1个工作日内完成本组分管工作的总结；第2个工作日内由医院应急管理办公室负责收集各组工作总结，汇总后报医院应急管理委员会并抄送院领导小组。由应急管理委员会负责人向医院职工进行工作反馈。

（八）监督管理

1. 日常管理

主管部门为医务部、应急管理办公室，有专职人员管理；相关协同部门为医院办公室、党办、护理部、药学部、设备科、后勤保障部。

2. 培训

各组成员必须熟知自己的角色及职责。应急管理委员会每半年监督组织一次救援人员应急知识及抢救技能培训并进行考核。

3. 演练

医院每年组织一至两次的应急演练，使参与者能提高其职责定位意识。

4. 责任与奖惩

突发公共事件医疗卫生救援工作实行责任制和责任追究制。

对在突发公共事件医疗卫生救援行动中做出贡献的集体和个人，由医院给予表彰和奖励。对认真完成培训、考核优秀的救援组人员及在演练中表现优异的科室及救援人员，年终考核时应给予表彰和奖励。

对在救援工作中未按照预案要求履行职责，失职、渎职的有关责任人，医院给予行政处分。不服从指令造成不良影响的科室或个人进行通报，并给予相应的处理。对不参加或未认真完成培训及考核不合格的人员计入个人年终考核。对于在演练中未能及时到岗的科室及救援人员计入科室当月绩效考核中。

5．预案制定与修订

本预案由医务部、应急管理办公室负责制定，报医院审定，每两年更新1次，对在实施过程中发现的问题及上级卫生行政部门的要求及时进行修订和补充。

6．预案实施

本预案由应急领导小组组织实施。

（九）本预案自下发之日起实施。

（十）医院急救箱备用药品、物品一览表（表2－2－2－14，表2－2－2－15，表2－2－2－16）。

表2－2－2－14　医院急救箱备用药品、物品一览表（一号箱）

| 药品 | 规格 | 数量 | 药品 | 规格 | 数量 |
|---|---|---|---|---|---|
| 盐酸肾上腺素 | 1 mg/支 | 20 | 立止血（药房） | 1 IU/支 | 5 |
| 异丙肾上腺素 | 1 mg/支 | 10 | 地塞米松 | 5 mg/支 | 10 |
| 可拉明 | 0.375 g/支 | 10 | 利多卡因 | 0.1 g/支 | 5 |
| 洛贝林 | 3 mg/支 | 10 | 胃复安 | 10 mg/支 | 5 |
| 阿拉明 | 10 mg/支 | 10 | 654-2 | 10 mg/支 | 5 |
| 多巴胺 | 20 mg/支 | 10 | 10% 葡萄糖酸钙 | 10 mL/支 | 4 |
| 多巴酚丁胺 | 20 mg/支 | 10 | 50% 糖水 | 20 mL/支 | 5 |
| 纳络酮 | 0.4 mg/支 | 10 | 麝香保心丸 | 24 粒/盒 | 1 |
| 地西泮（安定） | 10 mg/支 | 10 | 硝酸甘油片 | 100 片/瓶 | 1 |
| 呋塞米（速尿） | 20 mg/支 | 10 | 硝本地平片 | 100 片/瓶 | 1 |
| 氨茶碱 | 0.25 g/支 | 5 | 喘康速 | 250 μg×400 喷/瓶 | 1 |
| 喘定 | 0.25 g/支 | 5 | 伤痛一喷灵 | 20 mL/瓶 | 1 |
| 阿托品 | 0.5 mg/支 | 10 | 乙胺碘呋酮 | 24 片/盒 | 1 |
| 止血敏 | 0.25 g/支 | 5 | | | |
| 物品 | 规格 | 数量 | 物品 | 规格 | 数量 |
| 表式血压计（年检） | 个 | 1 | 小氧气瓶（年检） | 只 | 1 |
| 听诊器 | 副 | 1 | 鼻导管 | 根 | 3 |
| 体温计 | 支 | 2 | 剪刀、血管钳 | 把 | 各1 |
| 手电筒 | 个 | 1 | 胶布 | 卷 | 2 |
| 安尔碘 | 60 mL/瓶 | 1 | 消毒棉签 | 包 | 2 |
| 5 mL 注射器 | 副 | 5 | 砂轮片 | 盒 | 1 |
| 20 mL 注射器 | 副 | 2 | | | |

表2-2-2-15　医院急救箱备用药品、物品一览表（二号箱）

| 药品 | 规格 | 数量 | 药品 | 规格 | 数量 |
|---|---|---|---|---|---|
| 0.9% 盐水 | 250 mL/瓶 | 1 | 5% 糖水 | 250 mL/瓶 | 1 |
| 5% 碳酸氢钠 | 250 mL/瓶 | 1 | 安尔碘 | 瓶 | 1 |
| 双氧水 | 100 mL/瓶 | 1 | 红 汞 | 瓶 | 1 |
| 物品 | 规格 | 数量 | 物品 | 规格 | 数量 |
| 剪刀 | 把 | 2 | 血管钳 | 把 | 1 |
| 60 mL 注射器 | 副 | 2 | 胶 布 | 卷 | 2 |
| 输液器 | 副 | 10 | 绷带卷 | 卷 | 5 |
| 7 号留置针 | 副 | 5 | 敷料（纱布） | 片 | 20 |
| 头皮针 | 副 | 10 | 消毒棉签 | 包 | 2 |
| 输液网 | 个 | 6 | 消毒压舌板 | 包 | 1 |
| 静脉针贴膜 | 片 | 10 | 一次性镊子 | 把 | 4 |
| 三通 | 只 | 2 | 一次性药碗 | 只 | 6 |

表2-2-2-16　医院急救箱备用药品、物品一览表（三号箱）

| 物品 | 规格 | 数量 | 物品 | 规格 | 数量 |
|---|---|---|---|---|---|
| 简易呼吸器 | 只 | 1 | 喉镜 | 套 | 1 |
| 牙垫 | 只 | 1 | 一次性导管 | 根 | 3 |
| 消毒手套 | 副 | 3 | 一次性口罩、帽子 | 包 | 各1 |
| 三角巾 | 条 | 3 | 橡胶止血带 | 根 | 3 |
| 固定夹板 | 副 | 2 | 弯头剪刀 | 把 | 1 |
| 2 号电池 | 节 | 4 | 5 号电池（1 号箱） | 节 | 4 |
| ★5% 糖水 | 500 mL/瓶 | 3 | ★0.9% 盐水 | 500 mL/瓶 | 3 |
| ★706 代血浆 | 500 mL/瓶 | 3 | ★扩创包 | 只 | 1 |

注：★为需要时即在急诊室取用。

拉杆箱：（1）夹板、支具。（2）按抢救任务性质准备相应的药品、敷料。

（韩静）

### 三、重大突发公共事件院内救治应急预案

以同济大学附属东方医院为例。

（一）总则

1. 制定目的

规范、科学、高效地开展重大突发事件（自然灾害、重大事故、重大传染病、公共卫生事件和社会安全事件等）导致的批量伤病员院内应急医疗救治工作。

2. 制定依据

中华人民共和国国务院令第 376 号《突发公共卫生事件应急条例》；中华人民共和国国家主席令第 17 号《中华人民共和国传染病防治法》；上海市卫生局沪卫应急〔2008〕5

号文件中的《重大突发事件院内救治应急预案编制指南》。

（二）突发公共事件院内救治组织体系

工作原则：预备为主，常练不懈；统一领导，分级负责；熟悉流程，通信畅通。

1. 领导部门

组长：院长、党委书记。

副组长：分管院领导。

组员：院办、党办、医务部、护理部、门急诊办、预防保健科、医院感染管理科、药学部、运行保障部、运营管理部等部门负责人。

联络员：医务部专人。

职责：负责组织指挥协调医疗救治，起草、审核、批准上报材料；各组员按照所管辖的职能范围开展工作。

2. 协调部门

院办、医务部、门急诊办、护理部在院长和分管院长的领导下负责协调和日常准备工作。

职责：

（1）预案的修订和更新、演练预案的制定、组织演练并总结、组织应急培训。

（2）救治过程中：①协调医护、医患、科室间和各医疗救治组之间的协作事宜。②协调医院医疗应急资源和伤病员收治工作。③信息核实和信息汇总统计工作。

3. 工作部门

急诊医学部、预防保健科、医院感染管理科、药学部、运营管理部、运行保障部、保卫科及相关临床医技科室。

（三）启动院内救治应急预案程序

1. 一级院内救治

救治范围：一次来院患者5人（含5人）以下。

救治启动与协调：工作时间为门急诊办，非工作时间为总值班和值班护士长。负责相关部门的协调和伤员信息的采集、汇总上报。

救治组人员：急诊医学部组。

组长：急诊医学部主任。

副组长：急诊二线医师。

组员：急诊医学部医护人员。

2. 二级院内救治

（1）救治范围：一次来院患者超过5人、少于10人，无危重患者。

救治启动与协调：工作时间由医务部启动，门急诊办和护理部协助。非工作时间由总值班和值班护士长启动；负责相关部门的协调和伤员信息的采集、汇总上报。

（2）救治范围：一次来院患者超过5人、少于10人，其中有危重患者（不超过2人）。

救治启动与协调：工作时间由医务部启动，门急诊办和护理部协助。在非工作时间由总值班启动，同时可要求医务部、门急诊办等相关部门到达医院协助完成救治工作。负责相关部门的协调和伤员信息的采集、汇总上报。

急诊医学部组与各相关科室二线医师。总值班护士同时通知护理部值班者、协调安排护士到急诊室参加抢救。

组长：急诊外科主任。

组员：急诊医学部组与各相关科室二线医师。

3. 三级院内救治

救治范围：一次来院患者超过 10 人，或 3 名以上危重患者。

救治启动与协调：工作时间由分管院长启动，医务部、门急诊办和护理部协助完成相关救治和信息采集上报工作。非工作时间由总值班汇报值班院长后启动。

救治组人员：急诊医学部组、各相关科室二线医师、备用组。

（备用组原则上按照值班顺序"每月一组值班"参加救治，紧急情况下由医院统一调动，名单附后，如有人事变动调整后另行发布）。

急诊救治、分诊组长：急诊医学部主任。

副组长：医务部主任（总值班）。

（四）处置程序

1. 应急值守

（1）急诊、医技、各临床科室全年 24 小时医护一二线在医院各科值班。

（2）非工作时间如双休日、夜间和节假日期间，医院总值班每天 2 人在医院总值班室值班。

（3）建立 4 组院内医疗应急备班救治组，按月轮转备班，由内外医技护人员参加，人员相对固定，组长负责制。

2. 信息传达与人员紧急召集

（1）工作时间：急诊预检护士或其他部门接到"120"或相关部门信息后，立即通知急诊当班医师准备接诊，同时报告急诊医学部主任及门急诊办主任。如 5 人以上的患者来院，同时要报医务部。

门急诊办或医务部接到批量患者救治信息，要先通知急诊当班医护人员做好接诊准备，同时通知相关救治组组长到位指挥救治工作。

（2）非工作时间：急诊预检护士接到"120"或相关部门信息后，立即通知急诊当班医师准备接诊，同时报告总值班，总值班处理的同时要报值班院长。

总值班接到批量患者救治信息，要先通知急诊当班医护人员做好接诊准备，同时通知相关救治组组长到位指挥救治工作，救治组组长召集救治组成员立即到位。

（3）二线值班医师的召集：工作时间由医务部通知急诊预检或监控室启用全院呼叫系统召集，非工作时间由总值班通知急诊预检或监控室启用全院呼叫系统召集。急诊预检或监控室接受指令后，启用紧急呼叫通知相关科室二线医师速到急诊抢救室参加抢救；各临床科室当班护士立即通知本科三线医师速来院值班。

3. 信息报告和汇总

一旦发生批量病员来院救治的情况，各接诊环节要做好病员信息的记录、汇总和情况报告工作。

（1）信息统计汇总

1）急诊预检护士负责批量伤病员的登记（表 2 - 2 - 2 - 17），各救治组接诊医师负责患者伤重程度、主要症状和主要救治措施的记录。

2）工作时间：一级救治由门急诊办负责病员信息的汇总，并上报分管院长审核同意后报主管卫生健康委员会。二级及以上救治由医务部负责汇总伤病员信息，并上报分管院长、院长审核同意后报主管卫生健康委员会（表2-2-2-18，表2-2-2-19）。

### 表2-2-2-17 突发事件伤病员救治登记表

流水号： 填表人：

| 时 间 | 年 月 日 时 | | | 事发地点 | | | | |
|---|---|---|---|---|---|---|---|---|
| 事发原因 | | | | | | | | |
| 相关单位 | | | | 负责（联系）人姓名 | | | 联系电话 | |
| 编号 | 姓名 | 性别 | 年龄 | 伤（病） 情 | | 初步诊断 | 救治结果 | 经治医师 |
| | | | | | | | | |
| | | | | | | | | |
| | | | | | | | | |
| | | | | | | | | |
| | | | | | | | | |
| | | | | | | | | |
| | | | | | | | | |
| | | | | | | | | |
| | | | | | | | | |
| | | | | | | | | |

### 表2-2-2-18 突发事件批量伤病员汇总信息初报表

| 报告单位： | | | |
|---|---|---|---|
| 联系人员： | | 联系电话 | |

批量伤病员致伤（病）原因：（简要介绍）




1. 突发事件伤病员数量：
男：_____人；女：_____人；其中，孕妇：_____人；儿童：_____人

2. 伤病员基本情况
轻伤：_____人；重伤：_____人；危重：_____人；死亡：_____人

3. 伤病员主要症状：
①_____ ②_____ ③_____ ④_____ ⑤_____ ⑥_____

医院（盖章）

年 月 日

表2-2-2-19　突发事件批量伤病员汇总信息续报表

| 编号 | 姓名 | 性别 | 年龄 | 诊断 | 伤情 | | | | 主要治疗措施 | 备注 |
|------|------|------|------|------|------|------|------|------|------|------|
| | | | | | 轻 | 重 | 危重 | 死亡 | | |
| | | | | | | | | | | |
| | | | | | | | | | | |
| | | | | | | | | | | |
| | | | | | | | | | | |
| | | | | | | | | | | |

医院（盖章）

年　月　日

3）非工作时间由总值班负责病员信息的汇总，报值班院长审核同意后报上级卫生健康委员会值班室（表2-2-2-18，表2-2-2-19）。

（2）信息报告时间

1）各救治组在进行医疗救治工作的同时，应在患者入院后1小时内将伤员的基本情况交给门急诊办或医务部的信息收集人员（或总值班），门急诊办或医务部（或总值班）将信息汇总，填写《突发事件批量伤病员汇总信息初报表》，请分管院长或值班院长审核后2小时内上报上级卫生健康委员会。

2）如伤员需留观察或住院治疗，门急诊办和医务部应每日9时到病区收集患者情况及医疗救治进展情况等，汇总后填写《突发事件批量伤病员汇总信息续报表》，请分管院长审核后报上级卫生健康委员会。

3）如有特殊情况随时上报。报告形式为书面报告，紧急情况下可以通过其他方式先报告，事后补报书面材料。

（3）信息报告内容

1）突发公共事件种类、时间、地点。

2）收治人数、死亡人数、伤病员主要临床症状、主要救治措施。

3）急需解决的医疗卫生问题。

4）报告单位、报告人员和通信方式等。

（4）信息发布

医院各部门均不得擅自对外发布重大突发公共事件医疗救治工作的有关信息。相关信息由上级行政部门批准授权后由指定部门或医院新闻发言人发布。在开展医疗救治工作中，医护人员要保护患者的隐私。

（五）救治工作

原则：先救命后治伤、先救重后救轻，专人检伤分诊，分区分类救治，统一指挥，组长负责医疗救治和救治协调。流程见图2-2-2-1。

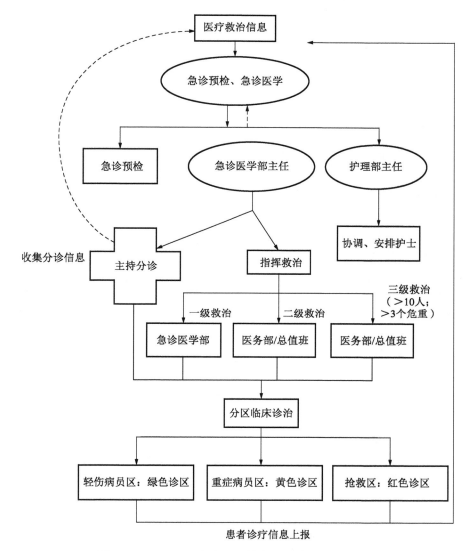

**图2-2-2-1　重大突发公共事件院内救治联络流程**

1. 现场协调

由医院分管领导或医院总值班负责，协调部门或总值班检查抢救组成员到位情况，及时进行调整；护理部（值班护士长）组织护士到位。

2. 检伤分诊

（1）一级救治：由急诊二线医师检伤分诊。

（2）二级、三级救治：由急诊医学部主任、副主任负责。

（3）病情评估：目的为了解伤病员的数量、受伤程度。

1）清醒患者登记：患者姓名、性别、年龄、单位、联系电话、初步诊断、检查去向、接诊组（或科室）医师等信息等；

2）昏迷患者登记：编号代名、性别、估计年龄、形体特征、初步诊断、检查去向、接诊组（或科室）医师；

3）标识卡：检诊分诊护士分别用绿、黄、红、黑四种颜色的标记卡对轻、重、危重伤病员和死亡者做出标记，同时将患者的识别卡挂于患者醒目部位，如腕部或伤病员胸部，便于转运、信息汇总和后续住院治疗。

3. 救治区域

（1）接诊区：急诊救护车通道（绿色通道），在此进行检伤分诊。

（2）抢救区（红区）：急诊抢救室为危重患者抢救区域，须立即给予抢救，生命体征稳定后转重症伤病员区（黄区）或收住院治疗；红区的每名患者由 2 名医师和 2 名护士负责；救治组组长要协调组织指挥抢救。

（3）重症伤病员区（黄区）：当日手术室北区（南院为急诊抢救室内间）为接收症状较重但生命体征相对稳定者，紧急处理后，予进一步检查或专科治疗；黄区的每名患者由 1 名医师和 1 名护士负责。

（4）轻症伤病员区（绿区）：接收能自行行走或轻伤的伤病员；救治地点在 B1 楼候诊区（本部）、二楼急诊留观区（南院），或根据情况由院领导指定。绿区的每 3 个患者由 1 名医师和 1 名护士负责。

（5）隔离治疗区：发热门诊的留观室收治有传染性等需要隔离治疗的伤病员。由感染科医护人员负责诊治。

4. 救治组的分类

（1）一级救治：由急诊医学部主任统一安排各区、各类患者的救治；如危重患者超出急诊医学部的收治能力（多于或等于 5 人），及时上报门急诊办、医务部或总值班启动二级院内救治。

（2）二级救治：红区由急诊二线医师及麻醉科二线医师负责接诊救治；黄区由骨科、普外科、心内科、呼吸科二线医师负责接诊救治；绿区由其余各科二线医师负责接诊救治。在实际接诊救治过程中，根据患者的伤病情况可由门急诊办、医务部或总值班临时协调各科接诊区域。

（3）三级救治：在备班应急组到达医院之前，各区接诊救治同二线救治安排。应急备班组到达后，由备班组组长根据实际病员伤病情况及急诊医学部主任的要求，安排本组人员到相应的区域。

5. 救治组工作要求

（1）各级救治组组长为医疗救治工作责任人，负责及时处理、分流患者（手术、住院）。

（2）救治过程中，医护人员要保护患者的隐私权；加强巡视，细致观察伤病员的病情变化，及时发现问题，并及时书写病史记录。

（3）全院所有临床、医技科室均为患者开放绿色通道，保证各环节畅通无阻，对危重伤病员进行辅助检查时要安排医护人员陪同，做好医疗监护工作。

（4）若病员的伤重程度或数量，超出医院的救治能力，协调部门要立即向领导小组组长汇报，请求上级卫生行政部门给予增援或将患者转院。但必须坚持首诊负责制，完成必要的应急救治工作。

（5）对需要转院的患者要写好简单病历，在上级卫生行政部门的统一安排下，及时将伤病员转往指定的其他医疗机构。各级救治组组长要配合院前急救单位做好转运过程中的医疗监护。

（六）保障服务

1. 药学部、运营管理部：负责应急医疗救治所需药品、设备和个人防护装备的供应。

2. 保卫科：负责救治现场的安全保护。

3. 护理部或值班护士总长：按照预案负责院内救治场所的开辟工作。

（七）院内感染控制

1. 医院感染管理科：负责做好医院内感染控制、消毒隔离、个人防护、医疗垃圾和污物处理检测，防止院内交叉感染和污染。

2. 预防保健科：协助开展标本采集、流行病学调查等工作，负责进行传染病或不明原因疾病的报告工作。

（八）总结评估

医疗救治工作结束后，参与医疗救治工作的各部门、各级救治组组长都应在工作结束后的 24 小时内完成工作评估总结。一级救治由门急诊办负责汇总上报医院，二级、三级救治由医务部负责汇总上报医院，由院办负责上报上级卫生行政主管部门。

（九）奖惩制度

1. 奖励：对参加突发公共事件应急救治工作中做出突出成绩的科室和个人应给予表彰和奖励。

2. 惩罚：对值班脱岗、延误救治，不服从救治组组长安排或指挥协调部门的安排导致救治工作受阻等情况，应给予纪律及经济处罚。

（十）培训和演练

1. 培训：医院每年至少两次对医务人员进行应急知识及抢救技能、预案的培训并进行考核。各救治组组长要定期组织本组成员进行相关知识的培训。

2. 演练：医院每年组织一至两次的应急演练，使参与者能提高其职责定位意识。

（十一）应急医疗物资准备、更新

运营管理部、药学部要对急救设备和药品进行常规化管理，确保这些急救物品随时处于应急备用的良好状态。要有专人管理、定点放置、定期检查维护、更新。

（十二）预案管理与更新

本预案由医务部负责制定，并定期进行评审，根据实施过程中发现的问题和上级卫生行政部门的要求及时进行修订和补充。

（十三）实施

本预案自印发之日起实施。

# 第三节　社会安全事件

## 一、突发事件应急管理及设备紧急替代制度

1. 要在遭遇自然灾害与突发公共卫生事件危害时能够顺利开展工作，医院要有紧急状态管理预案与实行的体制，同时在各个方面（包括思想上、物质上）有充分的准备。

2. 制定突发事件（包括公共卫生事件、灾害事故等）应急管理预案文件，并定期组织演练。

3. 各职能部门负责人是实施"医院的灾害与突发公共卫生事件应急管理"的第一责任者，承担具体贯彻实施应急管理预案的职责，各级各类人员是应对突发公共卫生事件的执行者。

4. 建立紧密人员召集、物资器材调配的应对程序。

5. 设置休息日、夜间、节假日的应急对策体制。

6. 医院应有承担突发公共卫生事件和灾害事故的紧急医疗救援任务的应急管理体制，根据功能、任务、规模，设定贮备在区域性灾害与应急事件时的食物、医药品的品种与量。

7. 对各种人员，如住院患者、门诊患者、家属、本院员工及其他来院人员等，突发紧急意外事件（主要是指心脏骤停、猝死、意外损伤）时，要有明确的应急预案与措施，要有明确主持的职能部门。

8. 遇突发事件及抢救时有设备损坏或有故障时，上班时间由医务部及仪器设备科组织院内各科紧急调拨设备进行救援或抢救任务。休息日、夜间、节假日时由总值班组织紧急调拨设备进行救援或抢救任务。

9. 对于大型医疗设备紧急替代制度

大型医疗设备（CT、MR、DSA、LA 等）发生故障时将直接影响医院的临床医疗工作，相关部门必须采取应急措施，迅速排除设备故障或通过其他应急方法，使患者能得到及时的检查和治疗，因此特制定如下应急预案：

（1）大型医疗设备（CT、MR、DSA、LA 等）故障后，当班人员应立即向设备管理部门保修。如夜间或节假日发生故障立即向行政总值班报告，由行政总值班通知设备管理部门相关人员。

（2）设备管理部门相关人员接到保修后应及时到达现场并组织抢修，将维修情况告知设备使用科室。

（3）当大型医疗设备（CT、MR、DSA、LA 等）不能立即修复时，由设备管理部门通知医疗管理部门。由医疗管理部门协调其他设备或将患者转至院外。

（4）当发生故障的设备修复后，应立即告知使用科室、医疗管理部门等相关职能部门，以便及时使用。

## 二、信息系统故障应急预案

随着医院管理水平的不断提高和医院规模的不断扩大，医院数字化信息化建设的需求越来越大，相应地，医院对计算机网络信息系统的依赖性也越来越强。

目前，医院从患者挂号开始，到就诊、收费取药、入院、医嘱、手术、记账、出院结算都实现了计算机操作，同时患者费用的结算与多个医保单位联网，实现了数据对接；另外，医院信息系统还包括检验科、放射超声影像等与医疗诊断相关的系统，这些都直接关系到患者的生命安全。因此，医院信息系统的稳定性、安全性与医院的正常运行息息相关，与患者的利益和人民的生命健康密切相关，必须予以高度重视。

保证医院信息系统的稳定安全，除了高度重视密切关注和必要的设备、资金投入外，还必须有统一、高效、科学、规范的应急措施。原因如下：①医院信息系统所使用的设备并不是万无一失的，服务器、网络设备等随时都有可能出现故障。②现阶段运行的软件还处于不断完善的过程中，由于某些原因可能会出现软件或者数据库故障。③可能会受计算机病毒及黑客的攻击，引发系统故障甚至系统瘫痪。④火灾、停电等外界不可预见的事故。因此，为避免出现故障时措手不及而导致严重损失和不良影响，建立一套完善、可行的医院信息系统应急预案迫在眉睫。

本应急预案适用于某一个或多个部门的信息系统因故障不能正常使用，甚至全院信息系统崩溃的情况，分为门急诊信息系统应急预案和住院信息系统应急预案两部分。

（一）门急诊信息系统应急预案

1. 预案启动

当门急诊信息系统出现局部或全院性故障且15分钟内不能排除时，信息中心将按事故安全等级上报院领导批准，院领导宣布启动应急预案。

2. 预案范围

本预案涉及的科室有：党政办、医务部、护理部、医保办、财务部（门急诊收费处/出入院处）、患者服务部、运行保障部、信息中心、药学部、检验科、医学影像科、超声科、心超室、心电图室、内镜室、病理科、所有门诊诊室和护士台等进行分工协调，职责落实到人，确认系统停机维护期间，门急诊医疗秩序正常。

3. 实施步骤及内容

（1）门急诊办及患者服务部制作告知牌，因信息系统故障需要立即维护，根据院领导指示启动全部手工流程。

（2）门急诊办应急就诊流程如下：

1）患者在预检台取相应科室挂号单至相应诊室就诊。

2）医师根据患者病情开具生化检验和各类检查申请填写《检验申请单》和《检查申请单》、按标准开具《手工处方单》、纸质《入院单》、按规范书写门急诊病历。

3）收费处凭各类单据手工收费。

4）医技部门根据上述申请单完成相应检验、检查，出具临时报告单，并做好患者信息记录。

5）出入院处凭纸质《入院单》录入患者信息，分配住院号办理住院手续。

（3）运行保障部（保卫科）增加门急诊大厅的保安力量，在现场维持好就诊秩序和疏导患者。

（4）医保办、患者服务部、门诊办公室相关人员在现场做好相应的解释工作。

（5）信息中心组织人员全力抢修，待信息系统完全恢复正常，立即通知各应用部门，同时报告领导小组，请求结束"应急预案"的实施；信息中心事后将详细的故障原因及处理结果报告领导小组。

（6）信息系统恢复正常后，医保患者可凭医保卡在收费处重新结算，退回医保报销部分，自费患者由相应的医师和科室补录入系统。

（二）住院信息系统应急预案

1. 预案启动

当住院信息系统出现局部或全院性故障且 60 分钟内不能排除时，信息中心将按事故安全等级上报院领导批准，院领导宣布启动应急预案。

2. 预案范围

本预案涉及的科室有：医务部、护理部、医保办、财务部（出入院处）、运行保障部、信息中心、药学部、检验科、医学影像科、超声科、心超室、心电图室、内镜室、病理科、所有临床诊室和病区护士台等进行分工协调，职责落实到人，确认系统停机维护期间，住院医疗秩序正常。

3. 实施步骤及内容

（1）医务部、护理部、财务部下发通知，因信息系统故障需要立即维护，根据院领导指示启动全部手工流程。

（2）运行保障部（保卫科）增加出入院处的保安力量，在现场维持好就诊秩序和疏导患者。

（3）医保办、患者服务部、财务部相关人员在现场做好相应的解释工作。

（4）住院应急流程如下：

1）门急诊医师开具纸质《入院单》（门急诊信息系统正常情况下打印电子版入院单），患者集中至一楼出入院处办理入院手续，缴纳预付费，由出入院处在纸质《入院单》上记录分配的住院号。

2）患者持入院单去各病房护士台，主班护士核实患者相关信息并分配床位号。

3）医师收治住院患者，书写 WORD 版《入院录》及日常病程记录。

4）开具《手工医嘱单》由护士执行并做好记录。

5）针剂医嘱由护士按病区汇总至病区药房"借药"，《借药单》上注明科室、药品名称、规格、数量，当班护士现场核对确认。

6）口服长期医嘱按各病区提供的医嘱清单手工把药发至各病区。

7）口服临时医嘱由当班医师按规范开具《手工处方单》，并签字盖章，护士凭《手工处方单》至病区药房取药。

8）生化检验和各类检查申请填写《检验申请单》和《检查申请单》。

9）医技部门根据上述申请单完成相应检验、检查，出具临时报告单，并做好患者信息记录。

10）需手术患者，医师填写《手术申请单》，并于当日 10：00 前送交手术室。

11）诊疗过程中所需的各类《诊疗知情同意书》，通过 WORD 版填写后请患者或委托人签字。

12）出院患者，由医师完成 WORD 版《出院小结》，出院带药开具《手工处方单》，在《手工医嘱单》上开出院医嘱并注明时间；让患者先行出院，由护士记录患者信息，待信息系统恢复后通知来院办理出院手续。

13）系统恢复后，出入院处通知患者办理正式入出院手续，医务部发通知确定时间段补录医嘱、各类申请单、病历记录等电子资料，病区护士和医技科室核对患者信息、补发正式报告。

14）各类手工单据详见表2-2-3-1至表2-2-3-23。

表2-2-3-1　应急检验申请单1

临检组1

试管号：

| 姓　名 | | 性　别 | | 年　龄 | |
|---|---|---|---|---|---|
| 住院号 | | 病区床号 | | 门诊卡号 | |
| 检查项目：<br>□ 血常规<br>□ C-反应蛋白<br>□ 血沉<br>□ 血清淀粉样蛋白 | | | | | |

注：在需做的项目前打"√"，采血管为紫帽管。

表2-2-3-2　应急检验申请单2

临检组2

试管号：

| 姓　名 | | 性　别 | | 年　龄 | |
|---|---|---|---|---|---|
| 住院号 | | 病区床号 | | 门诊卡号 | |
| 检查项目：<br>□ 急诊肝功能（11项）　　　□ 淀粉酶<br>□ 急诊肾功能（3项）　　　□ 血氨<br>□ 急诊电解质（6项）　　　□ 急诊血糖 | | | | | |

注：在需做的项目前打"√"，采血管为绿帽管。

表2-2-3-3　应急检验申请单3

临检组3

试管号：

| 姓　名 | | 性　别 | | 年　龄 | |
|---|---|---|---|---|---|
| 住院号 | | 病区床号 | | 门诊卡号 | |
| 检查项目：<br>□ 心梗三项<br>□ PROBNP<br>□ 白介素6<br>□ 降钙素原<br>□ ACTH | | | | | |

注：在需做的项目前打"√"，采血管为紫帽管。

表2-2-3-4 应急检验申请单4

临检组4

试管号：

| 姓 名 | | 性 别 | | 年 龄 | |
|---|---|---|---|---|---|
| 住院号 | | 病区床号 | | 门诊卡号 | |
| 检查项目： <br> □ 凝血功能4项（TT、PT、APTT、FIB） <br> □ DIC全套（TT、PT、APTT、FIB、FDP、D-D） <br> □ AT-Ⅲ | | | | | |

注：在需做的项目前打"√"，采血管为蓝帽管。

表2-2-3-5 应急检验申请单5

临检组5

试管号：

| 姓 名 | | 性 别 | | 年 龄 | |
|---|---|---|---|---|---|
| 住院号 | | 病区床号 | | 门诊卡号 | |
| 检查项目： <br> □ 尿液常规 <br> □ 尿HCG | | | | | |

注：在需做的项目前打"√"，留样在尿液留样管。

表2-2-3-6 应急检验申请单6

临检组6

试管号：

| 姓 名 | | 性 别 | | 年 龄 | |
|---|---|---|---|---|---|
| 住院号 | | 病区床号 | | 门诊卡号 | |
| 检查项目： <br> □ 粪常规 <br> □ 粪隐血 <br> □ 粪转铁蛋白 <br> □ 粪轮状病毒 | | | | | |

注：在需做的项目前打"√"，留样在粪盒。

表2-2-3-7 应急检验申请单7

临检组7

试管号：

| 姓 名 | | 性 别 | | 年 龄 | |
|---|---|---|---|---|---|
| 住院号 | | 病区床号 | | 门诊卡号 | |
| 检查项目： <br> □ 甲流+乙流 | | | | | |

注：在需做的项目前打"√"，专用咽拭子采样管。

表 2 - 2 - 3 - 8 应急检验申请单 8

**临检组 8**

试管号：

| 姓 名 | | 性 别 | | 年 龄 | |
|---|---|---|---|---|---|
| 住院号 | | 病区床号 | | 门诊卡号 | |
| 检查项目：<br>□ 白带常规 | | | | | |

注：在需做的项目前打"√"，专用阴道分泌物采样管。

表 2 - 2 - 3 - 9 应急检验申请单 9

**生化组 1**

试管号：

| 姓 名 | | 性 别 | | 年 龄 | |
|---|---|---|---|---|---|
| 住院号 | | 病区床号 | | 门诊卡号 | |
| 检查项目：<br>□ 电解质 A　　　　□ 电解质 B　　　　□ 体液免疫<br>□ 肝功能组套　　　□ 肾功能组套　　　□ 转铁蛋白<br>□ 胰腺功能组套　　□ 心功能组套　　　□ β2 微球蛋白<br>□ 血脂组套　　　　□ 血糖　　　　　　□ ASO + RF<br>□ 血清蛋白电泳　　□ 糖化白蛋白 | | | | | |

注：在需做的项目前打"√"，采血管紫帽管。

表 2 - 2 - 3 - 10 应急检验申请单 10

**生化组 2**

试管号：

| 姓 名 | | 性 别 | | 年 龄 | |
|---|---|---|---|---|---|
| 住院号 | | 病区床号 | | 门诊卡号 | |
| 检查项目：<br>□ 糖化血红蛋白 | | | | | |

注：在需做的项目前打"√"，采血管紫帽管。

表 2 - 2 - 3 - 11 应急检验申请单 11

**生化组 3**

试管号：

| 姓 名 | | 性 别 | | 年 龄 | |
|---|---|---|---|---|---|
| 住院号 | | 病区床号 | | 门诊卡号 | |
| 检查项目：<br>□ 尿液蛋白组套<br>□ 轻链 κ + 轻链 λ | | | | | |

注：在需做的项目前打"√"，留样在尿液留样管。

**表 2 -2 -3 -12　应急检验申请单 12**

免疫组 1

试管号：

| 姓　名 | | 性　别 | | 年　龄 | |
|---|---|---|---|---|---|
| 住院号 | | 病区床号 | | 门诊卡号 | |

检查项目：
　　□ 女性肿瘤标志物　　　　　　　　□ 男性肿瘤标志物
　　□ 甲状腺功能全套（11 项）　　　　□ 甲状腺功能（6 项）
　　□ 甲状腺功能相关抗体 3 项　　　　□ 骨代谢三项
　　□ 优生优育（10 项）

注：在需做的项目前打"√"，采血管黄帽管。

**表 2 -2 -3 -13　应急检验申请单 13**

免疫组 2

试管号：

| 姓　名 | | 性　别 | | 年　龄 | |
|---|---|---|---|---|---|
| 住院号 | | 病区床号 | | 门诊卡号 | |

检查项目：
　　□ 二对半　　　　　　　　　　　　□ 胰岛素
　　□ 丙肝　　　　　　　　　　　　　□ C-肽
　　□ 女性激素 9 项　　　　　　　　　□ 皮质醇
　　□ HCG

注：在需做的项目前打"√"，采血管黄帽管。

**表 2 -2 -3 -14　应急检验申请单 14**

免疫组 3

试管号：

| 姓　名 | | 性　别 | | 年　龄 | |
|---|---|---|---|---|---|
| 住院号 | | 病区床号 | | 门诊卡号 | |

检查项目：
　　□ HIV
　　□ TPPA
　　□ TRUST

注：在需做的项目前打"√"，采血管黄帽管。

表 2-2-3-15　应急检验申请单 15

**免疫组 4**

试管号：

| 姓　名 | | 性　别 | | 年　龄 | |
|---|---|---|---|---|---|
| 住院号 | | 病区床号 | | 门诊卡号 | |

检查项目：
　　□ 甲肝 IGM　　　　　　　　　　□ 甲肝抗体
　　□ 丁肝 IGM　　　　　　　　　　□ 丁肝 IGG
　　□ 戊肝 IGM　　　　　　　　　　□ 戊肝 IGG
　　□ 乙肝前 S1

　　注：在需做的项目前打"√"，采血管黄帽管。

表 2-2-3-16　应急检验申请单 16

**免疫组 5**

试管号：

| 姓　名 | | 性　别 | | 年　龄 | |
|---|---|---|---|---|---|
| 住院号 | | 病区床号 | | 门诊卡号 | |

检查项目：
　　□ 肝抗原谱　　　　　　　　　　□ 抗核抗体谱
　　□ dsDNA　　　　　　　　　　　□ MPO、PR3、GBM、cANCA、pANCA
　　□ ANA　　　　　　　　　　　　□ AMA
　　□ SMA　　　　　　　　　　　　□ CIBD
　　□ 磷脂抗体 6 项　　　　　　　　□ 糖尿病抗体 3 项（GAD、IAA、ICA）

　　注：在需做的项目前打"√"，采血管黄帽管。

表 2-2-3-17　应急检验申请单 17

**免疫组 6**

试管号：

| 姓　名 | | 性　别 | | 年　龄 | |
|---|---|---|---|---|---|
| 住院号 | | 病区床号 | | 门诊卡号 | |

检查项目：
　　□ 肝纤 4 项
　　□ EB 病毒 6 项

　　注：在需做的项目前打"√"，采血管黄帽管。

表 2-2-3-18　应急检验申请单 18

**分子诊断组 1**

试管号：

| 姓　名 | | 性　别 | | 年　龄 | |
|---|---|---|---|---|---|
| 住院号 | | 病区床号 | | 门诊卡号 | |

检查项目：
　　□ 乙肝病毒 DNA

　　注：在需做的项目前打"√"，采血管黄帽管。

**表 2－2－3－19 应急检验申请单 19**

**分子诊断组 2**

试管号：

| 姓　名 | | 性　别 | | 年　龄 | |
|---|---|---|---|---|---|
| 住院号 | | 病区床号 | | 门诊卡号 | |
| 检查项目：<br>　　□ HPV 分型 | | | | | |

注：在需做的项目前打"√"，女性分泌物专用采样管。

**表 2－2－3－20 应急检验申请单 20**

**分子诊断组 3**

试管号：

| 姓　名 | | 性　别 | | 年　龄 | |
|---|---|---|---|---|---|
| 住院号 | | 病区床号 | | 门诊卡号 | |
| 检查项目：<br>个体化药物基因检测<br>　　□ 华法林　　　　　□ 铂类　　　　　□ 环磷酰胺<br>　　□ 阿司匹林　　　□ 甲氨蝶呤　　　□ 紫杉醇<br>　　□ 氯吡格雷　　　□ 别嘌醇　　　　□ 叶酸<br>　　□ 他汀类　　　　□ 氟尿嘧啶 | | | | | |

注：在需做的项目前打"√"，采血管紫帽管。

**表 2－2－3－21 应急检验申请单 21**

**微生物组 1**

试管号：

| 姓　名 | | 性　别 | | 年　龄 | |
|---|---|---|---|---|---|
| 住院号 | | 病区床号 | | 门诊卡号 | |
| 检查项目：标本类型 *　_____<br>　　□ 一般细菌涂片　　　　　　　□ 真菌培养<br>　　□ 一般细菌培养　　　　　　　□ 嗜血杆菌培养<br>　　□ 真菌荧光免疫染色　　　　　□ 0157 培养<br>　　□ 沙门、志贺菌培养　　　　　□ 霍乱弧菌、副溶血弧菌培养<br>　　□ 结核菌涂片　　　　　　　　□ 结核菌培养 | | | | | |

注：在需做的项目前打"√"，标本类型必须注明。

**表 2－2－3－22 应急检验申请单 22**

**微生物组 2**

试管号：

| 姓　名 | | 性　别 | | 年　龄 | |
|---|---|---|---|---|---|
| 住院号 | | 病区床号 | | 门诊卡号 | |
| 检查项目：<br>　　□ 真菌葡聚糖检测<br>　　□ 内毒素检测 | | | | | |

注：在需做的项目前打"√"，采血管专用管。

**表 2 - 2 - 3 - 23　应急检验申请单 23**

申请单号：

| 姓　名 | | 性　别 | | 年　龄 | |
|---|---|---|---|---|---|
| 住院号 | | 病区床号 | | 门诊卡号 | |
| 检查类型 | □ 急诊　□ 门诊　□ 床边 | | | 检查科室 | |
| 申请科室 | | 申请时间 | | 申请医师 | |
| 临床诊断 | | | | | |
| 检查项目 | | | | | |
| 检查部位 | | | | | |
| 检查目的 | | | | | |
| 病史摘要： | | | | | |
| 备注： | | | | | |

注：1. 该申请单仅供信息系统故障时应急使用。

　　2. 为方便核对，该申请单门诊医师必须填写双联单，一联留患者保存，一联留给收费处存档。

（5）信息中心组织人员全力抢修，待信息系统完全恢复正常，立即通知各应用部门，同时报告领导小组，请求结束"应急预案"的实施；信息中心事后将详细的故障原因及处理结果报告领导小组。

### 三、灾害性天气的应急预案

当重大灾害性天气发生时（如台风、汛期、地震等），为维护医院秩序稳定，确保在院患者安全，保护国家和公民人身和财产不受侵害，抢险救灾，特制定本预案。

（一）应急总指挥部

见"单位应急总预案"（第二篇第二章第一节）。

（二）当台风、汛期、地震等灾害性天气发生时的治安保卫组织

现场总指挥由相关同志担任，治安保卫工作现场指挥员由保卫科主任担任，保卫科主任进行现场指挥。当保卫科主任不在位时，由副主任和骨干依次顶位指挥，当夜间突然发生时，由医院总值班临时代理。

医院消防监控室和门卫当班人员、全体保安队员及各科室安全员等为执行治安保卫任务的工作人员。

（三）台风、汛期发生时治安保卫职责、任务

1. 现场指挥负职责当被告知将发生灾害性天气时，应立即赶赴单位，组织力量加强

治安防范工作，确保医院秩序稳定。可决定通知治安保卫组织的相关人员到达岗位。

2. 当台风、汛期发生时大楼失电情况下的保卫：

（1）因失电、电梯不能启动，救护人员需要走楼梯通道，故当班的保安队员接指令后，立即打开楼道消防通道门，并在保安 B 班的配合下，共同负责病区的治安秩序。

（2）保安队 C 班负责地下室治安秩序。

（3）保安队 D 班负责门、急诊及三期办公楼的治安秩序。

（4）消防监控人员除当班者留守在监控中心外，其余人员与门卫人员分别协助保安队员各班维护好医院治安秩序。

（5）大楼外车辆管理等人员要维持医院秩序，确保车辆畅通。

3. 当台风、汛期发生时，大楼地下室遭水灾情况下的保卫

（1）当班保安队员应及时发现水灾情况，并向总值班和后勤部值班人员通报，并在保安 B 班的配合下负责地下室治安秩序。

（2）保安队员 C 班负责门急诊及全院一层以上楼面的治安秩序。

（3）保安队员 D 班和门卫作机动备战。

（4）消防监控人员通过监控、密切监视受灾及其他重点、要害部位的情况，发现异常及时报告。

（四）当地震突然发生时的应急处置

1. 紧急疏散人员到空旷地域（疏散方案见总预案）。

2. 医疗救护一方面要设法确保在院患者安全，同时紧急调动力量应对社会进行救助。

3. 治安保卫任务

（1）维持各疏散通道秩序，保证疏散通道畅通，防止无关人员进入。

（2）加强对疏散的患者保卫，确保财产安全。

（3）加强对电、气、液氧等重要设施、设备的巡视发现情况及时报告。

（4）加强对门、急诊区域的治安巡查，维护现场秩序，配合医疗抢救工作。

4. 排险抢修的应急处置：

（1）当班电工、锅炉工、医疗设备维修值班人员等岗位人员应迅速切断电、气源，关闭液氧阀等，防止因地震造成漏电、泄气等后果。

（2）当班人员应配合因地震可能造成的火灾苗子，防止重大火灾发生。

（3）视情及时抢运贵重设备，减少国家财产损失。

### 四、防汛、防台风抢险、保障工作应急方案

（一）组织机构

**领导小组**

总指挥：院长；党委书记。

副总指挥：后勤副院长、党委副书记。

联络员：运行保障部主任。

职责：负责医院防汛防台抢险保障工作方案的指挥。

成员：物资管理部、医疗器械办公室、保卫科、信息科、后勤。

职责：负责总指挥、副总指挥指令的组织实施及所辖小组抢险、保障事项的现场指挥。

下设分组：

1. 后勤组

①动力设备组；②水泵管网组；③电气线路组；④机动组；⑤车辆运输组；⑥电梯组。

2. 物资供应组

职责：负责日常物资、抢险物资的采购、储存、供应的应急处置。

3. 安全保卫组

职责：负责易燃、易爆物品、高空易坠物、树木和避雷设施的安全管理检查及险情排除；正常医疗秩序的维护；治安、消防安全和车辆进出、停放管理等。

4. 医疗护理组

职责：负责保障正常医疗秩序和患者安全管理。

5. 医疗设备组

职责：负责医院医疗设备、设施的安全运行维护及医疗器械、医疗用品的供应、维护。

6. 伙食供应小组

职责：负责住院患者、职工的伙食供应服务。

7. 工程管理组

职责：负责改扩建工程的管理、相关事项的完成及外需人力需求的协调沟通等。

8. 计算机网络系统组

职责：负责出入院、收费处、各病区计算机网络系统单机的正常使用维护及意外情况发生时的处理等。

（二）工作要求

1. 本院防汛防台工作（值班）指令，由总指挥（副总指挥）签发。夜间（节假日）由总值班通知。

2. 各组组长在接到防汛防台工作（值班）指令（通知）后，应在第一时间到达各自岗位。同时向总指挥（副总指挥）或总值班报告方位，按各自分工实施操作，并负责通知、安排组内成员到位。

详见表 2-2-3-24 ~ 表 2-2-3-26。

表 2-2-3-24 普通病房和 ICU 水灾应急预案

| |
|---|
| 为了及时有效地处置和最大限度地减少突发事件的发生及其造成的损失，增强应对风险和突发事件的能力，特制定本预案。 |
| **一、科室报修** |
| （一）医护人员一旦发现水情，必须在第一时间内报告后勤保障部报修，并通知保卫科、医务部及上级领导，夜间电话通知总值班室。 |
| （二）所在科室人员立即关闭手术室水源总阀，发现水情后立即呼叫周围人员组织救险。 |
| **二、科室内应急处理** |
| （一）关闭泛水区仪器开关，预防漏电造成二次灾害。 |
| （二）医护人员做好患者安抚工作，按逃生路线撤离受灾区域，不得离开患者；使用呼吸机的患者用简易呼吸囊手控呼吸。 |
| （三）护士协助手术医师紧急处理和转运患者，保护好静脉通路及液体、血液制品和药物，保护好病历资料、病历材料及患者物品。 |
| **三、后续处理** |
| 事故处理后，相关人员将水灾经过、时间、原因及患者的特殊情况，准确记录汇报负责人，并总结经验。 |

**表2－2－3－25　手术室水灾应急预案**

> 为了及时有效地处置和最大限度地减少突发事件的发生及其造成的损失，增强应对风险和突发事件的能力，特制定本预案。
>
> **一、科室报修**
>
> （一）医护人员一旦发现水情，必须在第一时间内报告后勤保障部报修，并通知保卫科、医务部及上级领导，夜间电话通知总值班室。
>
> （二）所在科室人员立即关闭手术室水源总阀，发现水情后立即呼叫周围人员组织救险。
>
> **二、科室内部应急处理**
>
> （一）立即关闭泛水区仪器开关，预防漏电造成二次灾害。
>
> （二）针对未实施手术的患者，医护人员做好安抚工作，按逃生路线撤离手术室受灾区域，不得离开患者。
>
> （三）泛水时处于麻醉或手术状态患者的应急流程。
>
> 1. 紧急停止手术，手术医师、麻醉医师及护士共同紧急评估病情，根据患者的状况进行分级处理，共同用转运车将患者转移到安全位置。
>
> 2. 手术医师尽快对伤口进行快速合理处置，止血、填塞、封闭创口，包扎固定等。
>
> 3. 麻醉医师监测患者生命体征，维护患者呼吸循环等重要生命体征稳定。
>
> 4. 护士协助手术医师及麻醉医师紧急处理和转运患者，保护好静脉通路及液体、血液制品和药物，保护好病历资料、病历材料及患者物品。
>
> **三、总结**
>
> 事故处理后，相关人员将水灾经过、时间、原因及患者的特殊情况，准确记录汇报负责人，并总结经验。

**表2－2－3－26　介入导管室水灾应急预案**

> 为了及时有效地处置和最大限度地减少突发事件的发生及其造成的损失，增强应对风险和突发事件的能力，特制定本预案。
>
> **一、科室报修**
>
> （一）医护人员一旦发现水情，必须在第一时间内报告后勤保障部报修，并通知保卫科、医务部及上级领导，夜间电话通知总值班室。
>
> （二）所在科室人员立即关闭手术室水源总阀，发现水情后立即呼叫周围人员组织救险。
>
> **二、科室内应急处理**
>
> （一）关闭泛水区仪器开关，预防漏电造成二次灾害。
>
> （二）未进行介入手术的患者，由导管室和手术操作医护人员做好安抚工作，按逃生路线撤离受灾区域，不得离开患者。
>
> （三）已进行手术的患者紧急停止手术，医护人员共同紧急评估病情，根据患者的状况进行分级紧急处理，保障患者安全；护士协助手术医师及麻醉医师紧急处理和转运患者，保护好静脉通路及液体、血液制品和药物，保护好病历资料、病历材料及患者物品；监测患者生命体征，维护患者呼吸循环等重要生命体征稳定。
>
> **三、总结**
>
> 事故处理后，相关人员将水灾经过、时间、原因及患者的特殊情况，准确记录汇报负责人，并总结经验。

## 五、火灾疏散应急预案

为了防止医院内突发火灾造成群死群伤现象，将损失降至最低，特制定本预案。各部门预案见表2－2－3－27～表2－2－3－29。

### 表 2-2-3-27　普通病房和 ICU 火灾疏散应急预案

为了及时有效地处置和最大限度地减少突发事件的发生及其造成的损失，增强应对风险和突发事件的能力，特制定本预案。

**一、科室报修**

（一）医护人员一旦发现火情，必须在第一时间内报告监控中心、并通知保卫科、医务部及上级领导，夜间电话通知总值班室。

（二）所在科室人员发现火情后应关闭所在区域空调，立即呼叫周围人员组织灭火，根据火势，使用现有灭火器材和组织人员积极扑救，发现火情无法扑灭，马上拨打 119 报火警，并告知准确方位。

**二、科室内部应急处理**

（一）立即关好邻近房间的门窗，以减慢火势扩散速度。

（二）医护人员稳定患者情绪，不得离开患者，组织患者有序撤离时，不要坐电梯，沿安全指示灯将患者撤离疏散到安全地带，指导患者用湿毛巾捂住口鼻，尽可能以最低姿势或匍匐快速前进，保证患者生命安全。

（三）医护人员紧急处理和转运患者，使用呼吸机的患者用简易呼吸囊手控呼吸；保护好静脉通路及液体、血液制品和药物，保护好病历资料、病历材料及患者物品。

（四）尽可能切断电源、撤除易燃易爆物品并抢救重仪器设备及重要科技资料。

**三、总结**

事故处理后，相关人员将失火经过、时间、原因及患者的特殊情况，准确记录汇报负责人，并总结经验。

### 表 2-2-3-28　手术室火灾疏散应急预案

为了及时有效地处置和最大限度地减少突发事件的发生及其造成的损失，增强应对风险和突发事件的能力，特制定本预案。

**一、科室报修**

（一）医护人员一旦发现火情，必须在第一时间内报告监控中心、并通知保卫科、医务部及上级领导，夜间电话通知总值班室。

（二）所在科室人员发现火情后应关闭所在区域空调，立即呼叫周围人员组织灭火，根据火势，使用现有灭火器材和组织人员积极扑救，发现火情无法扑灭，马上拨打 119 报火警，并告知准确方位。

**二、科室内部应急处理**

（一）立即关好邻近房间的门窗，以减慢火势扩散速度。

（二）针对未实施手术的患者，手术室医护人员稳定患者情绪，不得离开患者，组织患者有序撤离时，不要坐电梯，沿安全指示灯将患者撤离疏散到安全地带，指导患者用湿毛巾捂住口鼻，尽可能以最低姿势或匍匐快速前进，保证患者生命安全。

（三）尽可能切断电源、撤除易燃易爆物品并抢救重仪器设备及重要科技资料。

（四）火灾时处于麻醉或手术状态患者的应急流程：

1. 紧急停止手术，手术医师、麻醉医师及护士共同紧急评估病情，根据患者的状况进行分级处理，共同用转运车将患者转移到安全位置。

2. 手术医师负责尽快对伤口进行快速合理处置，止血、填塞、封闭创口，包扎固定等。

3. 麻醉医师监测患者生命体征，维护患者呼吸循环等重要生命体征稳定；未全麻患者尽快叫醒并安慰患者，用湿布捂住其口鼻，指导其进行有效呼吸，呼吸抑制的患者用呼吸囊辅助呼吸；全麻患者用简易呼吸囊手控呼吸。

4. 护士协助手术医师及麻醉医师紧急处理和转运患者，保护好静脉通路及液体、血液制品和药物，保护好病历资料、病历材料及患者物品。

**三、总结**

事故处理后，相关人员将失火经过、时间、原因及患者的特殊情况，准确记录汇报负责人，并总结经验。

表2-2-3-29　介入导管室火灾疏散应急预案

为了及时有效地处置和最大限度地减少突发事件的发生及其造成的损失，增强应对风险和突发事件的能力，特制定本预案。

**一、科室报修**

（一）医护人员一旦发现火情，必须在第一时间内报告监控中心，并通知保卫科、医务部及上级领导，夜间电话通知总值班室。

（二）所在科室人员发现火情后应关闭所在区域空调，立即呼叫周围人员组织灭火，根据火势，使用现有灭火器材和组织人员积极扑救，发现火情无法扑灭，马上拨打119报火警，并告知准确方位。

**二、科室内部应急处理**

（一）立即关好邻近房间的门窗，以减慢火势扩散速度。

（二）针对未实施手术的患者，手术室医护人员稳定患者情绪，不得离开患者，组织患者有序撤离时，不要坐电梯，沿安全指示灯将患者撤离疏散到安全地带，指导患者用湿毛巾捂住口鼻，尽可能以最低姿势或匍匐快速前进，保证患者生命安全。

（三）尽可能切断电源、撤除易燃易爆物品并抢救重要仪器设备及重要科技资料。

（四）火灾时处于介入手术状态患者的应急流程：

1. 紧急停止手术，医护人员共同紧急评估病情，根据患者的状况进行分级紧急处理，共同用转运车将患者转移到安全位置，保障患者安全。

2. 未全麻患者用湿布捂住其口鼻，指导其进行有效呼吸，呼吸抑制的患者用呼吸囊辅助呼吸；全麻患者用简易呼吸囊手控呼吸；监测患者生命体征，维护患者呼吸循环等重要生命体征稳定。

3. 医护人员紧急处理和转运患者，保护好静脉通路及液体、血液制品和药物，保护好病历资料、病历材料及患者物品。

**三、总结**

事故处理后，相关人员将失火经过、时间、原因及患者的特殊情况，准确记录汇报负责人，并总结经验。

1. 预案由医院总值班、保卫科根据具体情况而宣布启动执行，义务消防队员、监控值班人员、相关科室人员负责实施。

2. 监控人员负责相关楼层应急广播，以平和的语气动员人员撤离，以免造成恐慌。关闭常开防火门以隔断火源。各工作人员引导撤离人员首先进入消防前室，由消防楼梯有序撤离。

3. 所有人员不得乘坐电梯，由消防楼梯有序撤离，烟雾较大时，采用湿毛巾捂住口鼻，以最低姿态或匍匐姿势前行。

4. 保安队员听从总指挥（或总值班）指挥，立即组织人员灭火，维护火场秩序。

5. 报告119后，即应疏散室外场地，对滞留人员、车辆，劝其离开，保持室外通道畅通，以利消防车停泊，并派人员到路口引导消防车辆进入火灾现场。

**六、突发断电应急预案**

医院大楼供电，除外供电高压线路失电外，可能发生楼内供电设备损坏，供电线路故障，超负荷及用电气短路造成大楼部分范围失电，而影响前方医务工作不能正常工作的事故情况。各部门预案见表2-2-3-30~表2-2-3-32。

**表2 - 2 - 3 - 30　普通病房和ICU突然停电应急预案**

为了及时有效地处置和最大限度地减少突发事件的发生及其造成的损失，增强应对风险和突发事件的能力，特制定本预案。

**一、科室报修**

（一）一旦出现停电情况，必须在第一时间内报告后勤保障部维修，并通知保卫科、医务部及上级领导，夜间电话通知总值班室。

（二）所在科室人员立即启用应急照明设备和备用电源。

（三）值班电工接令，立即赶赴现场。若发现事故影响范围较大，应立即通知后勤管理部主任和分管院领导协调指挥处理。

**二、科室内部应急处理**

（一）立即开启应急灯照明，检查所有使用中仪器设备，包括监护仪、微量泵或输液泵是否正常运转，启用抢救患者机器运转的动力方法，维持抢救工作。

（二）使用呼吸机的患者，观察呼吸机备用电源是否正常工作，平时应在呼吸机旁备用简易呼吸囊，以备突然停电，若呼吸机备用电已耗尽，立即将呼吸机脱开，使用简易呼吸器维持呼吸。

（三）医护人员加强巡视病房，安抚患者及家属，不得离开，同时注意防火、防盗。

**三、总结**

事故处理后，相关人员将停电发生经过、时间、原因及患者的特殊情况，准确记录汇报负责人，并总结经验。

**表2 - 2 - 3 - 31　手术室突然停电应急预案**

为了及时有效地处置和最大限度地减少突发事件的发生及其造成的损失，增强应对风险和突发事件的能力，特制定本预案。

**一、科室报修**

（一）一旦出现停电情况，必须在第一时间内报告后勤保障部维修，并通知保卫科、医务部及上级领导，夜间电话通知总值班室。

（二）所在科室人员立即启用应急照明设备和备用电源。

（三）值班电工接令，立即赶赴现场。若发现事故影响范围较大，应立即通知后勤管理部主任和分管院领导协调指挥处理。

**二、科室内部应急处理**

（一）立即开启应急灯照明，检查所有使用中仪器设备，包括监护仪、麻醉剂、呼吸机、吸引器、微量泵或输液泵是否正常运转，启用抢救患者机器运转的动力方法，维持工作。

（二）有备用蓄电池的设施设备，应立即启用各仪器的备用蓄电池暂时维持功能。

（三）如果没有备用蓄电池，先将各用电仪器关闭，以免突然来电时损坏仪器。

（四）针对未实施手术的患者，医护人员在应急照明灯、手电筒的引导下做好安抚工作，不得离开患者。

（五）针对手术过程中出血的患者，在应急灯、手电筒的照明情况下紧急处置，确保患者安全的情况下暂停手术，人员不足时，紧急通知备班人员紧急到岗，保障患者安全。

**三、总结**

事故处理后，相关人员将停电发生经过、时间、原因及患者的特殊情况，准确记录汇报负责人，并总结经验。

**表2 - 2 - 3 - 32　介入导管室突然停电应急预案**

为了及时有效地处置和最大限度地减少突发事件的发生及其造成的损失，增强应对风险和突发事件的能力，特制定本预案。

**一、科室报修**

（一）一旦出现停电情况，必须在第一时间内报告后勤保障部维修，并通知保卫科、医务部及上级领导，夜间电话通知总值班室。

（续）

> （二）所在科室人员立即启用应急照明设备和备用电源。
>
> （三）值班电工接令，立即赶赴现场。若发现事故影响范围较大，应立即通知后勤管理部主任和分管院领导协调指挥处理。
>
> **二、科室内部应急处理**
>
> （一）立即开启应急灯照明，检查所有使用中仪器设备，包括监护仪、麻醉剂、呼吸机、吸引器、微量泵或输液泵是否正常运转，启用抢救患者机器运转的动力方法，维持工作。
>
> （二）有备用蓄电池的设施设备，应立即启用各仪器的备用蓄电池暂时维持功能。
>
> （三）如果没有备用蓄电池，先将各用电仪器关闭，以免突然来电时损坏仪器。
>
> （四）针对未实施介入手术的患者，医护人员在应急照明灯、手电筒的引导下做好安抚工作，不得离开患者。
>
> （五）针对已实施导管介入的患者，应暂停手术，若患者有紧急危险，在应急灯、手电筒照明情况下紧急处置给予对应抢救，确保患者安全的情况下暂停手术，人员不足时，紧急通知备班人员紧急到岗，保障患者安全。
>
> **三、总结**
>
> 事故处理后，相关人员将停电发生经过、时间、原因及患者的特殊情况，准确记录汇报负责人，并总结经验。

（一）情况突发

1. 如出现以上情况相应科室须电话通知电工班。

2. 值班电工接令，立即赶赴现场。发现事故影响范围较大，应立即通知电气主管人。电气主管人收到通知应立即赶赴现场，协同维修电工指挥处理。

（二）现场处理要知

1. 必须查明断电故障原因，在排除事故原因后方可合闸送电。

2. 若失电跳闸至变配电间（楼层强电间或区域总开关进线无电）应同时通知变配电间值班电工，不得随即送电，待维修电工排除故障后，由电气主管人通知后方可送电（并作好笔录）。

（三）相关科室的协调

1. 发生部分区域性突发失电而短时间内不能修复时，电气主管人应及时通知相关科室（夜间通知总值班）。

2. 相关科室除稳定患者情绪外，并用应急灯做好部分必要的照明，并准备随时来电的准备。

（四）事故总结

事故处理结束后应汇报本部负责人并做好总结，以防发生类似事故情况。

**七、天然气停气应急预案**

（一）故障现象

因院外供气中断导致全院无天然气使用。

（二）组织机构

**领导小组**

组长：分管院领导。

副组长：运行保障部主任。

组员：锅炉班组长、空调班组长、空调供应商经理。

（三）应急措施

1. 锅炉、空调当班人员应立即关闭所有使用天然气的设备，并电告运行保障部主任，夜间、节假日电话通知总值班。同时，锅炉、空调当班人员联系供气单位询问情况。

2. 保障部主任、总值班（夜间、节假日）立即赶赴现场进行指挥，锅炉、空调当班人员将当前情况、与供气单位联系情况，告知现场指挥，现场指挥得知情况后，及时向院领导报告。

3. 供气单位人员来院后，锅炉、空调当班人员应积极配合。

4. 恢复供气后，现场指挥及时向院领导汇报，锅炉、空调当班人员做好相关记录。

（四）事故总结

事故处置结束后，由相关班组长负责主持事故原因分析会，填写设备运行突发事件（故障）应急处理单，并汇报本部负责人。

## 八、医院一路停水应急预案

（一）医院停水定义

医院停水指因水泵房设备故障引起医院一路停水情况。

（二）操作顺序

1. 科室（使用人）发现无常用水时，应立即电告运行保障部维修班组。

2. 报修中心接到失水告知后，立即电话通知修理组、电工班当班人员及运行保障部主任（节假日、夜间报总值班），相关人员应立即到水泵房查明失水原因。

3. 电工、修理工到水泵房后，电工切断运行泵电源，检查水泵房配电柜进线供电情况，如供电正常，立即启动备用泵恢复供水；如进线失电，由电工通知变配电值班员，查明原因，排除故障后恢复送电，启动备用泵。

4. 恢复供水后，当班电工、修理工负责查清运行泵故障原因，排除故障后备用。

## 九、医院二路停水应急预案

（一）医院停水定义

医院停水指因市政供水管网二路同时无水供应，引起医院水箱无水供应的情况。

（二）组织机构

**领导小组**

组长：院长。

副组长：副院长、工会主席。

职责：负责医院二路供水同时停水应急预案启动命令的发布和医院工作的指挥。

组员：运营管理部、医务部、运行保障部、门诊办、营养科、护理部、基建科等相关部门主任。

职责：负责组长、副组长指令的组织实施，各自职责的落实和小组成员的工作安排。

（三）操作顺序

1. 院内应急处置

（1）科室（使用人）发现无常用水时，应立即电告运行保障部维修班组。

（2）报修中心接到失水告知后，立即电话通知修理组、电工班当班人员及运行保障部主任（节假日、夜间同时报总值班），相关人员应立即到水泵房查明失水原因。

（3）电工、修理工到水泵房后，电工切断运行泵电源，检查水泵房配电柜进线供电情况，如供电正常，立即启动备用泵。备用泵启动后，发现是空泵运行，应停止备用泵运行。修理工到进水箱查看水箱进（存）水情况。

（4）发现总水箱无市政管网水进入，应立即报现场指挥（运行保障部主任或总值班），现场指挥应立即向分管院领导或院长报告。

（5）修理工向现场指挥报告后，应立即联系市政供水单位，告知医院二路断水情况，询问断水原因，并作好相应记录，告知和询问情况，随即向现场指挥报告。

（6）现场指挥核对失水情况无误后，立即报告院长（分管院长）

（7）当班电工、修理工留在水泵房，随时准备启动水泵供水。

2. 院内外联动应急处置职责

（1）院长

发布院内停水应急处置启动命令，该命令由党政办工作人员向各职能科室传达。

（2）党政办

1）向上级卫健委报告失水情况，请求消防、水务部门派水车支援供水。

2）搜集医院停水状态下医院工作情况，停水后恢复供水进展情况的了解、汇总、报告和组长、副组长指令的传达。

（3）医务部

通知血透室停止患者血透，告知手术室、产房、急诊室、监护室及医技科室无水情况；落实组长、副组长其他指令，了解、掌握停水期间住院（手术）患者状况。

（4）护理部

通知各护理单元（包括门急诊、供应室）停水情况，病区护士告知、安抚住院患者。

（5）门诊办

通知各门诊科室停水情况，要求医师诊疗检查后的手清洁用无水皂液或酒精棉球。

（6）运营管理部

负责停水期间医院所需物资的供应。

（7）营养科

负责停水时住院患者的食品供应。

（8）运行保障部

1）停止锅炉、中央空调机组运行，当班人员留守岗位。

2）指定专人与市政管网供水单位保持联系，了解恢复供水情况。

3）派人员到急诊入口迎接消防车，协助消防队送水车送水，指引入水口。

4）派人员观察总水箱进水（存水）情况，根据水位，及时启动水泵供水。

5）市政管网恢复供水后的常规供水运行操作。

6）暂停动火作业（包括明火、电焊、油漆等）。

7）供水稳定后向组长、副组长报告。

（9）应急供水范围（分先后）

首先供应血透室、手术室、产房、急诊室、监护室；其次供应锅炉、中央空调、营养中心；其他部位暂停供给，关闭阀门。

（10）组长（副组长）发布、撤销应急处置命令。

（11）各职能科室及运行保障部按上述职责通知落实，撤销命令。

3. 责任人

（1）各部门主任为本部门落实预案责任人，所属部门工作人员由主任调派。

（2）根据需要，院党政办主任可直接调派上述科室（部门）外职能科室人员。

**十、通用设备、设施故障应急预案**

组织指挥网络详见图2-2-3-1。

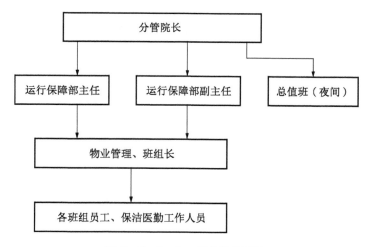

图2-2-3-1 组织指挥网络

（一）范围

医院水、电、热供、暖通、通信设备、设施因故障引起的局部范围漏水、漏气、失电、失水、通信中断等现象。

（二）组织机构

**领导小组**

组长：分管院领导。

副组长：运行保障部主任、运行保障部副主任。

组员：各班组组长、物业经理。

成员：电工组、修理组、空调组、事务组、锅炉组等各班组员工及保洁医勤工作人员。

（三）职责

1. 组长（副组长）：负责故障处置现场的指挥、协调及向院领导的报告。

2. 组员和成员：按各类故障应急处置预案实施处置；接受和完成现场指挥的指令、安排。

### 十一、总机通信设备故障应急预案

总机通信故障应急流程详见图 2－2－3－2。

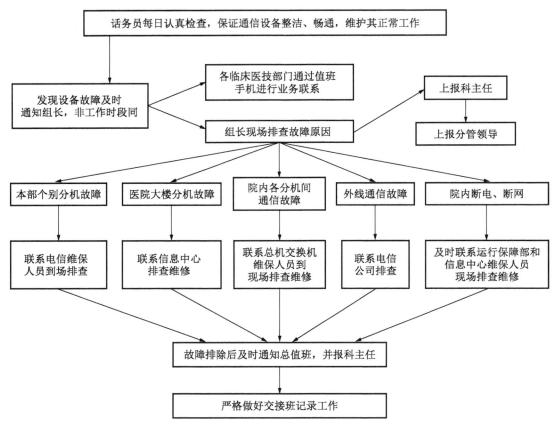

图 2－2－3－2　总机通信故障应急流程

（一）故障现象

因总机通信设备出故障导致全院对内对外通信全部中断。

（二）应急措施

1. 总机当班人员发现故障应立即电告组长，（夜间、节假日）电告总值班，并开展现场排查。

2. 发现故障无法自行或立刻解决，通知各临床医技部门通过值班手机进行业务联系。同时上报科主任，科主任立即赶赴现场进行指挥，了解故障原因后，及时向院领导报告。

3. 总机当班人员根据故障原因，联系该设备维修单位上门进行抢修。

（1）本部老楼个别分机故障，联系电信维保人员现场排查维修。

（2）院内各分机间通信故障，联系总机交换机维保人员现场排查维修。

（3）本部新大楼和南院个别分机故障，联系信息中心维保人员现场排查维修。

（4）外线通信故障，联系电信维保人员现场排查维修。

（5）院内断电、断网，联系运行保障部和信息中心维保人员现场排查维修。

（三）故障总结

事故处置结束后，由总机班长负责主持事故原因分析会，填写设备运行突发事件（故障）应急处理单，并汇报本部负责人。

## 十二、电梯应急预案

（一）目的

为了保障电梯乘客在乘坐电梯时出现紧急情况（困人、开门运行、溜梯、冲顶、夹人和伤人等）时能够得到及时解救，帮助人们应对电梯紧急情况，避免因恐慌、非理性操作而导致的伤亡事故，最大限度地保障乘客的人身安全及设备安全，应当制定电梯应急预案指南。

（二）适用范围

医院电梯设施因火灾、进水、地震等各类情况引起的停运现象故障，引发困人、开门运行、溜梯、冲顶、夹人和伤人等情况下使用。

（三）组织结构

组长：副院长。

副组长：运行保障部主任、保卫科科长。

组员：相关科室工作人员。

成员：全体电梯工、电梯维保单位人员、监控室人员、安保人员、物业保洁。

（四）应急措施

1. 当乘客在电梯轿厢被困时应当采取的应急措施

（1）确定电梯轿厢所在的位置。

（2）关闭电梯总电源。

（3）用紧急开锁钥匙打开电梯厅门、轿厢门。

（4）疏导乘客离开轿厢，防止乘客跌倒。

（5）重新将电梯厅门、轿厢门关好。

（6）在电梯出入口处设置禁用电梯的指示牌。

2. 发生火灾时应当采取的应急措施

（1）立即通知医院保卫部门消防报警。

（2）按动有消防功能电梯的消防按钮，使消防电梯进入消防运行状态，以供消防人员使用；对无消防功能的电梯，应当立即将电梯直接驾驶至撤离层并切断电源或将电梯停于火灾尚未蔓延的楼层。在乘客离开电梯轿厢后，将电梯置于停止状态，关闭电梯轿厢厅门、轿门，切断电梯总电源。

（3）井道内或电梯轿厢发生火灾时，必须立即停梯并疏导乘客撤离，切断电源，用灭火器灭火。

（4）有共用井道的电梯发生火灾时，应当立即将其余尚未发生火灾的电梯停于远离火灾蔓延区，或交给消防人员灭火使用。

（5）相邻建筑发生火灾时，也应当停梯，以避免因火灾停电造成困人事故。

（6）火灾后应当由专业人员对电梯进行检查和试运行，正常后方可恢复使用。

3. 发生地震时应当采取的应急措施

（1）已发布地震预报的，应根据地方人民政府发布的紧急处理措施，决定电梯是否停运，何时停运。

（2）震前没有发出临震预报而突然发生地震，一旦有震感应对立即就近停梯，乘客迅速撤离电梯轿厢。

（3）地震后应当由专业人员对电梯进行检查和试运行，正常后方可恢复使用。

4. 发生进水时，在对建筑设施及时采取堵漏措施的同时，应当采取的应急措施

（1）当楼层发生水淹而使井道或底坑进水时，应当将电梯轿厢停于进水层站的上二层，停梯断电，以防止电梯轿厢进水。

（2）当底坑井道或机房进水时，应当立即停梯，切断总电源开关，防止发生短路、触电等事故。

（3）对进水电梯应当进行除水处理。确认无水后由专业人员对电梯进行检查和试运行，确认无异常后方可恢复使用。

（4）电梯恢复使用后，要详细填写进水报告，对进水原因、处理方法、防范措施等记录清楚并存档。

5. 驾驶员（乘客）在遇到紧急情况时，应当采取的求救和自救措施

（1）通过警铃、对讲系统、移动电话或电梯轿厢内的提示方式进行救援，如轿厢内有患者或其他危急情况应当告知救援人员。

（2）与轿厢门或已开启的轿厢门保持一定距离，听从救援人员指挥。

（3）在救援人员到达现场前不得撬、砸轿厢门或者攀爬安全窗，不得将身体的任何部位伸出轿厢外。

（4）保持镇静，可做屈膝动作，以缓解对电梯急停的不适感。

（5）如发生火灾时不准任何人乘坐电梯。

（6）此方案与个别电梯实际不相符则以该电梯的困人救援方案为准。

（五）总结

事故发生、处置结束后，由相关人员召开专题会议，维保方对该次事故原因进行分析；各部门对事故发生过程中应急处置的不足之处加以改进，进一步完善应急预案；相关领导对此次事故进行总结。

### 十三、电梯故障接报紧急抢修预案

1. 监控室工作人员发现电梯故障时应了解：故障电梯位置、是否困人、困在哪个楼层等重要信息，如有人员被困电梯内，需同时做好被困人员的安抚工作。

2. 电梯发生故障需第一时间联系电梯维保人员，同时联系物业电梯管理人员。

3. 相关人员将在5分钟内赶至现场并进行应急处理，若5分钟内相关人员未能到达现场或10分钟内未能将电梯内被困人员及时解救，工作日8点至17点报院办，其他时间报总值班。

## 十四、手术电梯故障紧急抢修预案

1. 手术电梯发生故障且梯内有人员被困，手术电梯操作人员第一时间联系电梯维保人员并用对讲机呼叫物业电梯管理人员，物业电梯管理人员赶赴现场配合维保人员营救被困人员。

2. 手术电梯发生故障，梯内未有人员被困，手术电梯操作人员第一时间联系电梯维保人员并用对讲机告知物业电梯管理人员，手术电梯暂停使用，治疗梯暂代手术电梯运送。

3. 维保人员将在5分钟内赶至现场并进行应急处理，若5分钟内相关人员未能到达现场或10分钟内未能将电梯内被困人员及时解救，工作日8点至17点报院办，其他时间报总值班。

## 十五、锅炉紧急停炉应急预案

锅炉受到外界不可抗拒的因素或压力表全部失灵时，为了保证锅炉设备正常运行及杜绝事故的发生，需采取紧急停炉方案时，紧急停炉步骤如下：

1. 发生进水泵不能进水、分气包及受压部件泄漏、水位表全部看不见水位等对锅炉一切有害事故时：关闭锅炉→切断气源→切断电源→当锅炉缺水时严禁锅炉进水。保护现场→向后勤保障部门进行汇报并通知相关科室（食堂、手术室、供应室）。

2. 当锅炉房发现有天然气泄漏事故时及时关闭气源→通知天然气公司来院，配合天然气公司积极查明原因→如果锅炉燃烧部位发现天然气泄漏，通知锅炉保养单位来院积极配合查明原因→向后勤保障部门汇报并通知相关科室（职工食堂、手术室、供应室、营养室）→采取措施同上。

3. 以上停炉及通知联系，由当班司炉工负责操作，并作好相关记录。

4. 职工食堂、营养科、供应室、手术室，接到停气通知后，应立即关闭用气设备。

5. 后勤保障部主任负责现场指挥及向院领导请示、汇报。

6. 司炉工在排除故障恢复供气后，应及时告知原停气科室（部门）。

## 十六、医用高温高压消毒设备应急预案

（一）消毒设备位置
医院地下室供应中心安装2台，手术室安装1台。
（二）基本预案
1. 医用消毒锅列入压力容器，工作压力为0～0.5 MPa，属于医院特种设备，由所在地技术监督特种设备管理部门定期检测，每年由相关公司专业人员进行维修保养。
2. 操作人员通过技术部门培训考核合格持证上岗，并制定使用制度和严格操作规程。
3. 每台设备上标有年检标识及抢修单位日常维修人员的联系方式。

（三）应急预案

1. 应急抢救组织人员

（1）医院主管部门抢救人员：医疗设备科全体人员。

（2）院内警戒科室：保卫科全体人员。

（3）院外救援单位：行业公司。

2. 应急抢救操作程序

（1）当高温高压消毒锅发生意外故障（蒸汽泄漏，压力不断增高并产生明显异常噪声等）操作人员首先关闭气阀、电源，立即向当班科主管报告。

（2）当关闭气阀、电源后故障继续扩延，应迅速上报并启动应急预案。

（3）立即通知维修中心院外救援单位投入现场抢修，同时通知保卫部门设置好警戒现场，维持秩序和治安，阻止无关人员进入现场，保障救援人员抢救工作顺利进行，直至险情排除，并由应急总负责人确认故障排除后宣布终止应急状态。

### 十七、医用液氧站应急预案

以同济大学附属东方医院为例。

（一）液氧站位置

同济大学附属东方医院6立方和3.5立方液氧储槽的液氧站安装在急诊对面，供应全院医疗用氧。

（二）基本预案

1. 液氧储槽均属于压力容器，工作压力为0～0.5 MPa，列为医院特种设备，由政府技术监督特种设备管理部门定期检测，检测安全阀和压力表。

2. 操作人员均由技术部门培训考核合格持证上岗，并采取24小时轮流值班，确保安全可靠运行。

3. 每台设备上标上抢救单位，维修人员的联系方式。

4. 日常备有一定数量的氧气钢瓶，由多位钢瓶串联组成氧气供应装置，应急时可确保医院正常供氧。

（三）应急预案

1. 应急组织及人员

（1）医疗设备科医院主管部门抢救人员：医疗设备科全体人员。

（2）院内警戒科室：保卫科全体人员。

（3）院外救援单位：行业公司。

2. 应急抢救操作程序

（1）当液氧系统（储槽、管道、表、阀）发生泄漏或意外故障，值班人员首先采取应急措施关闭气阀，开通备用供氧装置，保证全院医疗用氧。

（2）值班人员迅速查明故障原因，立即向维修中心说明故障情况，启动应急预案。

（3）设备维修中心即刻通知医用气体公司或相关公司共同进行抢修。

（4）保卫部们接到预警，立即划出警戒区疏导危险区域的人员、车辆撤离至安全区域，直至故障完全排除，恢复正常。

### 十八、治安保卫应急预案

（一）治安保卫原则

1. 本预案在重大事故发生时（收到恐怖威胁电话、电信，发生群体性恶性闹事事件，群体性挤死挤伤）实施。

2. 治安保卫原则：以人身安全、国家财产为第一要务。

3. 治安保卫应急预案的实施由现场指挥员下达。

（二）治安保卫应急预案实施人员

保卫科、消防监控中心、当班门卫及全体保安队员、各科室安全员。

（三）治安保卫应急预案实施组织机构

1. 现场指挥员：保卫科主任。

2. 现场协助指挥员：保卫科专职人员。

3. 成员：监控值班人员、保安队长、领班和当班保安队员。

（四）治安保卫应急预案实施人员职责

1. 现场指挥员决定治安保卫应急预案的实施，下达治安保卫指令、指挥治安保卫工作。

2. 保卫科专职人员协助现场指挥工作，按分工协助现场指挥。

3. 各成员传达完成现场指挥员指令，及时向现场指挥员反馈现场治安保卫工作情况。

4. 各成员在参加治安保卫工作的同时，完成各自的分工内容。

（五）各种紧急情况的处置

1. 当收到恐怖威胁时

该预案应急程序的目标是：迅速查清楚威胁人员的身份和意图，维护单位和人员安全。

（1）收到恐吓电话或信件的任何人员，须在第一时间（白天），向单位主要部门领导报告；（夜间及节假日）向总值班主管报告。

（2）收到恐吓电话时，要保持镇静，不要当场拒绝来电人的无理要求，尽可能延长通话时间，获得对方最多的信息，有条件的马上进行电话录音，同时可用写纸条、做手势的方法，示意身边人员报警或用手机发短信的方式报告单位主管部门领导。

（3）收到恐吓电话时，要尽可能了解来电人的口音、语调、语言等特征和恐吓内容，分析作案人的身份和动机、采取必要的防范措施。

（4）涉及爆炸恐怖威胁电话时，应立即向公安机关和社会发展局报告，争取警方在第一时间到达现场加入事件的调查与控制。保卫部应配合警方在危险区域设立警戒线，防止意外事故发生。

2. 当发生群体性恶性闹事事件时

该应急预案程序的目的是：组织力量巡视控制事态的发展，避免人员伤亡和国家财产遭受损失，对闹事者进行法制宣传教育，立即向公安机关报告。

（1）获得恶性闹事事件信息的任何人员都应当在第一时间向保卫部门或总值班报告，若事态已经失去控制或后果严重时，应立即拨打"110"报警。

（2）获得恶性闹事事件信息的保卫部门应迅速组织优势力量（必要时携带防卫器械）赶赴现场，控制事态的发展。

（3）保卫人员达到现场首先进行现场秩序维持，疏散周围群众，保护医护人员的人身安全和国家财产不遭受损失。

（4）因纠纷引起患者家属设灵堂、抢尸体、将尸体存放在病房内，以及在门急诊大厅进行污蔑性宣传和阻塞医院通道，影响正常的医疗秩序等情况，对闹事者进行必要的发展宣传教育，劝阻制止无效的情况下，立即向公安机关报告，争取警方在第一时间到达现场加入事件的控制和处置。

3. 当群体性挤死挤伤事故发生时

该应急预案的目的是：迅速组织力量，达到事故发生现场，维护好现场秩序，有序、快速、安全地将人员疏散到安全区域。

（1）发现门诊大厅自动扶梯发生故障造成人员拥挤事件，任何人须在第一时间向主管部门或总值班报告，现场就近工作人员应立即关停自动扶梯。

（2）获得信息的主管部门领导，须迅速组织力量在第一时间内赶赴现场，控制事态的发展。

（3）疏散引导工作成员到场后，须立即组织合适的疏散路线，以最快的速度引导人员疏散现场，送至安全区域。

（4）警戒保卫小组人员到场后，须立即维护好现场秩序，设岗设卡，控制混乱局面。

（5）及时通知消防监控中心，启动火警广播，通过广播喇叭进行引导宣传，使人员情绪保持稳定。

（6）排险小组人员到场后，须会同电梯维修人员，迅速排除电梯故障。

（7）医疗救护小组成员到场后，须努力营救事故现场的伤员并将他们安全移送至救护点。

### 十九、其他安保和卫生应急

（一）加强"人防""技防""物防"管理

医院每月召开关于安全专题例会，每季度对全体队员进行一次防火、防盗、防劫、防人身伤害基本知识进行授课培训，积极完成治安与消防演练工作，提高全体员工的安全意识和自我保护能力，构筑"安全教育网"；加强人防体系建设，层层落实责任，及时反馈可能存在的安全隐患，构筑"安全责任网"；加强微型消防站建设，实行 24 小时消防安全巡视和巡逻保卫工作，做到"保消结合"；加强与属地派出所驻院民警联系，互通信息、互防互管，构筑"安全防护网"。

充分发挥技术防范作用，医院摄像头覆盖率要达到 96% 以上。在治安重点部位安装紧急报警按钮，坚持做到一有报警，3 分钟内 10 名安保力量到场，监控中心对医院治安情况全天候实施监控，并与保安公司、"110"联网。可在医闹纠纷谈话室和急诊诊室安装音频设备，确保一旦出现异常情况，安保人员能及时到位、协同处置、控制局面。

坚持"预防为主、综合治理"的原则，在医院所有重点区域，如财务、收费、手术等区域，加装门禁系统，单独授予门禁权限，实现一人一卡。医院给特保和保安队伍配置防暴器械，招聘武警退役士兵加强治保力量，开展体能技能训练，提升应对突发事件处置能力。

（二）危险化学品的管理工作

医院全面落实危险化学品安全管理领导职责、监督职责和具体岗位管理职责，并在相关人员离岗离职前落实危险化学品安全管理各项职责和工作交接，确保安全管理无漏洞无死角。医院所涉及的科室等场所，高度重视危化品管理，落实安全责任，健全管理规定，落实防爆柜储备、双人双锁、实物出入账、登记统计、每日检查、实时监控等制度，日常管理严格，未发生因管理问题造成的不良后果。

（三）实验室生物安全

依据 ISO 15189 和 CNAS-CL05 的要求及《微生物和生物医学实验室生物安全通用准则》《人间传染的病原微生物名录》等进行生物安全风险评估，并提出相应的风险防范和回避措施。日常运行和监督记录，定期对安全设施设备进行内部安全检查；监督有关法规和标准操作规程的执行，纠正违规行为；定期对实验室特殊使用试剂进行盘点；特殊使用试剂保管、领用实行双人双锁；开展安全管理工作及安全监督工作。各级安全培训、考核演练。同时，每年对检验科全体工作人员进行 2 次安全培训及考核，内容涉及消防安全、生物安全、危险化学品的领取及使用、个人安全防护、职业暴露、实验室突发事件应急处理等内容，同时对于实习生及进修人员在上岗前均进行安全培训，做到规范化操作，保证安全，确保环境不受污染，人员身体健康不受危害。

（四）麻醉药物的管理

麻醉药品、第一类精神药品管理制度完善，并根据国家卫健委要求及时更新；每年度对员工进行麻醉药品、第一类精神药品管理培训并考核；药库配备有专用保险柜和防盗设施，专人负责保管，专柜加锁；各药房配备有专用保险柜和防盗设施，设有专窗，专人负责调配；药品入库，货到即验，双人验收并签字，验收核查到最小单位。

各部门有专用账册，专册登记，账册日清月结，空安瓿或者用过贴剂的回收、销毁记录完整，药库配备有专用空安瓿销毁机器。销毁在保安部监管下进行。所有麻醉药品仅通过手术麻醉药房发放，包括门诊无痛胃肠镜用药、无痛生殖用药，门诊药房不发放麻醉药品。在手术室麻醉药房，药学部根据医务部授权的麻醉医师名单制作医师名牌，箱子发放与回收必须医师本人到场与药师当面交接。

所有部门空安瓿回收后，凭空安瓿向药库申领麻醉药品，空安瓿由药库统一销毁；麻醉药房设立专用余液弃去桶和高清摄像头，余液弃去由双人核对、签字。药师核对弃液剂量及医师双签字；麻醉药品和第一类精神药品处方由医师登记批号，每一支药品可追踪。

（五）扫黑除恶专项行动

定期召开"扫黑除恶"专项工作推进会议，成立院内"扫黑除恶"专项工作领导小组与工作组，制定医院扫黑除恶专项斗争工作实施方案；按照上级要求和实施方案分工开展相关工作：围绕卫生系统"医闹""黑救护车""黑护工""号贩子""医托""黑色产业链""太平间"管理乱象展开自查，加强内部管理，按时上报扫黑除恶整治行动报表。

（六）运行保障和医疗废物管理

建立完善的感控组织体系，建立完善的感控制度和 SOP 流程，制度汇编成册，定期修改。医疗废物管理制度。按国家法律法规，对照相关标准制定、修订相关医疗废物管理制度。

1. 医疗废物处理专职人员职责。
2. 医疗废物暂时贮存场所规范。
3. 医疗废物管理监控人员职责。
4. 医疗废物流失、泄露的紧急处理措施。
5. 医疗废物包装及运送规范。
6. 医疗废物分类目录。
7. 医疗废物分类管理制度。
8. 医疗废物工作人员受污应急处置方法。
9. 医疗废物工作人员卫生安全防护规定。

（七）持续改进服务

优化服务流程：在深化预约诊疗服务、推进各类途径分时段预约方式和智慧医院移动支付等方面加大改革的力度，持续提高医疗服务的满意度。日常加大预约宣传力度，定期开展预约推广活动；每月开展预约满意度调查，不断提升患者满意度；专人专管，不断优化预约方式，简化操作流程；大力推进医师诊间预约、手机端预约、自助机预约，方便患者多途径预约就诊等，一系列相关措施优化就诊的流程。

（八）传染病的防控

建立了腹泻病监测领导小组，由防保科主任、疫情专管人员、儿科主任、儿科护士长组成，主要负责监督管理；设腹泻病监测专管人员，由 1 名医师、2 名护士组成。医师主要负责腹泻病监测方案培训（每年一次）、腹泻病诊断判定和腹泻病监测资料整理归档，护士负责腹泻病监测，患儿信息收集填写、采样、标本存放、标本运送前准备；建立工作流程，环节紧密、步步紧扣。指定专责司机 1 名，要求熟悉运送路线，具有沟通能力，及时反馈信息；建立完善监督机制，责任到位。医务部将腹泻病监测工作纳入绩效考核，出现问题及时通报批评并扣分、扣奖金，连续半年保证质量完成指标则给予通报表扬并奖励。

（九）保健医疗

在院长和分管院长的领导下，设有医疗专管员负责管理和协调本院保健医疗事务，并有信息专管员负责保健信息的组织、实施、操作和日常维护工作。健全保健医疗安全管理工作制度、应急处理机制和安全目标责任制；制定涵盖各专科、各诊疗环节等整个医疗流程的安全防范措施和切实可行的应急预案，确实有效防范院内（包括非医疗因素）引起的各种意外伤害事件。凡进行专业技术性较强并有一定危险性的检查、治疗等，均应指定技术熟练的专业人员按医疗护理技术操作常规执行，必要时需有分管院长或医疗专管员在场协调，并做好各种可能出现的应急预案和医疗药品、器械等抢救准备工作。

老年科门诊、病区和辅助检查科室等所有地面应保持干燥（并防滑），经常检查保健对象使用的扶手、桌椅，保持牢固状态；各类家具、物品、窗台等采取安全措施。老年科急诊充分利用医院面上急诊资源，建立绿色通道，以方便保健对象的急诊治疗。门诊区域内设置治疗抢救室。

（韩静）

# 第四节　突发医疗事件

## 一、患者发生跌倒应急预案

（一）跌倒

住院患者在医疗机构任何场所，未预见性地跌倒于地面或跌倒于比初始位置更低的地方，可伴有或不伴有外伤。跌倒伤害根据 NDNQI 做出分级定义：

1. 无伤害

患者未因跌倒而受伤（无体征或症状），X 线、CT 检查或其他跌倒后的评估未发现受伤情况。

2. 轻度（严重程度 I 级）

患者跌倒后需要敷料、冰块、伤口清理，抬起上肢，局部药物来缓解症状，或导致瘀伤或擦伤。

3. 中度（严重程度 II 级）

患者跌倒后需要伤口缝合，局部需要皮肤胶来帮助伤口愈合，或夹板治疗，或局部肌肉/关节拉伤。

4. 重度（严重程度 III 级）

跌倒导致手术、上石膏治疗、需要神经科会诊（颅底骨折，硬膜外/下血肿）或内伤（肋骨骨折，肝脏小裂伤）或患凝血疾病的患者需要接受输血治疗。

5. 死亡

患者因为跌倒产生的持续性损伤而最终致死（而非因为导致跌倒的生理事件本身而致死）。

（二）预防措施

1. 评估患者的认知、感觉和活动能力。

2. 根据患者情况，采取相应的防范措施，并对患者、家属或陪护人员进行安全事项告知、健康指导，加以防范。

3. 协助搀扶上卫生间，提供移动帮助。

4. 在高危跌倒患者床头悬挂标识。

5. 地面：物品不阻塞过道，走廊不堆放物品，保持通畅无障碍；地面保持完好，损坏应及时修补，地面保持干燥，拖地时不可过湿并设置醒目"防滑标识"。

6. 卫生间、洗室地面保持干燥。准备干拖把，随时拖干地面。

7．座椅高低合适无损坏；病房光线应充足，照明灯损坏应及时修理。

8．有高危跌倒风险的住院患者在带轮子的床位固定好床脚旁的刹车。

9．使用轮椅平车时，请注意在移动到轮椅平车上之前须将其固定，坐好轮椅后扣上，躺上平车后拉好护栏并系好。

（三）预防跌倒管理要求

1．责任护士需在患者入院或转科 8 小时内依据《住院患者跌倒危险因素评估表》规范评估、记录，遇抢救、手术等紧急情况可延长至 12 小时内完成。

2．责任护士每日按照《环境中跌倒危险因素评估表》对所管辖的病房环境进行评估，及时修正环境中跌倒危险因素。

3．护士长每月按照《环境中跌倒危险因素评估表》对病区环境进行评估，及时修正环境中跌到危险因素。

（四）应急预案

1．检查病房设施，杜绝安全隐患，安全标识摆放醒目。

2．当患者突然跌倒时，护士应立即赶到患者身边，检查患者摔伤情况，查看患者的神志、受伤部位、伤情程度、全身状况等，初步判断跌倒原因或病因。

3．伤情评估和处理方法：

（1）无伤害、严重程度 Ⅰ 级

处理方法：可搀扶或用轮椅将患者送回病床，嘱其休息，安慰患者，并测量血压、脉搏，通知医师，根据病情进一步检查、治疗。

（2）严重程度 Ⅱ 级

处理方法：对疑有骨折或肌肉、韧带损伤的患者，通知医师，根据跌倒的伤情和部位采取相应的搬运方法，将患者抬至床上，必要时遵医嘱行 X 线检查及其他治疗；对于皮肤出现瘀斑者进行局部冷敷，皮肤擦伤者用外用生理盐水清洗伤口后用无菌敷料包扎；出血较多者或有伤口者，先用无菌敷料压迫止血，再由医师酌情进行清创缝合；创面较大，创口较深者遵医嘱注射破伤风。

（3）严重程度 Ⅲ 级

处理方法：对于跌倒伤及头部，出现意识障碍等危及生命的情况时，应将患者抬至床上，严密观察病情变化，注意瞳孔、意识、血压、呼吸等生命体征变化，通知医师，必要时请相关科室医师会诊，迅速采取相应的急救措施。

4．孕妇发生跌倒，应观察和记录有无阴道流血、宫缩，早期发现流产、早产、胎膜早破、胎盘早剥等先兆。

5．加强巡视，及时观察采取措施后的效果，直到病情稳定。

6．无论跌倒后有无伤害发生，均需及时、详细记录具体情况。

7．向患者了解当时摔倒的情景，给予心理支持，同时分析摔倒的原因，向患者做宣教指导，提高自我防范意识。

8．所有跌倒事件均需上报，利用管理工具分析跌倒的原因，并采取改进措施。

（五）应急流程

详见图 2 - 2 - 4 - 1。

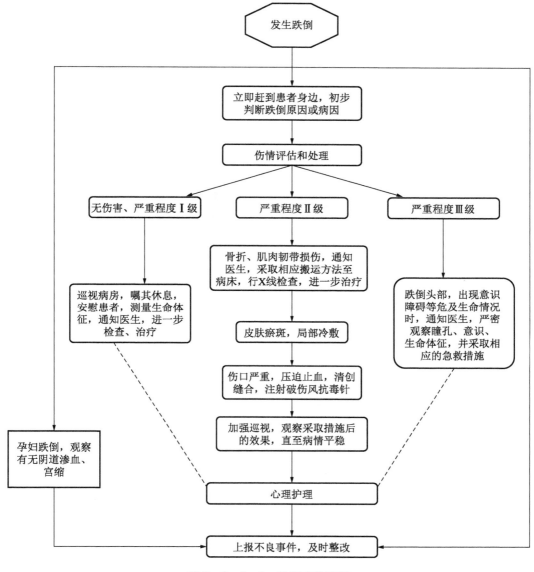

**图 2 - 2 - 4 - 1 跌倒应急流程**

## 二、患者自杀应急预案及流程

（一）患者有自杀倾向时应急预案

1. 发现患者有自杀倾向时，<u>应立即通知护士长及床位医师，并告知家属</u>。

2. 检查患者病室内有没有私藏锐利器械等危险物品及其他自杀工具，锁好门窗，防止意外。

3. 告知家属 24 小时陪护，不得将患者单独留于病室。

4. 叙事护理，做好心理疏导，随时掌握患者的心理动态。

5. 做好护理记录；交接班时护理人员要进行详细交接。

（二）患者自杀未遂患者应急预案

1. 立即检查患者受伤情况，同时向护士长、床位医师报告。

2. 严密观察患者的病情及心理变化，并做好患者的心理护理。

3. 告知患者家属，协助做好心理疏导。

4. 告知家属 24 小时陪护，不得将患者单独留于病室。

5. 做好相应的防范工作，没收绳索、锐器及其他自杀工具，锁好门窗，防止再次发生意外。

6. 加强巡视，巡视时必须看到患者，认真做好交接班。

（三）患者自杀后应急预案

1. 值班护士首先迅速初步判断患者的伤情，如仍有抢救可能，立即根据患者自杀的方式，进行相应的抢救，同时紧急呼救，通知值班医师，将患者安排至抢救室进一步救治。

2. 如患者已死亡，做好现场保护。

3. 通知保卫科、科主任、护士长及其家属。

4. 通知院总值班，根据院领导安排进一步处理，并做好治疗、护理的各项记录。

5. 护士长应向护理部及时汇报，与科教科、保卫科等一起做好善后工作。

（四）应急流程

详见图 2 - 2 - 4 - 2。

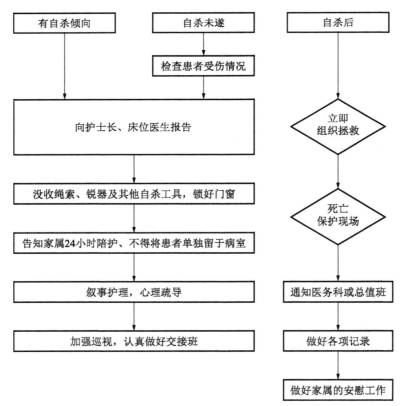

**图 2 - 2 - 4 - 2  患者自杀应急流程**

### 三、患者走失应急预案

（一）防范措施

1. 患者入院时，护士应记录患者、家属的联系方式（固定电话与手机）及家庭地址；详细交代住院须知，告知患者住院期间不允许私自外出，以免产生延误治疗、突发病情变化等严重后果，并在入院须知单上签名。

2. 对有意识障碍、神志不清、精神抑郁、记忆力下降及疾病终末期、老年人、儿童等有外出走失高危风险的患者，要做好入院评估，及时进行入院宣教，告知家属 24 小时留陪，随身附带身份识别卡，写明家庭住址、联系电话及所住医院、科室名称等信息，腕带上记录科室电话号码，穿防走失服，做好防范。

3. 加强巡视，关注患者心理与情绪变化。力所能及地帮助患者解决困难，尽量减少其外出机会。

4. 联合保卫科做好医院各出口出入管理，以穿患者服为标志。

（二）确定患者走失

病区主管医师或护士发现患者无正当理由失去联系，超过 2 小时，确定患者走失。

（三）应急预案

1. 医务人员巡视病房发现患者无故不在病房必须与家属立即开始寻找，并向主管医师、护士长和科主任报告。

2. 住院患者走失后寻找 1 小时无结果，护士长应向保卫科、护理部、医疗总值班报告。

3. 住院患者走失所在科室的负责人应至少每 4 小时与保卫科进行相互通报，发生特殊情况或性质严重的应立即通报。

4. 保卫科接到报告核实后，立即组织寻找，查看监控，了解走失患者的形貌特征、出院时间等，加强对重要出入口的警戒；报告医院行政总值班备案，同时向公安有关部门报告、备案。

5. 患者走失 24 小时后寻找无果，负责保卫工作和医疗工作的相关领导应召集保卫科、医务部、护理部确定进一步寻找方案，必要时院内公告、启动媒体寻找等相关应急预案。

6. 患者确认走失，需两人共同清理患者物品，贵重物品交家属或保卫科保管。

7. 填写不良事件上报表，按流程上报。

（四）应急流程

详见图 2 - 2 - 4 - 3。

### 四、医院感染暴发事件应急预案

（一）定义

医院感染暴发是指在医疗机构或其科室的患者中，短时间内发生 3 例以上同种同源感染病例的现象。

（二）预防措施

1. 开展医院感染的监测：及早发现医院感染流行暴发的趋势，及时采取控制措施。

2. 加强临床抗感染药物应用的管理，尤其是某些特殊抗感染药物的应用。

3. 加强医院消毒灭菌效果的监督监测。

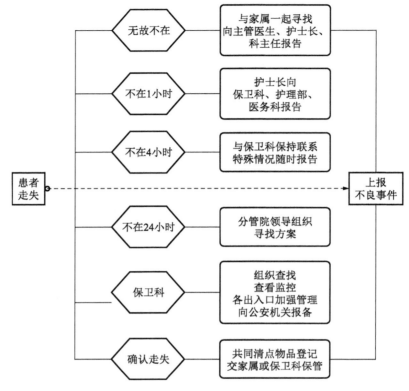

**图2-2-4-3 患者走失应急流程**

4. 强化医务人员手卫生依从性。

5. 加强医源性传播因素的监测和管理，如消毒及无菌操作、消毒产品的管理等。

6. 加强重点部门、重点环节、高危人群与主要感染部位的医院感染管理。

7. 及时汇总和反馈临床上分离的病原体及其对抗感染药物的敏感性。

8. 做好卫生应急物资储备，包括医疗救护的药品及器械、消毒药械、个人防护用品等，以保障卫生应急工作进行。

（三）应急预案

1. 成立领导小组

组长：主管业务副院长。

组员：医务科、医院感染管理科、护理部、感染性疾病科、药剂科及检验科主任。

2. 医院感染管理科接到报告后，应及时到达现场进行调查处理，采取有效措施，并将调查证实发生的医院感染暴发事件报告院领导。主管院长接到报告后，迅速组织人员开展感染控制及流行病学调查工作，并从人、财、物等方面予以保证，使感染控制有序、高效展开，将受到感染人群缩小到最低范围。

3. 医务科负责组织专家进行会诊，协助临床科室查找感染源及传播途径，隔离相关患者，防止感染源的传播及感染范围的扩大。

4. 护理部负责协调护理人员，协助做好各项消毒、隔离及患者安置工作。

5. 检验科负责各种病原学检测。

6. 药剂科、医疗设备科负责应急物资、药品的准备和发放工作。

7. 医院感染管理科负责流行病学调查：

（1）证实医院感染突发事件，对怀疑患有同类感染的病例进行确诊。

（2）查找感染源：对感染患者、接触者、可疑传染源、环境、物品、医务人员及陪护人员等进行病原学检查。

（3）查找引起感染的因素：对感染患者及周围人群进行详细流行病学调查。

（4）制定和组织落实有效的控制措施：包括对患者做适当的治疗，进行正确的消毒隔离处理，必要时隔离患者甚至暂停接收新患者。

（5）分析调查资料，对病例在科室的分布、人群分布和时间分布进行描述；分析原因，推测可能的感染源、感染途径和感染因素，结合实验室检查结果和采取控制措施的效果综合做出判断。

（6）出具调查报告，总结经验，制定防范措施。

**（四）医院感染突发事件的报告**

1. 发现医院感染时临床科室医师立即报告科主任，同时上报院感科。

2. 经调查证实发生以下情形时：5 例以上疑似医院感染暴发；3 例以上医院感染暴发，应于 12 小时内报告卫生行政部门，并向疾控中心报告。

3. 证实发生以下情形时：10 例以上的医院感染暴发事件；发生特殊病原体或者新发病原体的医院感染；可能造成重大公共影响或者严重后果的医院感染。应按照《国家突发公共卫生事件相关信息报告管理工作规范》要求进行报告。

4. 确诊为传染病的医院感染，按传染病防治法的有关规定进行报告。

**（五）医院感染暴发突发事件的应急流程**

详见图 2 - 2 - 4 - 4。

### 五、医疗废物意外事故紧急处理方案

**（一）预防措施**

1. 建立医疗废物管理领导小组，明确分工及职责；完善医疗废物管理制度并督促各科室及部门认真执行。

2. 按要求做好医疗废物的分类、运送、暂时贮存。

3. 认真做好医疗废物的登记并妥善保存资料。

4. 对全院各类工作人员进行医疗废物管理相关法律法规和专业技术、安全防护及紧急处理等知识培训，提高对医疗废物管理工作的认识和处置能力。

**（二）应急预案**

1. 无论任何人、任何部门发生或发现医疗废物流失、泄露、扩散时，必须立即向医院感染管理科报告。医院感染管理科人员要第一时间赶到现场，确定流失、泄露、扩散的医疗废物的类别、数量、发生的时间、影响范围及严重程度。

2. 组织有关人员对发生医疗废物泄露，扩散的现场进行处理。

3. 对被医疗废物污染的区域进行处理时，要尽量减少对患者、医务人员及现场其他人员和环境的影响。

4. 采取适当的安全处置措施。对泄漏物及污染的区域、物品进行消毒或其他无害化

## 医院感染暴发应急流程

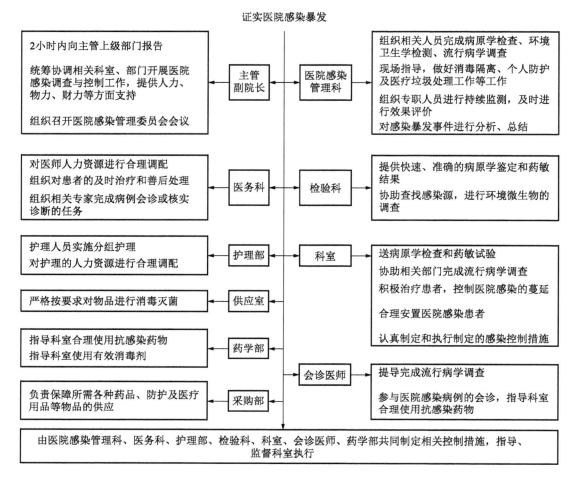

**图 2 - 2 - 4 - 4　医院感染暴发应急流程**

处置，必要时封锁污染区域，以防扩大污染。

5. 对感染性废物污染区域进行消毒时，消毒工作从污染最轻区域向污染最严重区域进行，对可能被污染的所使用过的工具也应当进行消毒。

6. 工作人员对医疗废物污染区域进行处置工作时应当做好职业卫生安全防护。

7. 紧急处置结束后，对事件的起因进行调查，并采取有效防范措施预防类似事件的发生。在 48 小时内向当地卫生行政部门、环保局等报告；调查处理工作结束后将调查处理结果及时向上述部门报告。

8. 当发生因医疗废物管理不当导致 1 人以上死亡或者 3 人以上健康损害时，对致病人员提供医疗救护和现场救援，在 12 小时内向当地卫生局和环保局等部门报告，并根据《医疗废物管理条例》的规定，采取相应紧急处理措施。

9. 当发生因医疗废物管理不当导致 3 人以上死亡或者 10 人以上健康损害时，对致病人员提供医疗救护和现场救援，在 2 小时内向当地卫生局和环保局等部门报告，并根据《医疗废物管理条例》的规定，采取相应紧急处理措施。

（三）医疗废物流失、泄露、扩散处置流程

详见图 2 - 2 - 4 - 5。

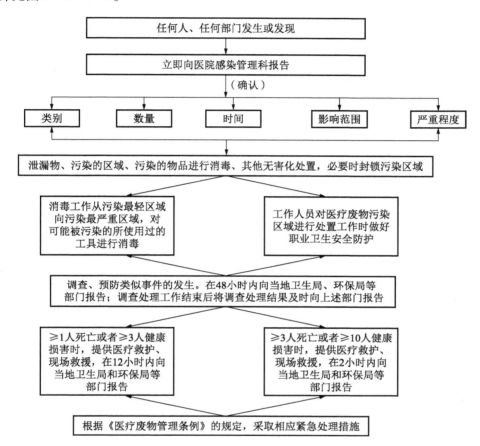

图 2 - 2 - 4 - 5 医疗废物流失、泄露、扩散处理流程

## 六、群死群伤处理应急预案

（一）流程

1. 医院接到"120"、派出所或其他机构或个人急救电话后，立即报告医务部，进一步了解情况后，应立即向主管领导汇报。

2. 主管部门

（1）向值班院长汇报、请示。

（2）与上级及抢救现场取得联系，根据情况启动医院应急预案。

（3）根据需要选择不同专业的医务人员和医疗物品，扩大急救队伍。

（4）协调院内各方面的工作，做好接待大批伤病员的准备。

（5）根据需要安排休息的医务人员参加抢救。

（6）指挥院内现场抢救工作。

（7）根据需要通知并组织第二批相关科室医务人员到位。

3. 院内安排接待大批伤病员场所。

4. 根据应急规模，启动人员紧急替代程序，调动一、二、三梯队人员。

5. 救治治疗过程和患者转归整理后报告医务部。

（二）分诊体现优先服务原则

1. 外科系统指定急诊及骨科高年资医师负责。

2. 内科系统指定急诊高年资医师负责。

3. 验伤标志要求一律系在伤病员左上肢。黑色——死亡（或濒临死亡）；红色——危重；黄色——中度；绿色——轻度。

4. 抢救分类：

（1）特重度：1次伤病亡50人以上，或死亡20人以上。

（2）重度：1次伤病亡20～49人，或死亡10～19人。

（3）中度：1次伤病亡6～19人，或死亡3～9人。

（4）轻度：1次伤病亡5人，或死亡2人以下。

（三）急救用品主要负责供应单位

1. 设备后勤部：病床、被褥、一次性医疗用品、氧气、输液架、仪器、治疗车等。

2. 药学部：各种急救药品。

（四）群死群伤应急处理流程

详见图2-2-4-6。

### 七、医护人员发生针刺伤时的应急预案及程序

（一）职业暴露预防措施

1. 遵照标准预防原则，所有患者的血液、体液及被血液、体液污染的物品均视为具有传染性的污染物质，医务人员接触这些物质时，必须采取防护措施。

2. 尽量完全消除工作场所的危害，同时配备必要的防护设施，如各类口罩、手套、护目镜、防护面罩、隔离衣（防护服）、冲眼装置、淋浴系统等。

3. 科室提供有效、便捷的洗手设施、快速手消毒剂，确保在每次操作及脱去手套或其他个人防护装备后能立即进行手卫生，在接触血液或其他潜在感染性物质后，能立即用清洁剂和流动水清洗手和其他部位的皮肤或黏膜。

4. 根据诊疗操作中的实际情况，正确评估暴露危险因素，并采取相应的暴露防护措施。

（二）锐器伤预防措施

1. 在进行侵袭性诊疗、护理、实验操作过程中，要保证充足的光线，并特别注意防止被针头、缝合针、刀片等锐器刺伤或者划伤。

2. 安装和拆卸手术刀片时，应使用血管钳协助，不应徒手操作，以免被刀片划伤。

3. 手术中传递锐器使用传递容器，尖端朝向自己，柄端递于术者。

4. 缝合伤口时使用组织镊和钳，术者一手持持针器，一手持镊夹起组织，不应徒手操作。助手在协助中使用止血钳夹住缝针或组织，使用拉钩扩大术野。缝合结束后，术者用持针器夹住缝针递予护士，不可将持针器与针分别递予护士。

5. 锐器用完后直接放入防穿刺、防渗漏的锐器盒。

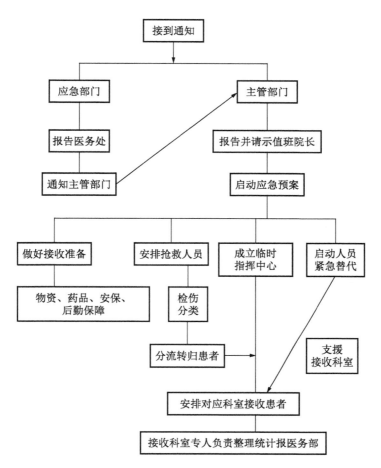

**图2-2-4-6　群死群伤应急处理流程**

6. 禁止重复使用一次性医疗用品，禁止弯曲被污染的针具，禁止用手分离使用过的针具和针管，禁止用手直接接触污染的针头、刀片等锐器，禁止双手回套针帽，如需盖帽只能单手盖帽。

7. 禁止用手直接拿取被污染的破损玻璃物品，使用刷子、垃圾铲和夹子等器械处理。

8. 处理污物时，严禁用手直接抓取污物，尤其是不能将手伸入垃圾容器中向下压挤废物。

（三）应急预案

1. 用洗手液和流动水彻底清洗被污染的皮肤，用清水、生理盐水或灭菌注射用水反复冲洗被污染的黏膜（口腔、鼻腔、眼睛）。

2. 如有伤口，在伤口旁端由近心端向远心端轻轻挤压，尽可能挤出损伤处的血液，再用肥皂水和流动水进行冲洗。禁止局部挤压和吮吸伤口。

3. 受伤部位冲洗后，用消毒液如75% 乙醇或者碘伏进行消毒，并包扎伤口。

4. 受伤部位需缝合处理时，立即到急诊外科门诊进行清创处理、包扎。

（四）应急流程

详见图2-2-4-7。

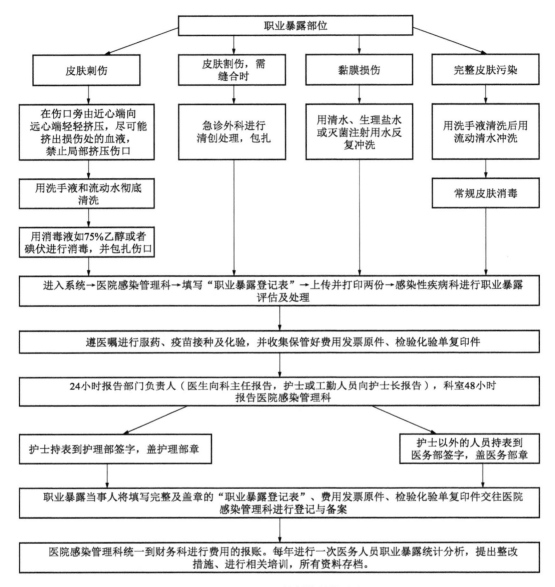

**图2-2-4-7 针刺伤处置流程**

## 八、急救类、生命支持类医学装备保障管理及设备紧急替代制度

（一）管理制度

1. 急救类医学装备主要指一切能在短时间内救命的设备；生命支持类医学装备是指抢救和维持生命所需要的设备。二者主要是医院抢救患者和维持生命的必备常规医疗设备。其主要有：呼吸机、心电监护仪、除颤起搏监护仪、简易呼吸器、心脏按压泵、心肺复苏器、吸引器、洗胃机、供氧装置、注射泵、输液泵、喉镜、气管插管等急救器材，以及腹膜透析、血液净化系统、体外膜式肺氧合装置等。

2. 急救类、生命支持类医学装备需做到定人管理、定位放置、定期检查消毒；保持清洁、干燥；做到防潮、防震、防热、防尘、防腐蚀。

3. 加强急救类、生命支持类医学装备使用人的操作应用培训，严格遵守操作规程，医学装备管理员应每日检查、保养、维护急救类、生命支持类医学装备，做好使用、维护等各项记录。发生故障需及时通知医学工程部，医学工程部维修人员应及时维修处理，保障急救类、生命支持类医学装备处于正常待用状态。

4. 加强急救类、生命支持类医学装备的安全使用，科室急救类、生命支持类医学装备专管人员应定期对急救类、生命支持类医学装备的电池进行充电、维护，确保电池容量充足，医学工程部维修人员应定期（每月一次）对急救类、生命支持类医学装备的电池进行检测，发现电池问题应及时更换。

5. 医学工程人员每周进行一次巡检查看填写巡查表，实时掌握医学装备状态，每月进行一次巡检、维护、保养，与医学装备操作人员交流沟通，了解医学装备使用运行情况，做到及时发现问题，及时处理，对潜在的安全隐患提出改进措施，保证急救类、生命支持类医学装备保持待用状态，完好率达到 100%，并要求熟悉全院急救类、生命支持类医学装备的整体情况，遇突发事件时能做到急救类、生命支持类医学装备的紧急调配。

6. 储备应急急救类、生命支持类医学装备物资，医学工程人员应一个月一次对储备的急救类、生命支持类医学装备进行检测，确保储备医学装备物资处于完好待用状态，完好率达到 100%，并做好定期维护检测记录。

7. 认真执行医用计量器具周期检定制度，急救类、生命支持类医学装备须按时进行计量检定，保障量值准确，运行正常，并做好计量检定记录。

（二）设备紧急替代制度

1. 医学装备应急保障管理组织

医院成立医学装备应急保障小组，在医院应急管理组织领导下，负责医院突发状况下临床各类医学装备的应急调配保障，完好和医用耗材物资的及时供应。

2. 应急处置程序（图 2-2-4-8）

（1）当发生突发事件时，应急小组应在掌握情况后，立即组织所需材料的供应，若由于某些原因，不能在第一时间内提供相应物资时，应及时向上级领导报告，向院外联系、寻求支援，确保临床各科室工作能够顺利开展。

（2）应急状态下，设备和器材采购可采取先调拨，后议价的方式，以最快速度保障供应。

（3）应急状态下，医疗设备出现故障，可采取先维修后报告的方式，以满足技术保障的需求。

（4）应急状态下，医学装备应急保障小组有权临时调配临床科室相应设备的应急保障使用，确保急救工作能及时、顺利地进行。

3. 应急保障要求

（1）当启动医学装备应急预案后，小组成员必须在岗在位，实行 24 小时值班制度，并保持通信畅通。

（2）应做好一定数量的应急保障器材、物资的储备，以备应急状态下紧急使用；定期查看和更新储备物资，使之经常处于有效期和正常状态。

（3）平时应建立好应急状态下的器材采购渠道，每种设备或器材供货方至少 2~3 家，保证应急物资可以获 24 小时内到货。

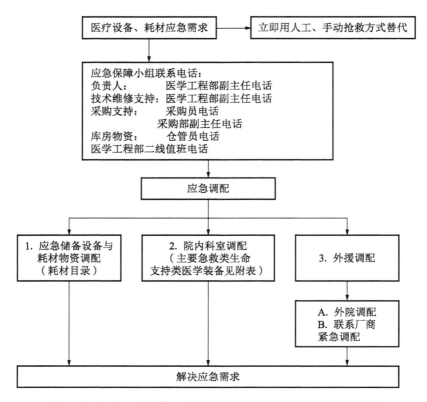

图2-2-4-8　急救类、生命支持类医学装备应急调配替代流程

4. 建立急救类、生命支持类医学装备分布表，应急小组成员须清楚急救类、生命支持类医学装备的分布情况，负责每月一次对所负责急救类、生命支持类医学装备的维护保养，如发现问题，及时解决，确保设备保持完好。

5. 为能在发生突发事件时，各部门能够及时、协调、有效地完成工作，医院每年进行一次医学装备应急演习。

**九、重大医疗纠纷引发群体性事件应急预案**

（一）定义

重大医疗纠纷是指在医院就医过程中，医患双方对疾病治疗效果及其原因的认定存在较大分歧，患者及家属对治疗工作极不满意，强烈要求追究医院及其医务人员的责任，或者提出较大赔偿损失的医疗纠纷。

（二）应急预案

1. 医疗投诉发生后，科室应立即向主管部门报告，疑似重大医疗纠纷，纠纷当时科室负责人须向医院医务处报告，并提供事实真相。

2. 医疗问题所致的纠纷，科室应先调查，迅速采取积极有效的处理措施，控制事态，争取科内解决，防止矛盾激化，并接待纠纷患者及家属，认真听取患者的意见，针对患者的意见解释有关问题，如果患者能够接受，投诉处理到此终止。

3. 医务处根据情况建议应急领导小组是否启动预案。

4. 医院院长统筹指挥重大医疗纠纷处理，分管院领导具体安排纠纷处理，协调各科室工作联动。

5. 医务处、护理部负责人接待患者方相关人员，了解诉求；医院纠纷办介绍处置医疗纠纷法律程序，对现场的病历、药品等物证进行存留；负责事件的调查、取证工作；组织医院专家委员会对医疗纠纷的成因进行分析，明确院方在事件中是否存在过错，判断医院责任大小，为下一步处置提供依据。必要时报告卫生行政部门，请求援助。

6. 保卫科在第一时间到达现场，组织保安布置工作，维护医疗秩序；事态难以控制及时联系保卫科或拨打"110"，必要时请求当地防爆警力。全力保护院方及其他患者与家属人员的安全。

（三）应急流程

详见图 2 - 2 - 4 - 9。

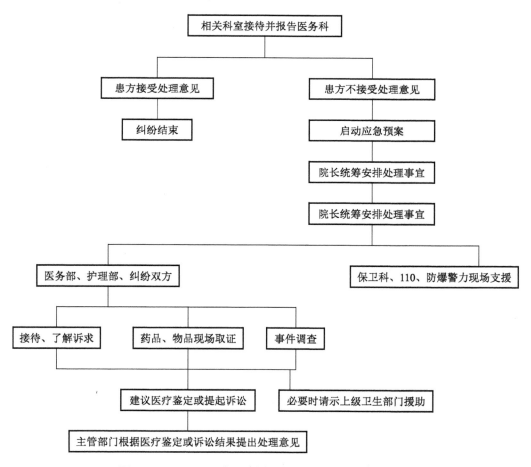

**图 2 - 2 - 4 - 9　重大医疗纠纷引发群体性事件应急流程**

（郭林翠）

第三篇　案例篇

# 第一章　自然灾害医院应急案例

## 第一节　暴雨

### 一、江苏徐州一所医院病房墙体被暴雨冲毁

事件经过：因受暴雨影响，2018 年 8 月 18 日夜间，江苏某医院受灾严重，十数间收治患者的病房被洪水冲毁，导致患者中 3 人死亡 1 人受伤，伤者仍在治疗中。

受灾地点位于该医院的病房区，伤亡者均为在该院接受治疗的患者。受台风"温比亚"的影响，徐州多地降下大暴雨，18 日晚 22 时许，因短时降雨形成的洪水将医院围墙冲倒后，又将与围墙相邻的病房后墙冲毁，殃及多名已经入睡的患者。

该院工作人员表示，事发后该院当即组织医护人员与赶来的消防官兵实施救援，至 19 日凌晨 5 时许，有四名伤者被救出并分别送往附近的医院救治，均为男性患者，年龄 40～60 岁不等。从相关收治患者的医院获悉，目前有 3 人死亡，一人仍在治疗中。

据介绍，18 日晚的暴雨累计造成该医院十数间病房不同程度受损。截至 19 日下午，该医院的救灾工作仍在进行中。

本案例因暴雨灾害天气造成医院患者 3 死 1 伤，从案例事件经过可总结出该院应急管理存在缺失，包括：

1. 该院没有做好暴雨灾害天气事前预防工作，包括物资储备、建筑物加固、人员配置等，造成围墙、病房后墙冲毁。

2. 该院没有密切关注气象台实时发布的应急状态信息，对极端暴雨灾害的认识不足，对可能引起的后果判断缺失，竟发生暴雨来袭时仍有住院患者入睡的情况，扩大了人员及物资的损失。

3. 反映出该院不仅内部没有形成有效的应急预案和责任划分，也没有与外部支援（消防、公安等）做好及时的联动。

### 二、Heavy rain damages operating rooms at Lexington hospital

事件经过（译文）：美国北卡罗来纳州 Lexington 医院官方声明周二的暴雨导致该院医疗中心四间手术室中的三间遭到损坏。主要的损坏来源于该院的手术区，暴雨使屋顶积水渗漏至院内。医院目前使用未受损的手术室供紧急剖宫产使用。医院负责人称医院的首要优先级是保障患者的安全，医院不会重启受损的三间手术室直至各项环境因素已完全满足手术标准，所以非紧急的 25 个手术均有延迟，除紧急剖宫产以外的紧急手术将会转移至温斯顿·塞勒姆的医疗中心操作。而对受损手术室的最好预期是下周重新使用，前提是事先通过检查确保所有安全标准达标。

本案例的暴雨天气虽未造成人员伤亡，但使得医院的手术室漏水受损，直接影响手术计划，对医院的正常使用产生不利影响，如所有手术室均受损无法使用，则遇到紧急手术

将会发生延误治疗的严重后果。从本案例中得到启示有：

1. 加强对于医院的重点区域（如住院区、手术区等）应急管理工作，制订应急措施和临时方案并加强培训演练。

2. 明确紧急事件发生后应急管理的优先级，如本案例中将保障患者生命视作最高优先级，并将紧急剖腹产手术纳入优先手术。

3. 对紧急事件发生后的修复工作不得因赶工期而草草恢复，必须做好全面检查确认后方可重新运作。

（温楠）

# 第二节　台风

## 一、卡特里娜台风重创医院

事件经过（译文）：虽然过去一些天了，谈起卡特里娜台风，人们犹精神未定。灾害之重，就连当地的最后保障——医院设施也一并摧毁。当坏消息从新奥尔良及密西西比湾岸频繁传来，美国的医疗行业不仅对受灾人们的求援很无奈，且其自身也遭受重创——眼睁睁地看着当地所有的医院被灾害夷平。洪水的冲击，破坏了医院的通信系统，切断医院的电力供应，把无数患者及医务人员困在了绝望的孤岛上。暴风雨是救援工作的又一道障碍。灾区医院派出的救援小组只能蹒跚而行，同时全国各地赶赴灾区的救援队伍也因同样的原因，在坚持中无奈。据保守估计，巴吞鲁日（Baton Rouge）一家医疗中心由于灾民的到来，人口骤升至原来的两倍。灾害发生的同时，一场公共卫生危机也凸现了出来。对于像巴吞鲁日这样的灾民移入地区，处理这次突发事件，鞭策医疗系统更进一步发展，体现了其社区卫士的天然职责。

本案例的卡特里娜台风事件虽距今时间较久，但其对美国造成的影响及辐射效应强烈，也激发了全球公共卫生行业对于灾害天气应急管理的思考和重视，包括：

1. 医院对提前撤离的预判

在卡特里娜台风事件中，有部分医院提前撤离转移至其他医院，虽然撤离过程花费大量人力物力和时间，但结果是未发生人员伤亡情况；相对地，另有部分医院受限于各种因素未提前撤离，导致一家医院高达45人在台风肆虐中死亡。对于是否提前撤离的决定一直是复杂的，首先台风的走向是不确定的，如果草草决定提前撤离，其中重症患者的撤离十分困难和危险，还需占用大量资源，同时有赖于其他医院是否愿意接受患者。其次，在使用陆路交通撤离期间大概率遇到严重交通堵塞情况，加剧了危重患者的风险。为此，在撤离过程中，政府应急管理部门是否应留出生命通道专供救护车撤离值得探讨。

2. 完善区域联动的应急管理模式

对于台风灾害天气，影响面不仅仅是一两家当地医院，因此仅仅每家医院自成一套的应急管理体系还不足以应对，比如救护车资源平时可能同时供多家医院使用，在灾害天气时就会出现短缺；发生应急突发事件时医院之间患者转院和接收应有预先设置联动机制，以防临时决策的失误。这就需要卫生主管部门统筹区域多家医院建立联动机制，做到信息互通、资源共享，在灾害天气时联合区域内多家医院共同应对有助于及时调配减少损失。

3. 医院的设施及物资配备

卡特里娜台风期间致使多家医院的电力中断，不仅影响到医院设备的正常使用（呼吸机、手术灯等）造成患者和医务人员的极大困扰，同时空调系统的停运使得医院变得闷热难耐，加之食物的短缺，成为医院应对台风灾害天气的几大障碍。为此，在台风来临之前，必要的设备设施配置（包括备用设备）和充足的物资配备应充分考虑到，同时社会救援力量给予医院的供给应当处于较高的优先级。

## 二、Houston's hospitals treat storm victims and become victims themselves

事件经过（译文）：哈维台风正在挑战休斯敦闻名世界的医疗基础设施。在尽力帮助台风受害者的同时，休斯敦的医疗机构本身也成了此次灾难的受害者。8 月 27 日早上，得州官方宣布撤离。但是几个小时后，一位医院发言人称，撤离还未开始，因为水从医院的地下室漫上来，将其包围，导致救援者无法接近院内 350 名患者。8 月 27 日下午，当地广播中心呼吁供应商给医院提供食物。8 月 28 日下午，台风登陆，10 到 15 家医院和养老院，已经撤离或开始撤离。部分洪水非常严重的地区不得不用飞艇将患者转移到附近的急救车上。随着流离失所的居民在 George R Brown 会议中心聚集，市政府呼吁所有有医疗执业证书的人来这里照护受伤的居民。从 8 月 27 日晚间到 8 月 28 日，在连夜将水引到水库时，执行者又接到进一步指示：为救护车和医疗设备开辟一大片暂存区域。这种相互之间的协作，避免了前些年人们各自作业，只关心自己的那部分工作等问题。联邦健康官员分析了 Medicare 的报告，并给得州健康官员提供独立电源的通风机、制氧机和电动轮椅；联邦紧急事务管理署（federal emergency management agency）和卫生与公共服务部（department of health and human services）监督的另外两个医疗准备方案也帮助建立了紧急医疗力量，可从得州调遣急救车、人员和设备。沿海湾区域咨询委员会执行董事 Hilary Watt 也用这笔联邦资金购买了特殊的滑板和担架，用来运送超重患者。

本案例的哈维台风距离卡特里娜台风已有十多年之久，美国医院及相关应急管理机构从卡特里娜台风中吸取大量经验，做了较为充分的灾害应急工作，包括：

1. 撤离工作更为科学有序

在台风登陆前已经完成了大部分医院的撤离工作，洪水非常严重的地区能够利用飞艇将患者转移到急救车上，并且官方将转移患者作为应对哈维台风登陆前的首要工作，明确了灾害应急的优先级。

2. 各方协作优势凸显

首先在得克萨斯州东南部区域咨询委员会（southeast texas regional advisory council）的带领下，执法人员帮助确定去医院的市民，并将这些信息分享给紧急医疗服务机构。从 8 月 27 日晚间到 8 月 28 日，在连夜将水引到水库时，执行者又接到进一步指示：为救护车和医疗设备开辟一大片暂存区域。联邦应急方案中包括提供独立电源的通风机、制氧机和电动轮椅、紧急医疗力量、特殊的滑板和担架等，得州当地广播中心呼吁供应商给医院提供食物。以上这些措施较好地做到了联动的应急管理模式，比十多年前卡特里娜台风事件时有更多医院内外部协作应对措施。

从本案例中能发现，灾害天气应急管理是一个长期实践摸索并不断完善的过程，比如案例中提及用于运送超重患者的特殊滑板和担架，这是因为卡特里娜台风时，医务人员无法挪动一位超重患者导致他最终死亡。因此应急管理各项措施是个不断积累前人经验教训的过程，而每次灾害天气都会有新的无法预估的情况发生，唯有从灾害中总结完善并采取措施才能够进一步减少损失提升患者存活率。

（温楠）

## 第三节 冰雹

### 一、6·23 盐城龙卷风强冰雹袭击事件

事件经过：2016 年 6 月 23 日下午 14 点 30 分左右，江苏省盐城市阜宁县遭遇了强冰雹和龙卷风双重灾害。在吴滩镇立新村，房屋受损严重，路边树木和电线杆倒塌。截至 6 月 26 日 9 时，江苏盐城特别重大龙卷风冰雹灾害共造成 99 人死亡，846 人受伤。

本案例中，国家卫计委及时赶赴现场指导灾害应急救援工作，并从北京、上海调配 6 名国家级医疗专家协助完成了本次受灾患者的全面救治。盐城市卫计委统一部署并成立了综合组、救治组、防疫组、宣传保障组，对患者实行分类救治，在总指挥的统筹安排下较为有序开展应急救援工作。值得注意的是：

1. 846 名伤者被送至 19 个医疗机构，不仅对其采用常规治疗，还有针对灾害导致的创伤治疗、疾病治疗、心理治疗等。伤员中较多为 50 ~ 90 岁以上的高龄患者，且有多处受伤部位，一般为头颅外伤、骨折等。患基础疾病者常并发呼吸系统疾病、高血压病、糖尿病，给治疗带来很多困难。在卫计委的严谨应急预案和详细计划的落实下，凡是危重患者必须在 12 小时内转到三级医院由专家负责抢救，使每位患者在一对一医疗工作组的关注下得到更好的治疗和护理，确保分工明确减轻基层医院压力。

2. 19 个医疗机构采取伤员的双向转诊，避免了各自为政的情况，做到了共享应急、救治、防疫控制信息，实现了区域联动的防灾、减灾。

虽已有了严谨的应急预案和详尽计划，但笔者认为，医院对收治伤员及家属的心理创伤应对仍显不足，原因在于医护人员缺乏心理干预的系统培训，尤其是灾害天气早期的心理帮扶，不仅自身要进行应急工作的心理调适，还需缓解患者及家属的不良情绪，这对医护工作者提出了更高的要求，必要时可请心理干预的专家介入共同应对。

### 二、Hail storm damages hospital at Lismore in NSW, roof of maternity ward collapses

事件经过（译文）：一场严重的冰雹致使澳大利亚新南威尔士州立斯摩尔基地医院外的脚手架倒在屋顶，使得产房天花板石膏坠落，五位母亲和婴儿及多位医护人员当时正在现场。坠落的石膏落在一位母亲身上，她一边用身体保护自己的孩子一边呼喊，与此同时，屋内人员被告知暂时不要移动以免碰到电线，但他们能清楚地听到屋顶坍塌、水流涌入的声音。新南威尔士州消防队派遣六辆卡车前往现场，救护车、警车及州紧急救援机构同样到场，现场无人受伤，病房中所有患者被安全转移到医院已重建的另一区域。气象局先前已发布严重冰雹、雷暴雨、洪水及狂风警告，立斯摩尔此次冰雹尺寸如高尔夫球般实属罕见。

本案例中，该医院外墙搭设脚手架整修，在气象局发布灾害天气预警信息之前，没有

充分考虑到脚手架加固等应急预案工作，同时医院整修的部分抗灾害能力本来就薄弱，理应提前考虑患者的转移，不应将患者和医护人员仍然安排在薄弱区域内，尤其产房是高风险病房，应优先进行转移。虽然在发生紧急情况时医护人员能够沉着应对并借助社会救援力量第一时间将损失降到最低，但本案例仍然暴露出该医院对于灾害应急管理不够重视，执行不到位。

（温楠）

## 第四节　雷电

### 一、Pasco hospital's challenge：a storm，a lightning strike and fire，no power and 209 patients to evacuate

事件经过（译文）：2016 年 8 月 31 日 18 时 15 分，一道闪电击中位于美国佛罗里达州哈德逊的 Bayonet Point 医院屋顶，该地区正受到 Hermine 台风的肆虐。雷击致使屋顶起火并损坏了电力系统，造成医院停电。当应急备用发电机工作时，电流流经损坏的电线，产生了极大的安全隐患，所以工作人员不得不切断备用电并寻求外部帮助。随后工作人员必须在没有电梯的黑暗环境中迅速撤离 209 名患者。首先撤离的是情况危急及重症监护室的患者，虽然这些患者使用的生命支持类设备自有备用电，但持续时间有限，在无法判断医院恢复供电时间的前提下只能统一撤离。一旦来到医院底层，患者随即被送上救护车。帕斯科县消防救援部门派出了整个州的救援力量，有的救护车来自 100 英里（约 160.9 千米）外的奥兰治县。据统计没有人员在起火时受伤，也没有患者在撤离时受到伤害。一切看上去都显得井然有序，没有出现手忙脚乱的混乱场面，唯一需要考虑的是谁将为紧急出动的救护车买单？以及与疏散患者有关的费用应由谁承担？

本案例中，雷电灾害天气极其容易造成火灾及停电情况，从中可归纳的经验有：

1. 虽然医院有备用电源，但是案例中考虑到备用电源给损坏的电线通电所产生的安全隐患，所以最终人为切断了备用电源。备用发电机无法起作用，使得一些生命支持类的设备随时可能耗尽自有电源，必须紧急撤离至其他医院，增加了应急工作的难度和人财物的投入。因此如能及时排除受损电线的隐患，或在电路设计时采用多路供电方式能有效避开受损部分，则发电机仍能在应急情况下使用，保证医院其余部分的正常运作，对后续应急管理的压力将大为减轻。

2. 该院对患者撤离的组织较为有序，将情况危急及重症监护室的患者首先安排疏散撤离，在没有电梯、一片昏暗的情况下能将楼上的患者运至底层，期间没有出现手忙脚乱和混乱场面，反映出该院平时组织的应急演练成效明显，院内工作人员的沉着应对有助于安抚患者的不安情绪，使得整个应急撤离工作更高效。

3. 案例中受灾的虽仅一家医院，但区域联动的应急管理非常到位，医院能有效借助上级专管部门的力量，即通过帕斯科县消防救援部门等第一时间派出整个州的救援力量，各地应急资源供受灾医院使用，确保火势得到控制、患者撤离并转移至就近医院。

4. 关于应急救援的费用，案例中提到出动的救护车、转院治疗等费用，理应在应急管理体系中予以明确。

### 二、乡镇医院遭雷击典型实例分析及防雷对策

事件经过：2006 年 6 月 25 日 18 时 23 分至 20 时，安阳市某县境内出现雷雨大风天气并伴有强雷暴，某乡镇医院附近上空雷声隆隆 19 时许，一道闪电在门诊北楼上空亮起，随之一个雷电火球沿着门诊北楼上的信号转接基站迅速滚落下来，院内水泥地面被击碎了一道长缝，随后发现 CT 机、X 光机和大部分计算机及网络设备受到不同程度损坏。在这次雷击灾害中，该医院损坏 CT 机主板 1 个、X 光机球管 1 个、磁饱和稳压器 1 台、16 口交换机 1 套、网络路由器 1 个、电脑显示器及主板 26 个，雷击造成该乡镇医院直接经济损失共计 30 余万元并影响了该院的正常运转。

遇雷电灾害天气时，医院的防雷设施设备将经受考验，本案例中，医院建造时间较早，且仅为 2 层楼房，虽按照现行规范要求，可以不安装避雷带，但楼顶安装的通信基站天线高 7 米，应加装避雷针进行保护。此次雷击强度较大，放电所产生的过电压将通信基站线路板烧毁，形成的冲击波将医院 CT 室上方女儿墙的一角打碎，雷击时闪电在放电过程中产生的雷击电磁脉冲畅通无阻地直达交换机和网络路由器，使处于室内的医疗设备（CT 机、X 光机、计算机显示器、主板等）受到不同程度损坏。一系列现象说明医院对雷电的应急措施不完善，对直击雷、感应雷的保护措施不到位，尤其没有考虑到乡镇医院虽然楼高不高，但一般周边无密集高层建筑，如在楼顶设置通信天线，则更容易引雷，必须安装接地装置；另外医院周围的架空线应尽可能入地；对于较为昂贵的医院设备，都应通过避雷器或过压保护器达到保护设备的目的。对于乡镇地区的雷电灾害应急管理除做好应急预案和演练外，防雷基础设施的规划与建设应进一步加强并做好日常巡检和灾害天气前加固补缺工作。

（温楠）

# 第二章 事故灾害

## 第一节 停水

### 一、石家庄大规模停水事件

（一）案例事件经过

1. 事件起因

2016年7月18日至20日，河北省发生历史罕见的特大暴雨，其中石家庄、邯郸、邢台等地受灾最为严重。本次暴雨天气导致142个县受灾，受灾的人口有743.3万人，死亡人数36人，失踪人口为77人，暴雨过程还导致大量房屋倒塌，因灾产生的直接经济损失高达89.73亿元。受暴雨影响岗南、黄壁庄水库上游河道行洪，两个水库入库泥沙量骤增，致水厂泥沙含量增大，沉淀池被堵塞，石家庄市主城区从7月21日晚间开始大面积停水，全市300多万人面临用水困难，与此同时，各大医院用水也全面告急。

2. 应对方法

（1）社会各界保障供水

1）石家庄公安消防支队出动30多名消防官兵、4辆消防车，采取高压水枪冲洗的方式彻夜冒雨清洗微型滤池，确保完成抢修任务。

2）供水公司时刻监测滤水池水质情况，排查水质变黄原因，保证水质达标；进行引江水与岗黄水库水明管贯通施工，引入新水源保障供水；及时采用南水北调水源供水等。

3）派出送水车保证居民和一些重点单位的用水，一些爱心企业也参与到送水队伍当中。

（2）医院内部保障供水

河北省省级医院依靠消防车送水及自备井供水，勉强维持了重点科室包括急诊科、ICU（含CCU、NICU等各专业ICU）、透析中心、产房和手术室急诊手术的用水，其他病区均停止供水。停水期间，医务人员的手卫生只能使用手消毒凝胶而不能用流动水洗手。医院病房中的洗手间暂停使用，患者和医务人员均只能使用楼道公共卫生间，且无法冲厕所。医院中央空调系统也停止运转。

（3）医院间互帮互助

1）2016年7月22日下午17点即将要下班的时间，河北某医院接到河北省二院医务处的电话，有一位孕33周妊娠合并急性脂肪肝的双胎孕妇病情危重，肝肾功能衰竭、凝血功能严重障碍，已经危及生命，孕妇需要转院。然而当时处于全市停水时期，且因为二孩时代的到来，该医院床位紧张，还需要加床，但妇产科主任毫无推辞，立刻答应孕妇转院。19：09孕妇由省二院抢救小组安全转移到该医院急诊科；20：40双胎宝宝顺利娩出，产妇术后转入ICU，双胎宝宝直接转入新生儿科。术后母子平安，一场紧张的爱心接力才告一段落。

2）2016年7月27日凌晨5点，石家庄市某医院肾内科透析室医护人员几乎24小时不停歇地工作，帮助因停水问题而导致不能进行血液透析的兄弟医院和患者共渡难关。21日以来，石家庄市区大面积停水影响到了省会多家医院，而必须依靠水来进行血液透析的患者却不能因停水而停止治疗。在此期间，该医院一直没有停水，在该院领导的调度下，肾内科透析室医护人员不分昼夜、克服种种困难为兄弟医院的患者进行透析。不仅是肾内科，该院消毒供应室也一直处于超负荷状态，21日、22日两天，消毒供应室安排人员加班加点并做好外院灭菌时间安排，先后帮助兄弟单位灭菌9锅。

（二）重大意义

本次停水事件的起因是由于天灾，虽为不可抗力，但是同样造成了全市大范围停水的后果。停水期间，医疗机构如何响应成为了面对此类突发事件的关键。有些有能力的医院可以依靠自身的蓄水池或自备井进行水源的自给自足，甚至可以为其他医院甚至附近居民提供符合卫生条件的水源，然而有些医院缺乏相应的设备设施，甚至是应急预案，因此在此类事件中表现得相当被动。

经过此次事件，石家庄市政府发布了《石家庄市城市供水应急预案》，其中对于市卫生计生委的要求是：迅速组织、协调城市供水事故伤员的紧急救援和医疗救助工作，并及时向市供水事故应急指挥部报告情况；负责对送水车辆清洗消毒和水质监督的指导工作。

（三）应急管理启示

1. 建立应对停水事件的硬件设施

水是生命之源。医疗卫生机构应当拥有自己的自备井或蓄水池。同时，建议医院采购专业的能够将河水、湖水等转化为可饮用纯净水的应急制水设备，以保障医院在停水期间患者、医务人员乃至周边居民的日常生活用水，也能与医院的医疗用水供应系统连接，保障医疗用水的需求。

2. 建立应对停水事件的应急预案

应针对可预见的和不可预见的停水事件做出相应的预案，如收到供水部门通知停水前做好蓄水准备；临时性紧急停水时，应先致电供水部门询问停水原因及何时恢复供水，若长时间不能恢复供水应启用院内自行供水方案；医院内部供水维修人员应该定期检查院内供水设备，发现问题及时处理；若实在无法恢复供水，应及时安排危重患者转院等。平时可以进行停水应急事件演练，让医护人员在停水情况下各司其职，平稳度过停水时期。

（陈勇）

# 第二节　停电

## 一、中断的呼吸机

（一）案例事件经过

河南某医院突然停电，导致一名靠呼吸机维持生命的老人窒息死亡。当天早上，患者家属发现灯突然不亮了，于是找来值班医师和护士，值班医师在检查患者脉搏后表示"现在医院停电了，他也没有办法"。于是，该患者在停电的20分钟内无法呼吸死亡。医院负责人表示，停电是突然发生的，并未接到电力部门的通知，停电原因还在调查中。

2017 年，广东某市受台风影响，临时停电 10 小时。当时在广东某医院的神经外科中住着一位重度颅脑损伤的患者，需要靠呼吸机维持生命。停电开始后，原以为呼吸机的备用电源可以支持一段时间，然而很快呼吸机电量就耗尽了。此时，医务人员立即开始采用复苏囊给患者进行手动维持呼吸，并互相接力保证患者呼吸。院长在知道患者情况后也来到该科室巡视。科室主任时刻保持着与患者家属的沟通，甚至打开抢救室大门让患者家属看到医护人员的努力。直到医院后勤部门将备用发电机开启供电，才结束了这次手动维持呼吸的接力，患者也并未因为这次停电造成伤害。

## 二、北京某院停电事件

### （一）案例事件经过

2007 年 3 月 12 日上午 6 时 40 分，北京某医院变压器有载调压开关（柜）出现短路故障，导致变压器受损，直接造成了医院的门急诊室、二病区、三病区停电。事情发生后，该院领导在第一时间到达现场，应急工作领导小组迅速启动应急预案，应急发电机快速启动，并向急诊室、ICU、CCU、手术室、血库、产房等重点部门进行供电，确保了医疗救治等各项工作有条不紊的开展。与此同时，该院及时与海淀区供电公司、市电力公司取得联系，供电公司迅速调度 2 台应急发电车给予支援，10 时 30 分应急发电车开始供电，停电所涉及的部位恢复了供电。

该院停电事件发生后，供电公司、某电气有限公司对此起停电事件原因进行分析，具体情况及原因为：该院变压器有载调压开关为 1999 年 4 月生产。该有载调压开关 B 相两个真空开关同时导通，正常情况下只能一个真空开关长期导通。原因为在使用一段时期后，开关真空管真空度降低，造成真空开关在运行中非正常导通，由此造成变压器两档之间直接短路，进而造成整个回路短路故障的发生。另外，由于有载调压柜的过流保护触点与变压器的温控器的超温跳闸触点并联运行，所以当有载调压柜故障时，过流保护动作，也为同时表现为超温保护动作的原因。故障发生后，将故障有载调压柜退出运行，改为无载调压方式运行，重新送电，出现无法合上闸的情况。由此判断，变压器也存在受损情况，变压器线圈内部绝缘过热失效不能继续使用。

### （二）重大意义

同样是医院停电，同样是呼吸机停止工作，河南某医院和广东某医院的处理方式和结果却是完全不同。前者对于停电事件未引起重视，同时可能缺乏应急演练而不知道该怎么办；另一方面也体现出该医师知识的匮乏，不知道在电子设备失效的情况下如何进行人工操作。后者在呼吸机停止工作后，医师迅速将准备好的复苏囊给患者用上，与患者家属保持沟通，安抚患者家属情绪，直到恢复供电时。

北京某院的停电事件是由变压器有载调压开关（柜）出现短路故障所致。然而该院迅速采取了应急措施，包括：院领导赶往现场指挥抢险，向电力部门求援，迅速保障重点科室供电以及及时在事后向上级卫生主管部门汇报。由此可见，该院对于停电事件的处理是积极的，恰当的，是有相关应急预案的，是值得借鉴和学习的。

### 三、应急预案启示

**1. 建立应对停电事件的硬件设施**

现在的医院，医疗无纸化、电子化已经成为趋势，大量的传统医疗设备被电子设备代替。当失去电源，很可能面临连血压都无法测量的绝望境地，因此医院应当建立可用作替代的电资源，如在现有基础上增设太阳能电源，这样的资源转换设施能在现有资源断缺的情况下及时将其他资源转换为所需的电能，从而应对紧急情况下的使用。同时，也有必要保留一些传统的体温表、血压计等手动装置，使得危急时刻患者的生命体征能被检测。

根据国家的要求，医院应当具备双向供电条件，即在一条线路出现故障时可迅速切换至另一条供电线。为了应对自然灾害或其他电力中断，医院更应该配备发电机以维持医院的正常运转。

**2. 建立应对停电事件的应急预案**

应针对可预见的和不可预见的停电事件做出相应的预案，如收到电力部门通知停电前做好自行发电或租用发电车准备；临时性紧急停电时，应先致电电力部门询问停电原因及何时恢复供电，若长时间不能恢复供电应启用院内应急方案；医院内部电力维修人员应该定期检查院内供电设备，发现问题及时处理；若实在无法恢复供电，应及时安排手动抢救危重患者或转院等。平时可以进行停电应急事件演练，让医护人员在停电情况下各司其职，平稳度过停电时间。

（陈勇）

## 第三节　放射泄漏

### 一、1987 巴西核物质泄漏事件

**（一）案例事件经过**

1985 年，在巴西戈亚斯州，一个私人放疗诊所的铯源（1200 居里）因搬迁被遗弃在旧医院楼。1987 年，放疗设备被盗，里面的铯源随之进行移动，此后经手多人，造成 4 人死亡，112 000 人疑似被污染，其中 249 人被检测出极大量的放射性污染。为遏制放射源污染，对几个地点的表层土壤和房屋进行了移除。

1987 年 9 月 13 日，RSA 和 WMP 两人趁着保安不在非法闯入旧院楼并拆走放疗机器的一部分，用拖车拖至 RSA 家进行拆卸，打算卖废铁。当晚，他们开始呕吐，但未停止拆卸工作，几天后，WMP 出现手肿迹象，并开始头晕腹泻，随后手上出现射孔同尺寸的烧伤，最后因放射被截肢。9 月 15 日，WMP 被诊为食物中毒，告知回家休息。RSA 独自进行拆卸，终于将铯罐拆出，但右前臂溃疡，截肢。放射源密封被破坏。9 月 16 日，铯罐被 RSA 用螺丝刀捅穿，并挖出蓝色发光物质（铯源），还试图用打火机引燃，未果。9 月 18 日，RSA 将其卖给隔壁收废品的人，当晚被收废品老板 AF 带回家中，因怀疑罐中发出蓝光的东西贵重甚至超自然，AF 后三天陆续请朋友和家人来参观。9 月 21 日，AF 的一个朋友成功用螺丝刀从容器内挖出几个米粒大小的发光物质，而后发光物质被 AF 老板分给亲戚朋友。当天，AF 的妻子感到难受。9 月 25 日，AF 将废品卖给了另一个废品

场，然而在之前的晚上，AF 的兄弟 IVO 将成功挖出的另外一坨粉尘用盘子装载，带回了家并撒到了地板上。IVO 的女儿在地上吃三明治，发现了发光粉末，开始一边吃一边抹在身上并展示给她的母亲看。事件上报至当局，GMF 最先发现粉尘周围的人同时病重。9 月28 日，重病的 GMF 将一些自称从垃圾场捡到的样品带到了医院，由于源体被留在垃圾袋中，医院没什么污染。9 月 29 日早上，一位医师用闪烁体确定了样品有放射性，并说服当局马上行动。市，州，国家部门在当天晚上收到此事通报。

新闻爆出后，医院接检 11 万多人，发现有 249 人被污染，54 人出现辐射症状需要住院治疗，其中 4 人抢救无效死亡。AF 亲戚 IVO 的女儿，因败血症和继发性感染死亡，被装在玻璃纤维加强的铅棺材内埋葬。AF 的夫人，接触物质 3 天后开始不舒服，逐渐恶化出现内外出血症状，产生精神问题并于一个月后死亡。AF 的两位年轻货场员工因受到辐射在医院抢救无效死亡。AF 自己受到 7 Gy 辐射后却幸存，于 1994 年因抑郁、过量饮酒导致酒精肝硬化而死。

（二）后续影响

巴西的放射源被盗事件是一起严重的医源性放射源伤害事故。发生放射性污染事故的消息传开后，当地许多人出现急性焦虑和心理紧张，对灾难的应激反应导致心理、生理和行为的改变，甚至出现与照射无关的恶心、呕吐症状。这种心理影响随着自身对事件的恐惧和忧虑，以及来自外界的歧视，在灾后的相当长的一段时期内难以恢复。新闻媒体的不正当报道加重了公众对事件的关注。人群中出现了"射线恐惧"，对被污染者看作像"麻风病患者"一样。甚至其他地区的旅店拒绝该市的居民入住，有些航空公司的飞行员拒绝驾驶有该地区居民乘坐的飞机，挂有该地区牌照的汽车在其他地区遭到石块的袭击。4 名患者死后埋葬时，还有人向棺材扔石块。由于事故的影响，该州的主要农产品（牛、谷物等）的销售量减少了 1/4。

**二、应急预案启示**

提高核污染防范意识，提前准备并完善安全预案迫在眉睫。为提高在突发辐射安全事故情况下的应急处理能力，减轻或避免对环境污染和周围人员的危害；明确参与应急救援人员的应急工作职责；确保应急救援工作快速启动，及时、有效地控制和解除事故，应该由部门成立防放射性同位素脱落、被盗应急救援指挥小组，全面负责在发生放射性同位素脱落、被盗事故时的组织、指挥应急救援工作。医院应当设立放射性物质泄漏应急预案，医务人员应当学习相关知识并进行预防性演练。

1. 发生放射性同位素脱落时，应立即通知相关人员撤离现场，设置好警戒线并安排专人现场监护，防止其他人员靠近，同时应上报有关部门，安排专业人员穿戴好防护用品进行现场处理，严禁徒手操作；发生放射性同位素被盗时，应立即报告上级部门，并由医院负责人向当地公安、环保部门报告基本情况。发现事故后注意紧急疏散人群，进行人员撤离。

2. 事故发生后，根据放射源辐射所涉及到的范围建立隔离区。隔离区域的边界设立警戒线和设警示标志，并有专人警戒，警戒人员佩戴（红、黄）臂章。除消防、处理人员以及必须坚守岗位人员外，其他人员禁止进入隔离区，直到应急命令解除。应急恢复阶段，除事故调查人员外，禁止无关人员进入警戒线内，直到事故原因查明为止。

3. 在进行现场急救时应选择远离辐射安全事故现场设急救点；作好自身及伤病员的个体防护；防止发生继发性损害；应至少 1~2 人为一组集体行动，以便相互照应。呼吸困难时立即进行人工呼吸；心脏骤停，立即进行心脏按压。经现场处理后，应迅速送至相关科室救治。

4. 当事故应急处理完毕，伤亡人员得到及时救护处理；辐射安全事故现场无火、无烟；危险放射源残部得到处理，无坍塌危险；事故现场无毒无害；其他条件正常时，由指挥部宣布应急结束。应急结束后，通知相关人员事故危险已解除。

（陈勇）

## 第四节　医院信息系统故障

### 一、四川某医院信息系统故障

2015 年 5 月 9 日晨间，四川某医院信息系统故障的消息在微信朋友圈传出，有患者表示当时医院挂号和开具处方系统全部瘫痪，故障影响范围为全院系统。医院保安也告知患者医院系统因故障可能无法即日修复，希望患者改日再来。虽然已有部分患者听从指示离场，但仍有上千病患滞留院内。医师只好手写病例和处方，医院也无法缴费和从药房拿药。

当天 13 时，事故原因被查明。其起因为该医院信息系统中心机房一台给系统主机供电的不间断电源（UPS）在 5 月 8 日晚 23 时左右突然被烧坏，因此系统主机全部断电，导致业务系统中断。

院方在事后积极采取补救措施，联系厂家送来供电 UPS，5 月 9 日上午 10：30 左右，经过抢修安装调试供电恢复正常，11：00 左右业务系统恢复正常运行，同时尝试调试启动备用设备来替代因负载而无法使用的设备。

### 二、病毒袭击医院信息系统事件

2017 年 5 月，网络上暴发了一个名为 Wanna Cry 的勒索病毒，该病毒会将电脑的主要文件锁定加密，然后勒索高额赎金，并扬言不给赎金价格将翻倍或有信息泄露的风险。据统计，当年全球至少 150 个国家、30 万名用户"中招"，造成损失达 80 亿美元。

国际上，Wanna Cry 病毒严重影响了英国国家医疗服务体系（NHS）系统，NHS 辖下 48 个医疗机构在此次网络攻击中受影响，占所有 NHS 机构的五分之一。医院的急诊服务、手术服务等都必须延迟甚至取消，受影响的患者数以千计。事发后，英国内政部长表示，英国国内有 45 家医疗机构受到了 Wanna Cry 病毒攻击，但患者的数据没有失窃。之后，NHS 系统医院手术取消，重新转诊患者，急诊室服务量减少，医务人员开始使用纸笔记录信息。由于 90% 的 NHS 系统使用 Windows XP 操作系统，导致许多 NHS 面临被 Wanna Cry 攻击风险。

在国内，该病毒同样影响了包括政府、高校、医院、公共服务等信息系统。河南沁阳某医院立即采取措施，一方面立即联系杀毒软件公司技术人员，第一时间更新杀毒软件防护；另一方面积极联系上级部门，寻求解决方案。对医院外网实施物理隔离，及时断开与省医数据库专线、职工医保外网专线、农合医保专线等一切与外网有数据交流的服务器。最后再对医院内网进行病毒查杀，重装系统或安装补丁。虽然不敢确定所采取的措施和办法能否对此次病毒暴发起到有效阻击，但是该院在第一时间启动了紧急预防机制，整合各种资源，团队协同作战，采取了多种措施，对医院整个信息化系统安全建设有着重要指导意义。

### 三、重大意义

随着信息化建设，信息系统的应用已经冲击传统方式，并为医院业务处理效率带来了飞速的提高，但我们应关注的不单是系统的应用方式，更应该关注的是信息安全。若因事故等原因，造成信息系统故障瘫痪，就会引起业务中断，为医院及患者带来一定的损失，给业务部门带来混乱。为使可能发生的事故危害降到最低，医疗机构应当健全应急方案，有规律地安排每年一到两次的应急演练。通过应急预案的演练，可检验所设预案的可行性和各科室对预案处理流程的熟悉和准备情况，并能及时发现问题，从而提出更好的解决方法，为信息安全建设工作奠定良好的基础。另外应该将应用软件安装包、配置文件等重要内容进行备份，一旦出现系统崩溃，能以最快速度响应，确保医院信息系统稳定运作和医疗信息安全。

### 四、应急预案启示

应当根据信息系统故障的原因制定不同的应急方案，故障发生时，应做到以下几点：

1. 立即向医院信息科上报情况，信息科应立即查找故障原因，无法解决时向医院领导报告，启动应急预案。若发生重大事故的，还应立即上报上级主管部门。

2. 若故障能快速解决，应当会同有关部门快速解决，尽量减小因故障带来的损失。

3. 若故障原因一时无法查明或故障无法迅速解决，应当启动手工操作。如：挂号，书写病历，开处方，划价，取药等。

平时维护医院信息系统时，应做到以下几点：

1. 加大网络安全方面投资，利用新版防火墙软件做好全院网络、电脑监控。及时更新杀毒软件，同时确保电脑安装正版软件，能够实时升级。

2. 做好远程备份、云备份，做好医院数据备份，实现双防护。

3. 实现机房双套服务器同时运行，一旦服务器宕机，能够保证网络不间断运行。

4. 机房设备务必定期检查，做好维护。

（陈勇）

# 第三章　公共卫生事件

## 第一节　传染病疫情

### 一、巴基斯坦艾滋病疫情暴发

据美国有线电视新闻 2019 年 5 月 30 日报道，4 月份起巴基斯坦南部信德省拉德罗德市（人口数约为 330 000 人）艾滋病例数激增，超过 14 000 人在该市接受了筛查。巴基斯坦当局 5 月 26 日宣布，在过去的两个月中，该市共计 681 人被检测出艾滋病病毒阳性，其中包括 537 名 2～15 岁儿童。人口约为 1500 人的塞罗村正处于这个病毒暴发区，在过去一个月有 21 人被诊断为艾滋病，其中 17 名为儿童。艾滋病发病以青壮年较多，发病年龄 80% 在 18～45 岁，即性生活较活跃的年龄段。本次疫情暴发的特点是感染的群体主要是儿童甚至幼儿，年龄最小的只有 4 个月。巴基斯坦卫生部随即对所有可能的患者进行筛查，至 6 月 28 日，总共有 30 192 人接受了艾滋病筛查，其中 876 人被发现呈阳性，阳性中 82%（719/876）不满 15 岁。

（一）暴发隐患

艾滋病病毒主要通过输入未经筛查的血液，无保护性行为或注射来传播，根据本次巴基斯坦被感染者的年龄段来判断可基本排除无保护性行为，促成此次疫情暴发的隐患主要为：

1. 文化认知误区

当地普遍认为注射药物或滴剂的效果优于药丸，因此药物注射在巴基斯坦很受欢迎。

2. 医学教育缺陷

当地医学院的医师们没有接受过适当的感染控制培训，因而无安全意识，也不遵循安全规定。

3. 医院废物处理失当

医院废物的收集、储存、隔离和处置不当，被使用过的注射器常被重新包装后拿来贩卖；或者使用过的注射器经常在不同的患者身上被重复使用。

4. 非法机构及无证行医

未经许可的血库、诊所以及大量无医师执业证的非法医师，未执行安全操作。

5. 其他

感染控制规划执行不力、分娩做法不安全等。

（二）应急措施

巴基斯坦此次的艾滋病流行被定义为一种集中流行，某些因素导致总体传播风险很高，比如：没有足够的资料确定事件的完整程度和规模，这些病例是包括了主要感染群体还是只是冰山一角无法完全判断；成人并不是主要感染人群而是儿童（多为 5 岁以下儿童），且患者数多；感染艾滋病病毒的日期尚不清楚，缺乏关于所有可能接触源的资料；缺乏适当的抗返转录病毒药物，治疗方案不足；艾滋病疫情在同一地区反复暴发等情况。

使得政府应对本次疫情暴发有些棘手，疫情规模评估困难使得巴基斯坦政府无法及时掌控疫情控制情况。巴基斯坦政府根据此次疫情暴发采取了以下应急措施：

1. 警方出动逮捕了无行医执照的非法医师，并查封了他们的诊所。

2. 巴基斯坦卫生部对所有可能的患者进行筛查，并计划在该省米尔普尔卡斯、纳瓦卜沙赫和海德拉巴再建立三个艾滋病治疗中心。

3. 查封未经授权的实验室、血库和诊所。

4. 成立了一个新的艾滋病患者/艾滋病儿童艺术治疗中心。

5. 在联合国和学术界的支持下，由联邦卫生部和世卫组织牵头组成特派团展开工作，以确定艾滋病病毒的传播源和传播链，绘制高危地区地图，并确定艾滋病病毒诊断、护理和治疗方面的方案。

世卫组织强调，必须立即为所有被诊断感染艾滋病病毒的人联系抗返转录病毒治疗服务，并应再次对其进行检测，以排除诊断错误（第二次检测结果可能为阴性），之后应立即开始抗返转录病毒治疗。

（三）全球艾滋病疫情现状

根据联合国艾滋病规划署发布的《2019年全球艾滋病报告》，目前全球艾滋病现状存在以下特点：

1. 全球感染人数下降：2019年7月16日联合国艾滋病规划署发布报告称，由于非洲南部和东部国家在对抗疾病方面取得的进展，2018年全球艾滋病病毒感染人数比2010年减少16%，约170万，其中新增16万儿童感染艾滋病，较2010年下降41%。

2. 存在地域差异：近10年间虽然受艾滋病影响最严重的非洲地区相关死亡人数急剧下降，但东欧的死亡人数增加了5%，新感染率上升29%。

3. 人群被边缘化和"被防治工作遗忘"现象严重，在超过一半的受调查国家中，艾滋病高危人群中能接受有效防治的人不到50%。

4. 距离理想目标远：感染人数虽呈下降趋势，但离至2020年感染人数下降75%的全球目标以及儿童每年新增不超过4万的目标还很远。

（四）我国艾滋病疫情现状

我国艾滋病现状目前是逆全球趋势下的低水平流行下的增长，特点在于：

1. 感染基数逐年增加

根据中国疾控中心与UNAUDS和WHO联合评估，截至2018年底，我国估计存活艾滋病病毒感染者约125万，全人群感染率约为9/万人，新发感染者8万左右。

2. 性传播成为主要的增长点

性观念的逐渐开放和性教育、性安全教育的缺乏，使性传播成为主要的增长点，且同性之间感染比例不断上升。

3. 地域差异大

根据公共卫生科学数据中心数据库提供的2006—2016年全国各地艾滋病发病率数据可看到，西南地区成为过去十年全国艾滋病病毒感染者重要增长地区，且有向内蔓延的趋势。

4. 传播途径未知增加了防控的难度

感染者中传播途径不详2012—2017年每年占比在0.4%～1%，当感染者不知道自己已经感染，或不知道从何处感染的时候，他/她在发病前就不能及时接受治疗，而这种不知情情况下极大可能感染自己的配偶和性伴侣导致病毒的不断扩散。

（五）全球艾滋病防治战略

国际社会决心在 2030 年之前终结艾滋病疫情这一公共卫生威胁，这是 2015 年 9 月在联合国大会上通过的《2030 年可持续发展议程》中的宏伟目标。长期以来，全球艾滋病的防治工作正有条不紊地进行着。

1. 长期战略规划的制订

从 1986 年世界卫生组织启动"艾滋病特别规划"到《2011—2015 年全球卫生部门艾滋病病毒/艾滋病战略》直至目前的《2016—2021 年全球卫生部门艾滋病病毒战略》，这一系列的战略规划激发着全球及各国家用行动来遏制和扭转艾滋病疫情，旨在从根本上降低新发艾滋病病毒感染和相关死亡率，并不断地改善艾滋病病毒感染者的健康；同时也有助于其他可持续发展目标，如：预防和缓解贫困、减少不平等、促进性别平等、提高生产力以及解决排斥、污名化和歧视。在各国中采取积极行动的比较有代表性之一的是由美国总统乔治·W·布什于 2003 年发起了"美国总统防治艾滋病紧急救援计划"，直至 2013 年这个计划已在 80 个国家得到积极实施，至少挽救了一百万婴儿，使他们避免了无意中被艾滋病病毒检测呈阳性的母亲感染，同时向 500 多万名无力购买药物的患者提供抗返转录病毒药物，并在 2010 年美国总统防治艾滋病紧急救援计划发起"医学教育和护理教育伙伴关系行动"，目的在于提高 12 个撒哈拉以南国家医务人员的质量、数量和保留率。在长期的实践过程中，这一紧急救援计划早已从应急项目转变为可持续项目。

2. 大量资金的投入

过去由于治疗艾滋病药物价格昂贵，绝大部分患者根本没有机会接受治疗，经过联合国和国际社会的共同呼吁，世界各大医药厂商已同意在贫困国家大幅降价销售治疗艾滋病的药物。同时，联合国于 2001 年成立了全球抗艾滋病、结核病和疟疾基金，其经费来自各国政府和私人企业的认捐，由联合国、捐赠者和各国医疗部门共同监管，基金的使用将视各国抗艾滋病项目的轻重缓急而合理分配，用于艾滋病肆虐国家的有关防范和控制项目。然而资源需求与可用资源之间一直存在差距，2018 年共有 190 亿美元可用于艾滋病应对，但比 2020 年预计所需的 262 亿美元还存在 72 亿美元的缺口。

3. 疫苗和药物的研发

虽然目前全球 3790 万人感染艾滋病病毒中 2330 万人接受了治疗，但至今在全世界范围内仍缺乏根治 HIV 感染的有效药物，目前主要是高效抗逆转录病毒的治疗方法，它在减轻患者痛苦、延长患者寿命等方面具有一定的疗效，近年来许多科学家正加紧抗艾滋病病毒药物的研发。2019 年 3 月，中国学者发现人类细胞中的一种新型抗艾滋病病毒蛋白 PSGL-1，它有多重抗病毒功能，可抑制艾滋病病毒 DNA 复制，并抑制新生病毒颗粒的新一轮感染，这有望成为抗艾滋病病毒药物开发的新方向。2019 年 4 月 8 日美国食品和药物管理局批准一款抗艾新药 Dovato 上市，它是由固定剂量的度鲁特韦和拉米夫定组成的单一片剂，可用于治疗未接受过抗逆转录病毒治疗的成年艾滋病病毒感染者。2019 年 7 月根据新的收益和风险证据，世界卫生组织推荐将抗艾滋病病毒药物度鲁特韦作为包括孕妇和有生育潜力人群在内的所有人群的首选一线和二线治疗药物。但由于药物只能控制病毒复制，不能彻底清除病毒，且价格昂贵、不良反应大，若使用不当会诱发耐药株的产生，因此，研制安全、有效的疫苗来控制 HIV 传播日益受到各界的重视，艾滋病病毒易感者通过接种艾滋病疫苗，发生免疫反应，从而产生对疾病的特异抵抗力，提高免疫水平，达到预防、治疗 HIV 的目的。如今在 HIV 疫苗研制中比较现实的目标是制备出的疫苗能在初始感染时降低其感染水平，并在以后能有效控制病毒复制水平，以减缓临床病程进展。2009 年 3 月 21 日，中国食品药品监督管理局宣布，由中国自行研制的艾滋病疫苗正式进入二期临床实验，这是中国第一次在高危人群中，对艾滋病疫苗进行安全性的评价和有效性的探索。

4. 艾滋病病毒自检

虽然越来越多的艾滋病病毒感染者已接受抗逆转录病毒药物治疗，但仍有相当数量的感染者无法获得治疗，其中大多数人对自己的艾滋病病毒阳性状况并不知晓，得不到艾滋病病毒诊断不仅是艾滋病病毒不断扩散的源头，而且已成为落实世卫组织所建议的应向每位艾滋病病毒感染者提供抗逆转录病毒药物治疗的一大障碍。面对这一现状，2016 年 11 月 29 日世卫组织发布了关于艾滋病病毒自检新指南，以改善艾滋病病毒诊断的可及性和利用程度。

（六）艾滋病的预防具体措施

1. 个人

在目前尚无预防艾滋病的有效疫苗情况下，采取预防措施是关键：避免卖淫、嫖娼等高危性行为；严禁吸毒，不与他人共用注射器；不要擅自输血和使用血制品；不要借用或共用牙刷、剃须刀、刮脸刀等个人用品；性生活使用安全套；避免直接与艾滋病患者的血液、精液、乳汁等接触。如果发生 HIV 病毒暴露，例如接触污染血液、经历高危性行为，医护人员职业暴露等，那么一定要尽快到提供艾滋病治疗服务的医院就诊，使用抗病毒药物做暴露后预防：在 72 小时内实施预防性用药，越快越好，连续服用 28 天。如艾滋病检测阳性，应尽早使用抗病毒药物治疗。

2. 医院

高危及术前患者艾滋病进行严格筛查，阳性患者接触过的医疗用品、医疗废物严格按照相关规定执行，防止病毒的进一步传播；同时做好登记、传报工作，疑似院内暴发时，应启动紧急预案，及时查找感染源、切断传播途径；加强医院感染防控，严禁一次性物品特别是注射器重复使用，提高医务人员安全防范意识，杜绝不规范输血输液、不规范操作；医护人员在医疗活动中应加强自身防护。

3. 政府部门

提倡无偿献血，打击非法卖血、卖淫、嫖娼，严格的戒毒措施；严格医疗机构准入制度，严厉打击非法血库、诊所和医院；规范医学教育，严厉打击非法或无证行医；加强高危人群的筛查，积极治疗感染人群；一旦疫情暴发，应尽早找出感染源、及时切断传播途径、积极治疗感染人群；重视抗艾滋病药物及疫苗的研发，尽早研发出能根治艾滋病的药物或疫苗。希望在国际社会及全人类的共同努力下，在 2030 年前实现终结艾滋病疫情的国际终极目标。

**二、埃博拉出血热**

来自世界卫生组织非洲区域办事处消息，2019 年 7 月 30 日刚果民主共和国报告新增 11 例埃博拉出血热确诊病例。

（一）埃博拉病毒的由来

1976 年一位生活在刚果民主共和国埃博拉河附近扬布库村名叫马巴洛·罗卡拉的老师成为全球首个埃博拉病毒的感染者，由于扬布库位于埃博拉河流域，故由此命名为"埃博拉病毒"，是迄今发现的致死率最高的病毒之一。

埃博拉病毒（ebola vims，EBOV）属于丝状病毒科丝状病毒属，目前已鉴定出 5 种亚型：本迪布焦埃博拉病毒（bundibugyo ebola virus，BDBV）、扎伊尔埃博拉病毒（zaire ebola virus，ZEBOV）、雷斯顿埃博拉病毒（reston ebola virus，RESTV）、苏丹埃博拉病毒（sudan ebola virus，SUDV）和塔伊森林埃博拉病毒（taï forest ebola virus，TAFV）。其中BDBV、ZEBOV 和 SUDV 与非洲埃博拉病毒暴发大流行有关，而 RESTV 和 TAFV 与该病的流行无关。ZEBOV 和 SUDV 早在 1976 年首次暴发时被鉴定分离出来，两者的毒力很强，感染者从出现症状至死亡平均时间为 7～8 天，病死率分别为 89% 和 53%。BDBV 则于2007 年乌干达本迪布焦区埃博拉病毒暴发流行时发现的，病死率25%。RESTV 是 1989 年美国从菲律宾进口作为实验动物的食蟹猴中分离出来的，可感染人群，但致病性弱，至今尚未见任何其致死的报道。TAFV 主要引起黑猩猩发病，于 1994 年从非洲科特迪瓦塔伊森林的黑猩猩中发现，病理检查结果与人埃博拉病毒相似。当然，随着新疫情的暴发，将可能出现新的亚型。

埃博拉出血热（ebola hemorrhagic fever，EHF）是由埃博拉病毒引起，以迅速发热、寒冷、头痛和肌肉疼痛，之后会产生咽喉肿痛、恶心、呕吐、腹泻以及腹痛，大约一半的患者会出现出血症状为主要特征的一种急性出血性传染病，潜伏期 2～21 天，死亡率在50%～90%。在人群中普遍易感，未见明显季节差异。目前认为，狐蝠科果蝠是埃博拉病毒的天然宿主。埃博拉病毒可通过与受感染的动物（如果蝠、黑猩猩、大猩猩、猴子、森林羚羊或豪猪）的血液、分泌物、器官或其他体液密切接触而感染；人与人之间可通过直接接触患有埃博拉病毒或者死于埃博拉病毒的人的血液或体液，或者接触被埃博拉病毒或死于埃博拉病毒的人的血液或体液感染的物品而感染；与死者尸体直接接触的葬礼也有助于埃博拉病毒的传播；只要血液中含有病毒的人就会保持传染性。美国记者普莱斯顿曾在纪实小说《高危地带》中写道："地球上所有的城市都是被飞行航线连接起来的，这种来自热带雨林的危险病毒，在 24 小时之内即可传遍地球上的任何一个城市"。早在 20世纪 80 年代就有学者开始研究非直接接触是否可传染，结果证实猴在并无直接接触埃博拉病毒的情况下也出现了感染，如 1989—1990 年及 1996 年在美国进行的猴感染传播实验中，即使将猴之间隔开 3 米也出现了感染。在恒河猴及豚鼠实验中，证实气溶胶可引起感染。埃博拉病毒可感染肺组织，表明在一定情况下即使无直接接触也有发生病毒传播的可能性。而"埃博拉病毒之父"比利时籍科学家皮奥特则认为：埃博拉不大可能在西非以外地区大规模暴发，贫困无知、医疗系统落后和人与人之间不信任是疫情难止的主因。即使与患者在地铁上相邻而坐也没关系，因为需非常亲近的接触才会染病，只要他不呕吐在你身上就没事。因此埃博拉病毒是否可以通过空气传播仍然存在争议。

（二）埃博拉病毒历史事件

详见表 3-3-1-1。

表 3 - 3 - 1 - 1 埃博拉病毒历史事件

| Year | Country | EVD | Cases | Deaths | Case fatality |
|------|---------|-----|-------|--------|---------------|
| 2018—2019 | Democratic Republic of the Congo | Zaire | ongoing | | |
| 2018 | Democratic Republic of the Congo | Zaire | 54 | 33 | 61% |
| 2017 | Democratic Republic of the Congo | Zaire | 8 | 4 | 50% |
| 2015 | Italy | Zaire | 1 | 0 | 0% |
| 2014 | Spain | Zaire | 1 | 0 | 0% |
| 2014 | UK | Zaire | 1 | 0 | 0% |
| 2014 | USA | Zaire | 4 | 1 | 25% |
| 2014 | Senegal | Zaire | 1 | 0 | 0% |
| 2014 | Mali | Zaire | 8 | 6 | 75% |
| 2014 | Nigeria | Zaire | 20 | 8 | 40% |
| 2014—2016 | Sierra Leone | Zaire | 14 124 * | 3956 * | 28% |
| 2014—2016 | Liberia | Zaire | 10 675 * | 4809 * | 45% |
| 2014—2016 | Guinea | Zaire | 3811 * | 2543 * | 67% |
| 2014 | Democratic Republic of the Congo | | | | |
| 2012 | Democratic Republic of Congo | Bundibugyo | 57 | 29 | 51% |
| 2012 | Uganda | Sudan | 7 | 4 | 57% |
| 2012 | Uganda | Sudan | 24 | 17 | 71% |
| 2011 | Uganda | Sudan | 1 | 1 | 100% |
| 2008 | Democratic Republic of Congo | Zaire | 32 | 14 | 44% |
| 2007 | Uganda | Bundibugyo | 149 | 37 | 25% |
| 2007 | Democratic Republic of Congo | Zaire | 264 | 187 | 71% |
| 2005 | Congo | Zaire | 12 | 10 | 83% |
| 2004 | Sudan | Sudan | 17 | 7 | 41% |
| 2003 (Nov-Dec) | Congo | Zaire | 35 | 29 | 83% |
| 2003 (Jan-Apr) | Congo | Zaire | 143 | 128 | 90% |
| 2001—2002 | Congo | Zaire | 59 | 44 | 75% |
| 2001—2002 | Gabon | Zaire | 65 | 53 | 82% |
| 2000 | Uganda | Sudan | 425 | 224 | 53% |
| 1996 | South Africa (ex-Gabon) | Zaire | 1 | 1 | 100% |
| 1996 (Jul-Dec) | Gabon | Zaire | 60 | 45 | 75% |
| 1996 (Jan-Apr) | Gabon | Zaire | 31 | 21 | 68% |
| 1995 | Democratic Republic of Congo | Zaire | 315 | 254 | 81% |
| 1994 | Côte d'Ivoire | Taï Forest | 1 | 0 | 0% |
| 1994 | Gabon | Zaire | 52 | 31 | 60% |
| 1979 | Sudan | Sudan | 34 | 22 | 65% |
| 1977 | Democratic Republic of Congo | Zaire | 1 | 1 | 100% |
| 1976 | Sudan | Sudan | 284 | 151 | 53% |
| 1976 | Democratic Republic of Congo | Zaire | 318 | 280 | 88% |

注: * 包括可疑、可能和已确认的 EVD 病例。

世界卫生组织于 2019 年 7 月 17 日认定，非洲国家刚果（金）埃博拉疫情触发全球卫生紧急状态。世界卫生组织总干事谭德塞 17 日在日内瓦宣布，刚果（金）埃博拉疫情已构成国际关注的突发公共卫生事件。本轮埃博拉疫情的特点：①疫情暴发规模大：自 2018 年 8 月 1 日至 2019 年 8 月 18 日，该国累计报告 2852 例埃博拉出血热病例（2758 例确诊病例，94 例疑似），其中 1913 例死亡病例。目前死亡人数仅次于 2014 年非洲西部埃博拉疫情暴发中的死亡人数，是埃博拉病毒史上第二次大暴发，且疫情尚未得到有效控制。②疫情有蔓延可能：自 2018 年 8 月疫情暴发至 2019 年 7 月，除 6 月初邻近的乌干达确认了一些病例外，疫情主要局限在刚果东部偏远地区，直至 2019 年 7 月 14 日刚果（金）卫生部确认该国东部城市戈马出现首例埃博拉病例，戈马位于刚果（金）与卢旺达交界处，也是通往世界其他地区的门户。突发事件委员会认为，这名已故患者是"引发关切的具体原因"。虽然病毒在全球蔓延的风险"依然不高"，但这起病例显现"令人担忧的迹象，即疫情可能蔓延"。

自 1976 年以来埃博拉病毒已被人们所熟知，科学家们冒着被感染的风险对埃博拉病毒进行潜心研究，但埃博拉病毒的真实身份至今仍是个不解之谜。没有人知道埃博拉病毒每次暴发后潜伏在何处，也没有人知道每一次疫情暴发时，第一个受害者是从哪里感染到这种病毒的，可谓是隐形杀手，因此被认为是人类有史以来所知的最可怕的生物之一。当一次又一次的疫情来袭时，国际社会仍然显得猝不及防、始料未及，随之引发的一系列连环震荡和连锁反应使整个国际社会陷入重重危机。那么，埃博拉疫情暴发给人类及国际社会造成了哪些危机？国际社会如何对突如其来的疫情做出及时反应？埃博拉疫情带给我们哪些教训和启示？以下将结合本轮埃博拉疫情为例进行探讨。

（三）埃博拉疫情引发的危机

首先，疫情暴发使当地安全紧张局势进一步升级：当地原本不稳定的安全局势近期越来越复杂。疫区活跃着数十支武装团体，多次袭击世卫组织与合作机构所支持的治疗中心。有数据显示，2019 年已发生 174 起针对医护设施及人员的袭击，很多埃博拉病毒分诊中心，都遭到过身份不明的民间武装团体的袭击，一些分诊中心房间窗玻璃上，还留有袭击过后出现的弹孔，这使当地原本就极为脆弱的卫生基础设施与公共卫生体系遭受重创。特别在北基伍省，有多支武装团体活跃，许多地区极不安全，无法进入，不但为需要深入社区寻访并监测感染者的医疗团队带来极大挑战，也阻碍了当地社区居民主动前往医疗点寻求治疗，为病毒提供了"藏身之处"。疫区安全局势动荡成为防控疫情的一大障碍，而疫情无法控制将使当地的安全局势更加紧张。

其次，疫情暴发引发经济社会危机：从 2014 年埃博拉疫情暴发所造成的损失看，从民航禁飞到人员损失、从经济重创到粮食短缺，当时的埃博拉出血热给疫情最严重的几内亚、塞拉利昂和利比里亚三国造成了超过 130 亿美元的经济损失，埃博拉疫情暴发后，三国经济增长率已经纷纷下降了 3～5 个百分点，而且负面影响有可能在疫情结束后十年内依然难以消除。对于本次埃博拉疫情暴发，已延续 1 年，存在继续蔓延的可能，虽然具体损失尚无法估计，但如果疫情不能在短期内得到控制，其经济将面临进一步崩塌，试想一个 43 年来经历了 10 次埃博拉病毒袭击的国家，其经济恢复可谓遥遥无期，更何况本次疫情何时结束还是未知。

最后，埃博拉引发的信任危机：埃博拉病毒多次袭击刚果（金），各种猜想、谣言四处传播，使得居民们不知道到底该相信谁，从而普遍地对政府、军队、各种组织都持有怀疑和防备态度，无国界医护人员和国际救援组织也不例外。有些居民不满医疗团队"只给一部分人接种疫苗"或"优先给一些人接种疫苗"，而不是给自己先接种；有的人想知道为什么这些医疗团队只管埃博拉，不管那些更让他们困扰的"疟疾"等常见疾病。部分埃博拉治疗中心的工作因为居民的骚扰和抵抗停滞不前，难以开展。很多国际救援医疗人员无奈之下只能离开这座城市，等到再次组建新的医疗团队进行疫情统计和救治时，受感染的人数直线上升。埃博拉所引发的信任危机导致埃博拉救治工作无法顺利开展，疫情无法得到有效的控制也使人们更相信那些猜忌和谣言，最后形成一个恶性循环。

（四）埃博拉疫情应急面对的窘境

1. 政局的动荡

疫区安全局势动荡已成为防控疫情的一大障碍，多个活跃武装团体不断袭击治疗中心、破坏医护设施使原本匮乏的医疗资源陷入更加窘迫的境地，使疫情进一步扩散有了更加充足的时间，一场天灾却更像是人祸，然而不管是天灾还是人祸，都是当前刚果（金）政府面临的棘手问题。

2. 埃博拉病毒身份之谜

至今埃博拉病毒的真实身份仍是个不解之谜，埃博拉病毒发源于何处、每次暴发后潜伏在何处至今无人知晓，导致每一次疫情暴发的规模、疫情控制的情况都无法有效评估。为发现埃博拉病毒和防控艾滋病做出重大贡献的比利时科学家皮奥特博士曾告诫说：除非最后一个埃博拉患者治愈或死亡，否则这种病毒对人类健康的威胁将会持续。然而谁也不知道谁将是最后一个患者。

3. 根治性措施的缺乏

目前尚无根治埃博拉病毒感染的药物或疫苗，目前已用于正在研发的抗病毒药物有法匹洛韦、小分子干扰 RNA 等。单克隆抗体作为免疫疗法之一，曾有患者分别接受由美国研发的 ZMapp 和中国研发的 MILL77 治疗后血浆病毒下降，临床症状改善甚至痊愈，但这两类药物在治疗过程中究竟发挥了多少作用、其确切疗效仍需更多的研究进一步证实。1980 年首个灭活埃博拉疫苗被证明能够在豚鼠模型中实现免疫保护，但在非人灵长类动物攻毒实验中并没有展现出较好的保护效果。随着埃博拉疫情的频发及其规模的不断扩大，越来越多的力量投入到埃博拉疫苗的研发工作中，虽然已有包括 DNA 疫苗、蛋白疫苗、病毒样颗粒疫苗、复制子疫苗、复制缺陷型疫苗、重组病毒载体疫苗等几十余种疫苗正在研发，但仍然处于临床前研究或临床研究阶段，是否能有效抗击埃博拉仍需进一步的研究及实践证实。在 2014 年埃博拉暴发时 rVSV-ZEBOV 疫苗已被证明其具备较好保护效果，但目前的疫苗只能作为预防，不能作为治疗用。

4. 经费不足

世卫组织表示埃博拉应对行动共需要 9800 万美元，目前 4400 万美元已经到位，仍然存在 5400 万美元的资金缺口。一旦缺乏相应的资金支持，世卫组织将被迫缩小应对行动规模。其他合作伙伴的资金同样捉襟见肘，不得不在部分地区削减或停止工作，应对行动面临着被资金而非实际需求所左右的窘境，希望这样的窘境只是暂时的。

（五）本次埃博拉疫情暴发应急措施

2019 年 7 月 17 日，世界卫生组织宣布，历史上第二严重的埃博拉疫情，也就是目前正在刚果（金）东部肆虐的埃博拉疫情为国际关注的突发公共卫生事件。紧急委员会就疫情最近的发展情况提出了建议：要保护生计，保持贸易路线畅通，包括必须通过保持运输路线和边界开放来保护受疫情影响最严重的人们的生计，必须避免旅行和贸易限制对受影响地区造成惩罚性的经济后果。疫情暴发以来世卫组织与刚果（金）卫生部、儿基会、粮食署、无国界医师、红十字会与红新月国际联合会，以及联合国刚果民主共和国稳定特派团密切合作，重点追查病例接触者、实施感染预防与控制、对患者开展隔离治疗，并在当地社区进行相关宣传教育。在整个疫区推广了安全和有尊严的丧葬措施，并向当地居民普及埃博拉病毒的相关预防知识。此外，世卫组织还向刚果（金）的邻国卢旺达、乌干达、布隆迪和南苏丹通报了此轮疫情的情况，提醒这些国家的政府务必加强疫情监测和应对工作，尤其是在与此次发现病例的刚果（金）北基伍省接壤的地区，指定关键入境点，并采取措施加强这些入境点的疫情监测和应对能力。多支医疗团队陆续在疫区展开工作，其中包括部分参与过上一轮埃博拉疫情防治工作的人员。移动实验室、冷链设备、隔离病房及车辆等物资也都已陆续运抵并投入使用。同时疫苗接种也正在扩大接种，使用的 rVSV-ZEBOV 疫苗，具有响应快、水平高、持续较久的优点，在 2014 年埃博拉暴发时已被证明其具备较好保护效果，虽然目前的疫苗只能作为预防，不能作为治疗用，但相信疫苗的接种将对疫情的控制起到积极作用。

（六）埃博拉疫情暴发带来的启示

1. 生物防御在国家卫生安全中的重要地位

虽然我国境内尚无发生埃博拉病毒感染病例，但作为全球最大的发展中国家，我国人口总量、密度、流动规模均居世界前列，加之脆弱的生态体系、严重的环境污染、不健全的公共卫生基础设施等，这一切都不仅蕴含着巨大的公共卫生风险，而且将面临生物恐怖主义和潜在对手生物战能力的现实威胁。所以，即使在遥远非洲大陆上的传染病，中国也决不能掉以轻心，只要在一个环节上失守，就有可能暴发足以造成恐慌和威胁国家安全的重大疫情。我军疫苗研发专家陈薇院士也曾形象地比喻道：埃博拉离我们只有一个航班的距离。

2. 国家政局稳定是抗击传染病疫情的重要保障

埃博拉疫区安全局势动荡一度使疫情防控处于失控状态，严重妨碍着卫生组织及医务人员工作的开展，使得疫情未及时控制且有蔓延趋势。而回想 2002 年在我国暴发的严重急性呼吸综合征（SARS）疫情，虽然当时的 SARS 在中国的传播和蔓延对中国政府、社会及公民提出了严峻挑战，期间也不免有社会的混乱失序、人性的怯懦、自私和非理性状态，但更多的是在中国政府的领导下广大民众众志成城、携手共战、坚守岗位、无私奉献，才取得了抗击 SARS 的最终胜利。

3. 必须站在全球的高度看待传染病疫情

虽然埃博拉疫情主要集中在非洲地区国家，未向其他国家及地区大规模蔓延，但是在全球化背景下，没有任何一个国家或地区能对任何一种传染病独善其身，所以不要抱有侥幸心理，必须从维护国际和平和安全的高度加强对传染病的防范，积极参与并促进和改善全球公共卫生治理。毕竟一个航班的距离随时有可能变成零距离。

（朱丽红）

## 第二节　院内感染

### 一、丙肝院内感染暴发

据报道，2019 年 4 月 12 日，江苏某医院血液净化中心 1 名血液透析治疗患者因出现消化道临床症状，分别于 4 月 15 日、19 日送检丙肝抗体和丙肝病毒核酸检测，检测结果均为阳性。该院遂对血液透析患者进行乙肝、丙肝病原学检查，至 5 月 12 日，接受病原学检查的 38 例患者中有 11 例丙肝抗体检测结果阳性。5 月 13 日，该院向上级卫生健康委报告该院疑似发生院内感染。经筛查，在该院接受血液透析治疗的全部 161 例患者中，共确诊新增诊断丙型肝炎病毒感染患者 69 例。该案例整个过程存在着许多疑点：是什么导致了这场院内感染的暴发，是什么导致传染病例未及时上报，又是什么致使医院在院内感染疑似暴发时未作出相应的应急措施使疫情失去了最佳控制时机。

（一）院内感染暴发因素分析

1. 院内感染防控意识淡薄

丙肝属于乙类传染病，按照《中华人民共和国传染病防治法实施办法》第三十五条规定，责任疫情报告人发现乙类传染病患者、病原携带者和疑似传染病患者时，城镇于 12 小时内，农村于 24 小时内向发病地的卫生防疫机构报出传染病报告卡。当在医疗机构或其科室的患者中，短时间内出现 3 例以上临床症候群相似、怀疑有共同感染源的感染病例，或者 3 例以上怀疑有共同感染源或感染途径的感染病例现象时，需考虑疑似院内感染暴发。该院发现第一个感染者后没有及时上报，显然，当排查出 3 例以上感染患者时仍未意识到医院感染暴发可能，也未做出相应的措施，如即刻召集全部血透患者回院进行筛查、停止所有的血透等应对措施，而是花了一个月的时间进行排查，在没有明确感染源、感染途径的前提下继续进行血透，使卫生防疫部门未能在第一时间掌握丙肝疫情，失去了排查感染源、及时切断感染途径、控制疫情扩大的良机，从而导致了疫情进一步的扩散。

2. 血透中心缺乏规范的消毒隔离布局与制度

血透中心作为一个独立设置的机构或者部门，对于传染病有其专门的管理制度，如：新患者首次透析必须在治疗前进行乙肝、丙肝、梅毒及艾滋病感染的相关检查，保留原始记录，登记患者检查结果，每隔 6 个月进行复查；乙肝、丙肝患者分室、分机隔离透析，配备感染患者专门的透析操作用品车；感染患者使用的设备和物品如病历、血压计、听诊器、治疗车、机器有相应标识；乙肝、丙肝阳性患者经由各自专用的患者通道出入血透室，不与阴性患者共用；治疗车不能在传染病区和非传染病区交叉使用；护士相对固定，不能交叉护理等。本案例中，该院对于普通患者与传染病患者或其他需要隔离患者的透析区未建立规范的隔离，共用通道及护士工作站，洗手池数量少且距离远；隔离透析区内物品未专区专用、有些隔离区未设立专用洗手池，且隔离透析患者和非隔离透析患者在不同透析治疗区之间流动，隔离透析患者未进行专机透析，存在混用透析机的现象；各透析治疗区之间护士未做到相对固定，手卫生制度不落实，存在以使用手套代替洗手的现象；消毒隔离制度执行不力，环境及物表保洁不到位。

3. 血透中心盲目追求规模扩张与人员配备不足

2016 年 12 月，国家卫计委颁布《血液透析中心基本标准和管理规范（试行）》中明确了血透中心人员配备要求：至少有 2 名执业医师，其中 1 名固定注册在本机构并从事血液透析 3 年以上，1 名可固定或多点执业于本机构，具有肾脏病学中级以上专业技术职务任职资格并从事血液透析 3 年以上；每增加 20 台血液透析机至少增加 1 名固定注册在本机构的执业医师，应当具有 3 年以上血液净化工作经验；每台血液透析机至少配备 0.5 名护士，至少有 1 名注册护士具有中级及以上专业技术职务任职资格并从事透析护理工作 3 年以上；至少有 1 名固定在本中心的技师，具备机械、电子学知识和相应医学知识，熟悉血液透析机和水处理设备的性能；医师具有 6 个月以上、护士具有 3 个月以上在三级医院血液透析工作经历或者培训经历，技师应经过相关专业技术和管理培训并取得合格证书等。该院透析中心的透析机由 32 台增加至 49 台，血液透析治疗量增至原来的 1.5 倍之多，但医师和护士并未相应增加，且多名护士未经过血液净化专业培训，仅有兼职工程师 1 名，且未达到设置 20 台以上的透析机应当配备 1 名专职技师的要求。

4. 未及时启动应急预案及未执行传染病上报制度

当院内感染疑似暴发时，该院并未及时启动应急预案，在没有明确感染源、感染途径的前提下继续进行血透，也未及时对院内感染情况向上级主管部门上报，使院内感染失去了最佳的防控时机，导致疫情进一步扩散。

（二）针对本案例，如何有效地增强员工的院内感染意识，并建立有效防控体系

1. 加强工作人员院内感染防控意识及应急能力的培养

感染的首要条件就是感染源，而医院是感染源高度密集的场所，虽然院内感染是一个概率事件，但在某些条件下，它就会成为一个必然事件。正如墨菲提出的墨菲定律，他认为"只要存在发生事故的原因，事故就一定会发生"，而且"不管其可能性多么小，但总会发生，并造成最大可能的损失"。墨菲定律给我们的启示是：对任何事故隐患都不能有丝毫大意，不能抱有侥幸心理，或对事故苗头和隐患遮遮掩掩，而要想尽一切办法，采取一切措施加以消除，把事故案件消灭在萌芽状态。因此，加强所有人员（特别是新进职工）院内感染防控意识、培养应急能力是首要任务。首先，应定期开展院内感染预防/控制讲座，加强全体工作人员的院内感染的理论水平，充分认识院内感染暴发可导致的严重后果，增强预防和控制院内感染的自觉性。其次，所有人员必须接受实践方面的基本感染控制培训，必要时进行针对院内感染暴发的演习，从院内感染疑似暴发的认识、应急准

备、方案制定到最终的演练，让所有员工不仅能熟练掌握整个应急方案流程，更要让所有人能对院内感染自带警觉性能，在感染未发生时能定时排查感染隐患，在感染暴发时保持清醒头脑，及时上报并迅速启动应急预案，同时迅速地适应及克服在应急处置过程中遇到的困难及出现的新问题。

2．建立规范的院内感染防控体系及应急流程

（1）设立院内感染防控小组：主要由副院长、护理部主任、各病区主任、护士长、病区感染防控人员、院内感染科组成，定期组织实施并开展检查、督导工作。病区感染防控人员主要负责本病区院内感染信息收集及监控，及时向病区主任、护士长及院内感染科反映存在的感染隐患并及时上报感染病例。院内感染科则收集全院的感染信息，及时排除感染隐患，监督消毒隔离，监控感染情况，及时向主管副院长及上级主管部门上报感染病例。

（2）应急处置：疑似感染暴发时及时向上级主管部门上报，并及时启动应急预案，以最快的速度排查感染源、切断传染途径，控制感染的扩散。

（3）暂停所有血透治疗，紧急召集所有可能感染丙肝的血透患者及所有血透室工作人员，在最短的时间内进行全面筛查；新患者首次透析前，严格测定肝功能、肝炎标志物、艾滋病病毒抗体及梅毒螺旋体抗体；将感染患者及非感染患者分组，清楚标记。

（4）制定严格的消毒隔离制度：对血透室及设备进行一次全面消毒；严格划分清洁区、半污染区、污染区，标示清楚；血透区应划分普通患者治疗区和隔离治疗区，感染患者设立专用通道，实施分区分机透析、专人专管，配备专用治疗车、血压计、听诊器等设备，并标示清楚，禁止隔离区与非隔离区之间物品共用或调动；感染患者的透析器均一次性使用，可复用透析器重复使用应做到专人专用，用后必须进行严格消毒处理后方可使用，并严格掌握有效使用次数；加强血透室环境监控，定时进行空气、反渗水、透析液、置换液细菌培养；所有工作人员必须严格遵守无菌操作原则，并做好个人防护；透析室所有的医疗废水应排入医院污水处理系统。

（5）隔离诊治患者：将院内感染患者及疑似患者分室诊治，设立专用通道及诊室，与其他普通患者进行隔离，分机透析；同时，传染患者应及时转送隔离病房进行正规的治疗和护理。

（三）启示

院内感染的防控就像一座大坝、一道防线，保护着医疗工作的正常运行，然而直到现在，各地还在不断出现严重的院内感染事件，夺去了许多本不应该被夺去的生命。长期以来，医院内的病原菌被公认为院内感染的感染源，其实医院感染管理的每一个漏洞才是"感染源"，或者说这一个个不起眼的漏洞才是院内感染暴发的启动键，千里之堤，毁于蚁穴，这值得所有的人去深思。该案例中，工作人员院内感染防控意识淡薄、消毒隔离布局和制度不规范、盲目的规模扩张、人员配备不足、传染病上报制度形同虚设……这些都是造成这场院内感染暴发的隐患，而这些隐患难道真的很难发现吗？其实不然，不是看不到，而更多的是熟视无睹。甚至有些人员对这些隐患抱着侥幸心理：既然这些情况存在已久，之前也没有发生过院内感染，不会那么巧……然而事实证明，没有发生过不代表不会

发生，一直沿袭下来的工作习惯也未必是符合规范的。原国家卫计委医院管理研究所付强副所长曾在几年前一场中国医院感染管理会议上以"海恩法则"为例来说明院感控制工作的重要性："每一起重大飞行安全事故背后有 29 个事故征兆，每个征兆背后有 300 个事故苗头，每个苗头背后有 1000 个事故隐患"。法则强调两点：一是事故的发生是量的积累的结果；二是再好的技术，再完美的规章，在实际操作层面，也无法取代人自身的素质和责任心。按照海恩法则分析，当一件重大事故发生后，我们在处理事故本身的同时，还要及时对同类问题的"事故征兆"和"事故苗头"进行排查处理，以此防止类似问题的重复发生，及时解决再次发生重大事故的隐患，把问题解决在萌芽状态。对于通告中提到的医院降级、院长免职、吊销相关医务人员的职业证书等处理结果，相信这并不是卫生职能部门或者是我们想看到的最终目的，而是希望各医疗机构及医务人员能够从中吸取教训，在医疗工作中时刻保持清醒头脑，见微知著，树立并践行"人人都是感染防控实践者"的理念，不抱侥幸心理，及时上报感染情况，以高度负责任的态度为人民群众提供高质量的医疗服务。而血透作为一项慢性肾功能衰竭治疗的主要措施，随着近年来国内外血透机构数量的不断增加，特别是 2014 年以来在国务院鼓励社会资本投入医疗服务业的旗帜下，社会资本发展透析服务正步入全新的高增长时期，血透中心向连锁化、集团化发展。向民营资本开放，看似缓解了公立血透中心人满为患的局面，却面临着如专业技术人员紧缺、如何规范血透市场、血透中心医疗质量如何监控等一系列问题，安全隐患突增，希望上级卫生主管部门加强监管，规范市场，各级部分加强院内感染防范意识，在保障患者安全的前提下使血透行业健康发展。

### 二、新生儿阴沟肠杆菌医院感染暴发

2015 年 1 月 5 日—17 日某医院核定 30 张床位的新生儿科内收治了近 40 例患儿，12 例患儿出现聚集性发热，平均年龄 4.4 天，均是早产儿或低体重儿，均采用浅静脉留置针，11 例患儿应用过抗菌药物治疗。细菌培养和药敏实验结果显示 12 例患儿 9 例血培养结果均显示阴沟肠杆菌生长；其余 3 例血培养（－）。环境卫生学监测结果显示一位工勤人员手细菌菌落数超标，并检出表皮葡萄球菌；1 个暖箱注水口检出嗜麦芽假单孢菌；动态消毒机检出表皮葡萄球菌；使用过程中和未启封的静脉留置针细菌培养阴性。未检出其他致病菌及和本次院感暴发相关的细菌。该院从感染上报、感染因素分析、启动应急预案、多学科协作等一系列有效措施，成功化解了这场院内感染危机。

（一）院内感染危险因素分析

1. 环境因素

核定 30 张床位的科室最高峰时有 40 例患儿同时住院，患儿密集度增加，而病房设施陈旧，布局欠合理，不利于清洁消毒，周围环境较差，空气消毒机和空调的基础清洁工作不到位，且正值冬季，天气较冷，患儿需保暖，故开窗通风不足，空气及环境质量相对较差，存在多种致病微生物，增加了新生儿院内感染风险，也增加了交叉感染的机会。

2. 人员因素

在患儿病例增加的同时，医护工作人员数量未相应增加，人力资源缺乏导致消毒隔离和手卫生执行不到位。期间院感责任医师及护士均未在岗，也未及时增补人员，导致岗位虚设、院内感染监控缺失。工勤人员医学知识缺乏，更换频次过多，培训不到位，消毒隔离和手卫生意识不强。

3. 患儿因素

本组院内感染患儿特征包括：①年龄：12 例患儿平均年龄 4.4 天，其中出生 1 天的 8 例，新生儿胎龄越小，则出生体质量相对就越低，其对外界环境的适应能力越差，进而易发生感染。②基础疾病：12 例患儿均有基础疾病，其中 8 例早产儿，5 例低体重儿；高胆红素血症 3 例；新生儿脓疱病 1 例；早产儿同时合并其他疾病的 8 例。③侵入性操作：12 例患儿均采用浅静脉留置针。④抗菌药物的广泛使用：本组患儿仅有 1 例未使用抗菌药物。

（二）启动应急预案

该院立即隔离传染源，切断传播途径，保护易感人群，积极救治患儿；及时上报属地疾控中心和卫生行政主管部门。

1. 应急预案模式

多学科团队联合模式：医院感染的发生通常是患者的内源性及医源性多环节因素叠加超过一定的阈值导致的，及时的多学科联合干预有效地提高了防控的速度及效率。

2. 应急小组组成

总指挥：院领导。

组织部：医院感染管理科。

多学科团队：医务科、护理部、设备科、药剂科、检验科、总务科、临床服务中心、新生儿科等。

3. 应急预案具体流程

措施落实到部门，责任落实到人。

（1）医院感染管理科：现场采样、细菌培养；加强空气、物品、设备清洁消毒、医务人员手卫生的管理，组织跟踪督查；患儿所用用品严格消毒灭菌、专人专用；强化各项规章制度和无菌技术操作流程的培训、实施和督查；加强医疗废物的管理。

（2）医务科：立即隔离患儿，组织本院专家及上级医院专家会诊，确保患儿得到有效救治；确保医师人员固定；暂停收治新患儿，降低病员密度，保护易感患儿。

（3）药剂科：组织药师查房，根据药敏实验结果指导正确合理应用抗生素。

（4）设备科和总务科：分别加强对空气消毒机和空调过滤网清洗人员的培训，确保清洗质量；对清洗质量实施科室感控小组、院感科及主管部门的多重监管。总务科对这幢大楼的外部环境进行彻底清查打扫，并进行一次全院范围内的灭鼠活动。

（5）护理部：做好重点科室的护理人力资源的储备和弹性管理，加强对护理人员的消毒隔离制度和手卫生知识的强化培训和督查工作。

（6）检验科：指导临床科室正确采集样本，做好病原学检测，为临床进一步诊治和采取隔离措施提供依据。

（7）临床服务中心：加强对工勤人员的培训、督查和管理，确保消毒隔离、医疗废物处置的各环节科学、规范。

（8）新生儿科：加强对病室环境的彻底清洁消毒和出院患儿的终末消毒；加强对各项规章制度的培训学习，提高全员感控意识；医务人员有严格的慎独精神、着装规范、严格执行手卫生和各项无菌技术操作流程；加强对医疗废物的管理，及时清理患儿的粪便、血液、分泌物和排泄物；加强对临床医护人员工作服、奶瓶奶嘴、使用中暖箱的清洁消毒等细节管理；充分发挥感控小组的培训、督查和监控职责。

4. 严格执行院内感染上报制度

及时将院内感染情况上报属地疾控中心和卫生行政主管部门。

（三）应急结果

经过多学科联合，及时地隔离传染源、切断传播途径、保护易感人群、积极治疗患儿等一系列争分夺秒的干预措施后，全部患儿好转出院，终止应急预案。其中有一对双胞胎患儿强烈要求转上级医院进一步治疗。

（四）启示

该院对院内感染的暴发并没有遮遮掩掩，而是积极应对并及时上报，赢得了有效防控时间；采取多学科联合协作模式有效地提高了防控的速度和效率；及时排查感染源、切断感染途径，有效控制了感染的进一步扩散；积极救治感染患儿，控制病情，最终全部患儿好转出院，未造成院内感染死亡的悲剧。从本案例我们得出以下启示：

1. 医院感染无小事

一个被传染患者使用过的未经处理的针头、一只使用过的被遗落在角落里的痰杯、一个未关闭的隔离通道……看似十分渺小，却隐藏着无限的院内感染隐患。这些不仅是医务工作者们院内感染防范意识的体现，也是医院管理层院内感染管理力度的体现，更是整个医院院内感染防控体系是否牢靠的体现。迄今为止，国家就院内感染出台的法律、法规、规章、标准就有 42 个，足见院内感染的重要地位。国家卫生部于 2006 年颁布的《医院感染管理办法》进一步强调了医院感染的重要性，从管理层的角度突出了医院应承担的责任和义务。因此，医院应将院内感染防控工作重点转移到"事前预防"上来，杜绝"事后处理"现象，定期排查隐患、及时堵住漏洞，防患于未然才是遏制院内感染发生的根本之策。定期组织医院工作人员院内感染培训，提高其院内感染防范意识。当感染暴发时，不管个人还是医院都要以患者利益高于一切，千万不能抱侥幸心理，我们首先要担心的是会有多少患者将为这场感染的暴发付出代价，而不是我们将为这场感染暴发负多少责；我们首要的责任是想尽一切办法控制感染，将感染控制在最小范围内，而不是想尽一切办法推卸责任。

2. 多学科协作模式在院内感染防控中的重要性

多学科协作模式 MDT 是近年来国际上提出的一种新型的由传统的经验式或个体式的医疗模式转变为全方位小组协作的医学模式，推动医疗资源进行科学合理的整合配置，最终提高整体专业水平以及各个学科的交叉发展。对于患者来说时间就是生命，对于院内感染来说更是，一场院内感染的暴发谁也不知道会有多少人感染，会有多少人因此留下严重后遗症甚至丧失生命，这就要求我们面对院内感染暴发必须学会与时间赛跑。而多学科协作模式在院内感染预防、控制、管理中的积极作用已被大家所认可，其优点在于多学科协作过程中各部门各司其职，有平行也有交叉，很大程度上缩短了时间，有效地提高了工作效率及质量，使院内感染防控在时间上取得先机，达到在最短的时间内排查感染源、切断传播途径、治疗感染患者，有效降低防控成本，并达到将感染规模控制到最小范围的最终目标。

（朱丽红）

# 第四章 社会安全事件

## 第一节 院内患者坠楼

### 一、某院公布监控截图：跳楼产妇曾两次下跪

（一）事件经过

2017年8月31日20时左右，陕西某院待产产妇从5楼分娩中心坠下，伤势过重抢救无效死亡。该产妇于2017年8月30日15：34，以"停经41$^{+1}$周要求住院待产"为主诉入院。初步诊断：头胎孕41$^{+1}$周待产；巨大儿？入院完善相关检查，因胎儿头部偏大（彩超提示双顶径99 mm，一般足月胎儿双顶径不大于90 mm），阴道分娩难产风险较大，主管医师多次向产妇、家属说明情况，建议行剖宫产终止妊娠，产妇及家属均明确拒绝，坚决要求以催产素诱发宫缩经阴道分娩，并在《产妇知情同意书》上签字确认顺产要求。2017年8月31日上午10时许，产妇进入待产室。生产期间，产妇因疼痛烦躁不安，多次离开待产室，向家属要求剖宫产，主管医师、助产士、科主任也向家属提出剖宫产建议，均被家属拒绝。最终产妇因难忍疼痛，导致情绪失控跳楼。医护人员及时予以抢救，但因伤势过重，抢救无效。

（二）重大意义

1. 该事件引起广泛热议，围产期抑郁症再次引起关注，给予医护人员、家庭及社会一个警醒，提醒我们在关注躯体疾病的同时，对患者心理状况也要有足够的重视，及时进行风险评估，把一切风险杜绝在源头，避免类似伤亡事件发生。

2. 出现类似医院内坠楼事件，与多方面因素有关。

（1）产妇待产期间极度缺乏安全感，长期处于精神紧张状态，加之身体疼痛剧烈难忍，丧失信心和活下去的希望，迫切想解除身体上的痛苦，结束生命。

（2）医患之间、产妇、家属与院方在医疗行为中的沟通未能达成有效共识。

（3）剖宫产临床指征以及无痛分娩技术等医疗技术水平有待进一步提高。

（三）应急管理启示

面对医院内坠楼突发事件，预防是重点。应增强风险意识，根据患者具体情况定期进行风险评估，争取及时发现潜在危机，采取有效措施，扼杀危机于萌芽中。对医院内发生自杀风险危机，可以通过以下举措来预防发生：

1. 加强落实科室安全风险防控知识培训

（1）强化医务人员防控能力培训内容，包括医院安全风险防控的重要性、自杀预防相关知识、患者自杀应急预案的制定、患者有自杀倾向时和自杀后的应急处理、有关自杀的理论知识、自杀患者的心理疏导、自杀患者危险因素的评估、自杀患者高危人群筛查、患者自杀意向的正确评估。

（2）对医务人员培训后进行考核，要求其掌握自杀风险评估，提高医务人员对高危人群的关注程度，达到有效防控安全风险的目的。

2. 完善病区及患者的管理

（1）加强入院宣教，根据患者病情下达护理级别，严格按照护理级别在规定时间查房，不能因怕影响患者休息而减少查房次数。不允许病房锁门，防止患者发生意外时无法救治。

（2）根据病情需要下达陪护医嘱，指导家属看护好患者，有问题及时与陪护人员沟通。

（3）注意患者心理变化：做好心理疏导，在平时的查房及会诊过程中注意观察患者的言行，评估自伤、自杀风险，及时发现，及时疏导，及时采取措施。

（4）强化病区安全管理：通往楼顶的防火通道，要设专人管理，患者不能随意上去。窗户的开合度的大小设置在合理范围，安装限位器。

**二、福建某医院发生坠楼事件　男子事发前在医院陪护住院父亲**

（一）事件经过

吴某，既往有抑郁病史。2018年9月12日在福建某医院陪护住院的父亲期间，于当天上午10时20分左右突然爬上6号楼天台，越过护栏坠楼，医护人员第一时间介入并抢救，最终因伤势过重抢救无效死亡。

（二）重大意义

陪护人员出现跳楼事件，会对家庭、社会、医院造成负面影响，甚至是引起医疗护理纠纷。因此分析其自杀原因，采取积极预防措施，使其不安全因素消失在萌芽状态，已经势在必行。潜在风险可以从以下几方面分析：

1. 自身因素：①心理因素：影响其生存质量的因素有很多，心理绝望是导致其产生自杀意识或行为的首要因素。②身体因素：陪护人员既往有抑郁病史，面临父亲住院，由于经济或其他因素，想要迫切结束现状，选择自杀。③自杀存在隐蔽性：跳楼人员自杀意愿强烈，会选择不被人注意的时间和场所来完成。

2. 人员因素：①医务人员思想重视不够，对自杀风险系数较高的患者及家属未做好宣教工作及心理疏导工作。②护理人力资源不足，护士工作时间长，连续处于疲劳状态，同时部分护士缺乏经验，是自杀患者及家属防范不力的重要因素之一。

3. 科室管理因素：①科室管理者注重业务方面管理，而忽略了患者及家属的情感变化。②科室管理者对医务人员未加强落实科室安全风险知识培训及相关考核，缺乏相应的防控规章制度及落实措施。

（三）应急管理启示

1. 患者入院时，完善入院评估，对有风险的家属也需做出评估，如有发现情绪不稳定、行为冲动，甚至有自伤、自杀、伤人、毁物的倾向，要及时疏导并制止，向患者及家属耐心讲明陪护责任和义务，必要时更换陪护人员。

2. 医护人员要加强巡视，关注患者及家属身心变化，及时发现危险，杜绝风险源头。

3. 对于医院设施、房屋构建要定期巡查、检修，防止极端事件发生。

4. 定期进行健康宣教，包括患者及家属，打消其轻生念头，重新树立治疗信心，以减少此类事件的发生率。

（徐勇 梁娜娜）

## 第二节 火灾

### 一、吉林省某医院大火造成多人死亡

（一）事件经过

2005 年 12 月 15 日 16 时 30 分左右，吉林省某医院发生火灾，造成多人伤亡。该院是当地最大的医院，其门诊部、住院部、办公楼连在一起，呈"口"字形，总共四层，一、二层是门诊，三、四层是住院处。经过消防官兵 5 个多小时的扑救，大火于 15 日 22 时左右被扑灭。据消防部门介绍，大火是从配电室开始烧起的，很快就蔓延到整个大楼。在这场火灾中，过火面积达 5000 平方米。大楼北侧第四层（顶层）烧毁，三楼部分过火；南侧一至四层基本烧毁。

（二）重大意义

该医院发生特别重大火灾，造成了严重的人员伤亡和财产损失。医院管理人员需明确医院火灾发生的潜在风险：

1. 医院内部可燃物资多，火灾隐患严重。

2. 医院内部的建筑多为中廊式，楼层较多，各个科室相互连通，且部分科室都安装了防盗门，导致疏散通道不畅通，火势容易蔓延。

3. 医院患者及陪护人员数量众多，特别是骨折、危重患者行动多有不便，一旦发生火灾，疏散难度大。

4. 医院电气线路老化、用电超负荷，且零星火种多，管理难度大。

因此预防火灾发生更为重要，医院要认真落实各项安全和保障措施，把医疗安全、防火安全、公共场所安全等工作摆在首位，高度警觉，坚决防止事故的发生，全力维护正常的工作秩序和社会稳定。

（三）应急管理启示

火灾危机管理是决策学重要内容之一，妥善处理医院火灾，保障患者利益，维护医院的正常医疗秩序，需要具备火灾突发危机管理意识。在面对火灾危机的时候，应以开诚布公的积极态度，并以救治患者生命为第一原则，采取迅速有效的应对措施，有效化解火灾危机，赢得社会和公众的认可。从上述火灾事件中我们得到以下启示：

1. 树立牢固的火灾突发意识

在医院的运营过程中，火灾是随时可能发生的。需要在医院普及火灾危机管理知识，促进全院人员火灾防范意识的形成。

2. 建立火灾危机管理组织

医院应设立火灾危机管理组织，专门负责医院火灾突发事件的指挥、协调工作。管理

组织应针对医院的性质、建筑特点、所处环境，深入了解引发医院火灾的潜在因素，并随时监察可能出现的火灾危机，研究、制定防范措施。

3. 制定火灾应急预案

要做好医院的火灾危机管理工作，医院应投入更多的人力、物力、财力，研究各种火灾发生的情形，并据此拟定不同的应变计划。

4. 模拟训练

根据可能发生的火灾，模拟火灾事故发生现场，进行针对性训练，提高危机应变能力。训练时，应考虑到火灾危机的各种情况，即从可能出现的最坏、最糟的状况出发，藉以研究出一整套最佳方案。

5. "发掘"危险因素

注意搜集国内外医院处理火灾成功或失败的案例，汲取他人的经验，检查和发掘医院潜在的危险因素。

## 二、上海某医院手术室起火，一患者被烧死

（一）事件经过

2011 年 8 月 24 日夜间 10 时许，上海某医院手术室突发火灾，起火点位于 3 楼手术室，整个区域有数百平方米。起火时手术室内有一台手术正在进行，系一名接受截肢的全身麻醉患者，24 日下午因车祸入院。截肢手术于晚上 8 时多开始，起火时已接近尾声。事发时，手术室内有至少 6 名医护人员在场，发现隔壁房间起火后相继撤离，留下手术台上的患者，全身麻痹无法逃离，最终不幸身亡，死因可能是窒息，幸运的是期间未再造成其他人员受伤。

（二）重大意义

上海市某医院发生火灾事故，一名患者不幸身亡，给家庭、社会、医院带来严重不良影响。究其火灾原因主要考虑以下几方面：

1. 手术室医务人员缺乏火灾防范意识，突发火灾时，危机处理反应慢，协调能力不强，尤其是没有做好患者安全保障工作，没有将救治患者生命放到首位，最终造成患者不幸身亡和经济损失。

2. 医院危机组织机构建设不够健全，各职工职责不明确，没有建立相应的反火灾危机计划和措施。

3. 火灾预案不完善，缺乏火灾事件的演习，手术室医务人员面对火灾，惊慌失措，无法快速反应，果断做出决策。

因此，全院职工均应树立忧患意识，防患于未然。在火灾危机发生时，医院应及时有效采取措施来控制和解决危机，将医院的损失程度降到最低。

（三）应急管理启示

针对该案例火灾事故发生的原因及暴露出的相关问题，可以采取相关措施：

1. 加强医院社会主义精神文明建设，提高医务人员的职业道德，改善和提高服务质量，牢固树立患者第一的思想。

2. 医院管理者应该系统学习防范火灾、应对火灾、处理火灾的相关知识，借鉴其他

医院处理火灾的相关经验,在火灾发生时及时做出决策。

3. 完善火灾危机管理组织,制定相应预案,火灾发生时,沉着应对,快速反应,明确分工,减少火灾的进一步扩散。

4. 做好患者及家属的安抚和赔偿工作,以及相关医务人员的思想动员工作,消除他们委屈和埋怨情绪,鼓舞士气,为了守护生命要敢于担当。

(徐勇　梁娜娜)

## 第三节　医疗档案及数据泄密

### 一、春节两家医院遭勒索病毒入侵

(一) 事件经过

2017 年 5 月 12 日,一款 Windows 敲诈勒索病毒大规模暴发,在全国大范围蔓延,病毒主要利用 windows 漏洞,中毒系统文档、图片资料等常见文件都会被病毒加密,然后向用户勒索高额比特币赎金,并且病毒使用 RSA 非对称算法,没有私钥就无法解密文件。这次勒索病毒的感染重灾区主要是英国医院系统、中国高校,传播范围多达 150 多个国家。

2018 年 2 月 23 日,湖北某医院系统被植入升级版勒索病毒后陷入瘫痪,黑客要求支付比特币才能恢复正常。据称这次勒索的比特币换算成人民币约为 30 万元,24 日上午 11 点医院就诊已恢复正常。

2018 年 7 月以来,勒索病毒一直处于持续活跃的状态。在全国三甲医院中,有 247 家医院检出了勒索病毒,以广东、湖北、江苏等地区检出勒索病毒最多。其中,被勒索病毒攻击的操作系统主要以 Windows 7 为主,以及 Windows 10、停止更新的 Windows XP。当前,没有及时更新操作系统的医疗机构仍占有一定的比例,可能会为医疗业务带来极大的安全隐患。

(二) 重大意义

勒索病毒大规模暴发,全国大范围蔓延,导致医疗体系计算机瘫痪,从而发生大量数据泄露,影响医院正常运行,最终危害人类健康。其危害极具破坏力,而且数据损失及破坏是不可挽回的。医院中的医学记录、数据、患者资料以及预约信息等,事关患者生命安全,更需要我们重点保护。医院信息系统目前存在的主要隐患包括:

1. 误认为医院网络通常是隔离的内网,不会有安全问题,因此不注重安全建设。

2. 头痛医头、脚痛医脚的安全建设思路,哪儿出了问题补哪儿,不注重体系化和纵深防御。

3. 以静态的观念去搞安全建设,买了一堆的盒子设备,却不注重安全运营,造成医院的信息系统防护能力薄弱。

因此我们应该提高对计算机病毒的警惕,加大医院信息安全管理的力度。

(三) 应急管理启示

在信息数据化的时代可以通过一些举措规避网络安全突发事件发生:

1. 系统密码使用强密码并定期更改密码

密码长度至少应为八个字符，并且至少包含一个特殊字符或数字或大写字母。密码应至少每 90 天更改一次。

2. 安装并定期维护防病毒软件

在每台计算机上安装防病毒软件并定期更新。

3. 使用防火墙

安装可以过滤进出数字流量的网络硬件防火墙。此防火墙应配置为阻止所有流量，并且针对绝对最小的 EHR 和绝对必要的其他医疗流量开放。

4. 控制物理访问

为所有医院设备和支持网络提供足够的物理安全性，尤其是便携式设备，如笔记本电脑、U 盘、平板电脑等，必要时使用电缆锁。还要注意火灾、水和喷水灭火系统对电子系统的危害。这些系统在潮湿或炎热的环境中往往会受损。

5. 限制网络访问

制定相关规章制度，开展相关讲座，禁止医务人员加载外网软件或在工作中使用外网软件。

6. 制定突发事件应急预案

火灾、洪水、飓风、龙卷风、管道/屋顶泄漏及黑屏等都可能导致医院系统网络瘫痪。预案应包括网络瘫痪发生时，在没有外部公用设施或补给的情况下，医院备用设备至少运行 48 小时。

7. 培养良好的 IT 安全习惯

医务人员需要增强网络安全意识。安装医院工作站提供的标准安全配置，绝不允许安装不必要的应用程序。

8. 培训医务人员熟知网络隐患

如网络钓鱼电子邮件和远程数据程序。因为任何计算机系统中最薄弱的环节是用户。

9. 保护移动设备

如果需要通过平板电脑或智能手机或其他移动设备进行访问，则需要具有标准配置要求（密码，屏幕锁定等）并使用移动设备安全应用程序进行保护。

在病毒来临之前，医院管理者就应在医院安全信息管理、数据保护等业务学习中增强自身业务能力，在面对病毒入侵，可以临危不惧，启动紧急预案，做到忙而不乱，保证医院正常运行，力保患者健康为第一线，同时号召全院工作者进行系统学习，做到人人可以早发现，病毒早隔离。也需注重患者病患教育，做好患者管理，使其了解医院信息管理重要性，做到正确参与。

**二、安徽某医院近 6000 新生儿视频流传到商业网站**

（一）事件经过

安徽某医院 5793 个新生儿视频流传到商业网站，引起网友广泛关注。2016 年 7 月 11 日上午，安徽省某医院称视频泄露系因被"黑客"攻击。7 月 12 日，人民网安徽频道从合肥警方处获悉，经调查，此次新生儿视频泄露，并非黑客攻击，而是工作人员操作失误所致。该院介绍，泄露的视频是 2014 年至 2015 年 3 月之间的数据，在此期间，医院与"安徽妇幼网"开通了新生儿视频探视活动，视频数据也一直保存在这家网站。据了解，"安徽妇幼网"并非该院官网，而是一家私人注册的网站。5793 个新生儿视频流传到商业网站，"入院日期""年龄""病情诊断"等信息一览无余。

（二）重大意义

该院 5793 个新生儿视频流传到商业网站，类似个人信息泄露事件屡见不鲜，不仅侵犯了公众利益、伤害公众感情，而且损害医院的公众形象，甚至影响医院的正常医疗秩序，给社会、医院、家庭带来极大不良影响。分析其潜在原因如下：

1. 医院信息安全管理制度存在漏洞，该案例中新生儿视频泄露事件可能是由于医院部分工作人员工作疏忽或黑客外力所致。

2. 医院应急处理机制不够健全，防控措施不够完善。

3. 医院医务人员网络安全意识薄弱，可能由于大多都是业务骨干，相关知识匮乏，网络安全经验不足所致。

因此，我们应采取各种有效措施将信息泄露事件扼杀于萌芽中，杜绝危机进一步扩散和进展。

（三）应急管理启示

面对医疗信息泄露事件，我们应该加强信息安全管理工作，需要从以下方面进行风险规避：

1. 完善医院信息安全管理制度，依据可能存在的风险，进一步制定紧急预案。

2. 加强医务人员信息安全责任意识教育，提高医务人员对网络安全的关注。

3. 加强对信息安全管理人员的网络知识培训，提高其网络技术水平，增强其业务能力。

4. 培训后进行考核，要求其掌握网络安全隐患风险评估，达到有效防控的目的。

5. 医院内部工作失误导致信息泄露的工作人员，要加强惩罚力度，而贩卖个人信息的不法分子，要依据国家法律法规严惩不贷。

6. 完善监督举报机制，拓宽举报渠道，予以举报人员一定程度的奖励。

我们需加强医院信息安全管理，争取做到"防大于治"，将损失降到最低。

（徐勇　梁娜娜）

# 第四节　医患冲突、医闹

## 一、河南某医院坠梯事件

（一）事件经过

2015 年 1 月 23 日晚，河南某镇居民李某和张某等人先后在出租屋和酒吧饮酒，在返回途中张某脚部受伤，后李某和同伴送张某到医院就诊。24 日 0 时许，伤者张某经急诊科诊断后转入住院部 15 楼骨二科治疗，在 15 楼病区因李某谩骂喧哗声音过大，值班医师贾某出面制止，随后李某与医师贾某发生争执并厮打，厮打过程中将 15 楼电梯门撞开，导致二人坠入电梯井中（电梯驻停1楼），李某当场死亡，贾某经抢救无效死亡。

（二）重大意义

构建和谐的医患关系，既要维护患者方的利益，也要维护院方的利益，而不应牺牲公平正义原则。现今社会，医患冲突屡见不鲜。上述案例属于医患冲突危机，其成因复杂：

1. 医患沟通方式不当，激化医患矛盾。

2. 医务人员面对医患冲突危机时，自身危机意识薄弱，不能够冷静思考，正确应对，且没有启动或无相应应急预案，存在应对策略缺失等现实问题。

3. 医务人员长期超负荷工作，处于疲劳状态，在接诊患者过程中，易缺乏人文关怀。

4. 患者认为自己出了昂贵的医药费就应当享受医务人员提供的"星级"服务，而医务人员因为患者太多而有时又不能满足患者的这种想法，因而埋藏了医患矛盾的隐患。

因此，我们应当溯本求源，积极应对，努力建立良好的医患关系，做好医院危机管理工作。

（三）应急管理启示

1. 医护人员要具备良好的医疗技术和职业道德，要学会和患者沟通，争取获得患者足够信任。

2. 医护人员强化自身危机意识，面对患者不理智行为，要冷静思考，妥善应对，确保自身和患者的安全。

3. 医护人员应该有针对性地予以患者关怀和治疗。努力给患者一种安全，舒适的环境，并尽量满足患者的需求。

4. 加强患者入院宣教，详细告知医院治疗流程及相关规章制度，减少医患矛盾。

5. 要有积极向上的心理状态，医师的情绪状态会对患者产生潜移默化的作用。积极的心态会给患者的心中撒上阳光，使患者也变得乐观，对健康充满信心，乐于同医师配合。

## 二、河南4名"医闹"多次围堵医院被判刑

（一）事件经过

2011年9月26日，因分娩过程中出现危急情况，河南省张某某的妻子张某从郑州某医院转至该医院，后抢救无效死亡。随后张某某及其亲属张某甫、张某勇、张某涛等人以医院有过错为由，向医院索赔130万元。被拒绝后，他们于9月27日下午，带领其他亲属到该医院，采用在医院大门口挂横幅、放花圈、烧纸、放鞭炮等手段围堵医院大门，引起众多过路人围观，致使医院不能正常工作，患者不能及时就诊，时间长达4小时之久，严重影响了医院的正常秩序。9月29日下午，他们又采取相同的方式围堵医院，时间长达2小时之久。2011年12月23日，该市人民检察院对该案提起公诉。法院审理后依法支持了公诉机关的公诉意见，认为被告人张某某、张某甫、张某勇、张某涛聚众扰乱社会秩序，情节严重，致使医院工作无法进行，造成严重损失，其行为均已构成聚众扰乱社会秩

序罪，遂判处被告人张某某有期徒刑 3 年，缓刑 4 年；判处被告人张某甫、张某勇、张某涛有期徒刑各 2 年，缓刑各 3 年。

（二）重大意义

本案例属于典型的医闹，直接后果是导致我国大量医务人员的直接或间接流失，并产生十分恶劣的影响，严重影响我国医疗事业的发展。医闹之所以形成的直接原因：

1. 缘于医患矛盾中双方博弈能力的不均等，在出现争执后患者自觉处于非常弱势的境地：①信息的不对称，患者及家属心理潜在认为医院治疗有问题，但很难掌握证据，自身处于被动方，医院永远处于主动方。②患者觉得面对的常常不是一个医师或一个科室，而是一家医院，自我认为难以进行平等的对话。

2. 医务人员工作压力大，时间紧张，长期处于疲劳状态，对患者病情、医疗措施、医疗风险等解释不够详细或告知不详实，患者家属出现不满情绪，导致医患冲突，最终发生医闹行为。

3. 医疗服务过程中医患沟通不足，医务人员对患者及家属人文关怀不够，暗藏医患矛盾。

因此，杜绝医闹现象，需要加强医院医闹危机的处理，将医闹扼杀在萌芽中。

（三）应急管理启示

杜绝医闹行为出现，应溯本求源，采取以下措施：

1. 医院相关机构应进一步完善医闹危机应急预案，夯实医务人员处理医闹行为能力，落实应急预案措施。

2. 医院管理层在增强其医疗业务水平的同时，也应关注医务人员心理健康，开设相应医护人员心理减压窗口。

3. 医务工作者应注重提高医疗水平和沟通技巧，在与患者交流时应重视情感交流，同时警惕有医闹风险患者及家属，提前做好预防措施。

4. 对于医闹行为，医院应联合公安部门严厉打击，坚决对医闹行为零容忍。

（徐勇　梁娜娜）

## 第五节　医院内盗窃

### 一、大胆窃贼医院内盗窃患者医药费，次日便被抓获

（一）事件经过

2019 年 4 月 25 日，李先生因患甲状腺疾病，专程来到东莞市某医院普外科求医，计划进行腹腔镜甲状腺手术治疗。当日中午时分，因家属外出就餐，病房内只剩下李先生一人。上完洗手间后，李先生发现原本放在病床上的手提包不见了，他马上意识到可能遭窃，立即通知科室值班医护人员及其家属。据患者及其家属透露，被盗的手提包内不仅有做手术用的"救命钱"和身份证等证件，还有降血压药物。因手提包突然失窃，导致李先生血压一度升高到 180/90 mmHg，心理状态极不稳定，情绪十分激动，非常不利于手术，经过一系列急救措施和心理疏导才得到缓解。案发后，医护人员协助家属立即向公安

机关报案，同时，医院领导得知情况后高度重视，组织综治办工作人员积极配合公安机关调查。4月26日中午，公安机关将犯罪嫌疑人抓获，并将被盗的手提包、各种证件及现金等物件归还给李先生。

（二）重大意义

医院偷盗案频频出现，一方面会造成患者的财产损失，进一步使患者情绪波动、病情加重。另一方面有损医院在公众心中的形象，继而引发患者对医务人员医疗行为的不信任。对医院安全保卫工作进行整体分析发现，当前面临的问题主要体现在如下几个方面：

1. 医院保卫部门的工作人员只能对住院人员和家属的基本情况进行审查，但不能对就诊、来院观察等人群进行审查，从而无法及时消除各种安全隐患。

2. 医院就诊人员有一部分是年龄较大、体质较弱、身体有缺陷的人群，给不法分子提供了作案机会，导致医院治安案件时有发生。

3. 医务人员主要将精力放在医疗工作上，对安全防范工作重视不足，同时患者自我财务防范意识薄弱，导致医院偷盗案件频繁出现。

4. 保卫工作人员整体素质不够高，综合技能不够强，安全管理技术不够现代，监控体系、预警机制等都不够完善，大大降低医院安全保卫工作的整体效果。

（三）应急管理启示

医院安全保卫工作是医院日常工作非常重要的组成部分之一，需要及时解决上述提到的各种问题，保障医院正常运行。

1. 应加强安全保卫工作队伍建设，提升安全保卫工作人员综合素质，保卫工作人员需要注重巡逻工作、守护工作的有效落实，及时制止各种违法行为，确保医院安全保卫工作有序开展。

2. 不断完善医院管理系统，及时掌握当前社会治安动态、各种治安信息等，创新医院安全保卫工作方法和模式，在合理利用物防、人防和技防等相关措施的基础上，促进医院安全保卫工作水平不断提升。

3. 增强患者财物防范意识，医院可以在病房和走廊张贴防盗小贴士，加强财物防盗宣教，减少偷盗事件发生。

4. 不断完善医院警医联动机制，与当地公安派出所保持紧密联系，推动医院安全保卫工作的规范化、制度化发展。医院各职能部门应密切配合、加强联系，做好医院安全保卫工作。

## 二、女子流产为骗丈夫假扮护士偷窃婴儿

（一）事件经过

光明网讯，据央视报道，2015年9月13日江苏一女子怀孕期间被家人宠爱有加，因与人冲突意外流产，一直隐瞒家人"假孕争宠"，预产期到来后，竟冒充护士从中医院病房偷走一新生儿，然后呼叫急救车要求住院。孰料急救车把她又送进失窃小孩的医院，真相很快暴露，女子被警方控制。

（二）重大影响

医院发生婴幼儿失窃案件，不但会给新生家庭造成巨大的伤害，同时也会给医院带来

经济损失和损害医院形象。究其原因仍是存在安全隐患：

1. 产科病房工作量很大，人员紧缺，尤其是在夜间，值班护士及医师少，且产妇多，婴儿安全存在隐患。

2. 大部分医院采取母婴同室，产科的人员流动很大，且分娩产妇的住院时间也很短，病床的周转时间很快，家属陪护人员很多，增加了管理的难度。

3. 产妇在分娩之后身体疲倦，并产生一些心理改变，需要他人照顾，对婴儿的监护能力很局限。且其陪护家属不确定，经常更换，致使新陪护人员对医院的环境不了解，对医护人员的诊疗也不了解，致使埋下安全隐患。

为维护医院的正常工作秩序，保障医院安全，保护家庭，医院应高度重视，特别是保卫部门和有关机构必须采取行之有效的措施，遏制盗窃行为在医院发生。

（三）应急管理启示

医院保安管理工作对于医院安全管理建设至关重要，针对上述婴儿失窃事件，我们必须采取有效措施，避免再次发生：

1. 严格执行探视制度，减少探视人员随意进入。

2. 控制产妇的陪床人员，每床只可一人陪床，避免人员流动过多。

3. 加强宣教。入院时，告知防盗方面的知识，责任护士将婴儿安全知识贯穿于健康教育中。值夜班的护理人员进行巡视之时应再次对产妇及家属进行告知。

4. 建立各项规章制度，在各病房醒目地方张贴安全防盗的相关知识和内容，医护人员均应挂上醒目的标牌，工作期间必须穿白大褂和佩带标牌。巡视和交接班时应加强安全意识，应在产妇的床旁进行交接班工作。进行交班工作应清点婴儿的数目。责任护理人员应重视夜班巡视工作，夜班巡视应每小时 1 次，发现有可疑人员要立即告知保卫人员。

5. 增强医务人员、产妇及家属的安全责任意识，人人参与管理，人人履行安全职责。

（徐勇 梁娜娜）

# 第六节 "号贩"

## 一、北京警方打击医院号贩子 打掉 6 个犯罪团伙刑拘 17 人

（一）事件经过

北京某医院存在"号贩子"雇佣社会无业人员，在窗口排队抢挂专家号源进行倒卖的情况。经深入摸排，专案组查明医院门诊楼内有张某某（男，29 岁）、付某某（男，27 岁）两个团伙，分别在部分窗口排队占号。他们组织分工比较明确，有负责现场召集、指使的，有负责雇佣排队人员并安排其在窗口排队的，还有在医院及周边"呲活揽客"的。据警方介绍，两个团伙活动方式为，负责"呲活揽客"成员每天 5 时 30 分至 8 时左右在医院周边招揽"客源"，并将招揽到的患者信息和数量反馈给现场"指挥员"；"指挥员"再通知被雇佣排队人员连夜在窗口排队；在第二天 7 时医院放号前，"指挥员"到医

院将患者身份证件交给已经排好位置的排队人员进行挂号，每挂成功一个，便向"指挥员"换取 100~120 元不等的"劳务费"。"指挥员"再以 200~2000 元不等的高价"服务费"将号源倒卖给患者，从中赚取高额差价，利润极大。警方介绍，这些团伙由贩号多年的人员组织指挥，并且已经由前几年的"一对一"亲自排队、亲自贩号，发展为具有较为严密的组织，通常结伙作案，且内部分工明确，活动更加隐蔽。另外，警方进一步侦查发现，部分"号贩子"利用手机、计算机等在电话"114"、医院 App、微信等进行预约挂号平台进行抢号、囤号从中获利。最终，北京市公安局对 5 家医院及 2 个网络抢号团伙开展统一抓捕，共依法打掉"号贩子"团伙 6 个。经审查，刑事拘留 17 人、行政拘留 37 人。

（二）重大意义

近年来，面对"号贩"现象，虽然各大医院都推出了不少挂号新举措如网上预约、实名挂号等，但仍屡禁不止，甚至在一些大型医院中，"号贩子"已经从最初单独行动变成了有组织的群体行动，通过各种手段垄断并控制紧俏号源，然后以高昂的价格将其倒卖给患者，严重扰乱了门诊就医秩序，损害患者利益，加剧了患者就医难的现状，患者极有可能将这种不满情绪带到就医过程中，进而激化医患矛盾，究其原因：

1. 医院属于开放性公共场所，人群流动性大，可控性差，对进入医院的全部人员无法做到一一审核，给安保人员增加了工作难度和工作压力。

2. 医院窗口医务工作者临床任务重，时间紧张，对"号贩"人群未有在意，同时医院对于个人同天挂多个科室专家号不能做出明确限制，这就让号贩子有机可乘。

3. 医院保卫工作仍未到位，制度不够具体，落实困难。奖惩机制、举报监督机制不够完善。

由"号贩子"引发的看病难问题，已经成为与民生福祉和社会公平正义紧密相关的重大事件，我们要坚决、彻底治理"号贩子"，为广大患者营造轻松、公平、有序的就医环境。

（三）应急管理启示

对于医院屡次出现号贩现象，可以采取以下措施进行规避：

1. 严格落实挂号实名制

医院应该严格对患者注册信息进行核实，针对那些随意编造身份证信息坚决不予提供号源。具体来说，医院预约平台与公安系统联网，引入身份信息验证机制，预约阶段验证患者身份证信息真伪，一方面避免浪费号源，另一方面排除虚假的身份证信息。

2. 医院可以尝试开通现场预约登记

需预约的患者持有效证件在医院指定的窗口完成登记，并在现场拍摄头像、上交身份证原件以及病例资料等。"号贩子"因为担心头像拍摄可能成为证据，因此不敢涉足该领域，因此该种预约方式基本上不会受到"号贩子"的干扰。

3. 将治理"号贩子"活动纳入医院日常工作中

（1）医院的保卫处工作人员应按时到岗，注意疏导排队挂号人员，防止发生踩踏意外事故。

（2）实施"一人一卡"，即一张医疗卡 1 天只能预约或者挂同一个科室一个专家号或者不同科室的三个专家号。

（3）运用信息技术手段，加强对重点科室专家号号源的控制力度，退号后要直接从平台中注销。

（4）加强宣传，在各挂号窗口和门诊挂号大厅等场所，张贴温馨提示并公布举报电话，以此提高广大患者自觉拒绝跟"号贩子"交易的意识。

（5）完善监控设备，对"号贩子"的行为进行监控，一旦发现倒号交易，要立即制止其行为并将其驱赶出医院。

（6）加强与当地公安机关的联系和配合，并制定长效的管理机制，积极配合公安机关打击"号贩子"行为，决不姑息。

**二、知名医院保安竟当"号贩"，50 元号卖到 350 元！医院：坚决严惩！**

（一）事件经过

复旦大学某医院是一家全国知名的肿瘤专科医院，每天都有数以千计的病患，从全国各地赶来看病。即便医院已经开通了微信挂号、电话挂号、现场挂号等多种挂号方式，但仍旧一号难求。然而，有市民反映在挂不到专家号的情况下，曾遇到医院保安主动"搭讪"，私下兜售专家号。随后，记者在暗访过程中发现，的确有个别保安存在私下兜售专家号的行为。接到记者反映后，该医院迅速介入调查。经查，涉事人员确系为该院提供第三方安保服务的保安杨某某。目前，涉事保安已被开除，保安公司分管经理被处以在职查看三个月的处罚，并扣罚当月奖金。同时，院方责令安保服务公司为所有在医院上岗的安保队员配备执法记录仪，对上岗期间安保人员的工作行为全程视频记录，杜绝"黄牛号贩"情况再次发生。

（二）重大意义

目前"号贩"现象屡禁不止，仍有抬头趋势。更有医院保安为牟取一己私利，参与其中，促成天价票。这样一来，"号贩子"抢占了医疗资源，可能会让那些急需救治的患者看不上病，得不到及时的救治。号贩子的手段包括垄断预约号源、抢占窗口号源以及骗取加号号源，最终扰乱正常医疗秩序、损害患者利益、浪费医疗资源、损害医院声誉及影响医疗安全。究其原因：

1. 医疗资源供需矛盾。医疗系统的号贩子也根植于不平衡的供求关系，尤其是对稀缺的优势医疗资源。

2. 保卫人员责任意识差，为牟取个人利益，参与到号贩子倒卖天价票中。

3. 实名制与信用体系不健全。尽管做到"核对"患者信息，但并不能验证该身份信息的真伪。号贩子利用这一点在预约时捏造虚假身份信息占用号源。

4. 对号贩子打击力度不足，医院保卫科在打击号贩子时有相当的苦衷，保卫科没有执法权，奈何不得号贩子。

我们应严厉打击号贩子，营造更加轻松、公平、有序的就医环境。

（三）应急管理启示

针对号贩现象，必须采取一系列措施严厉遏制号贩子行为：

1. 增强医院工作人员及保安人员的责任意识，要求其坚决不能为"号贩子"提供便利甚至参与其中。

2. 打通从普通号向专家层级转诊的渠道，医院不对外挂专家号，如果患者病情复杂，就由接诊的普通医师将其转到专家那里去看病。这样就可将医疗资源按需导向真正的患者。

3. 加强医院内部管理，严肃纪律，整顿不良风气，一旦发现有医院内部人员参与倒号行为，要严肃处理。

（徐勇　梁娜娜）

# 第五章 医疗损害事件

## 第一节 手术失误事件

### 一、黑龙江患者右腿做手术左腿被误割开，涉事医师停职，医院整改

（一）事件经过

黑龙江某市市民王成有（化名）在工地干活时摔坏右腿，于是进入该市某家医院接受治疗。经过初步诊断，他的右腿韧带撕裂，需进行手术治疗。然而手术结束后，他的两条腿均被纱布包扎，本来未受伤的左腿却出现缝针伤口，约14针。王成有回忆事件经过，麻醉后手术医师根据具体病情调整患者体位后，手术医师自身却未做相应调整，依然按照固有思维认为靠近自己的一侧便是需要手术的一侧，最终发现手术中无韧带损伤，寻找原因，发现手术部位出错。家属反映到市卫生局，经过事件调查，最终医院和医师给予道歉，手术医师停职，医院进行整改，并协商赔偿事宜。

（二）重大意义

1. 医疗差错不仅增加了患者不良体验，也为患者增加躯体痛苦，甚至影响疾病和康复，严重者威胁到患者的生命安全。手术错误发生的概率虽然不高，但后果却很严重，不仅对患者造成严重的身心伤害，对医疗机构也造成直接和间接的经济损失，并产生不良的社会影响。

2. 美国医疗机构评审联合委员会指出：手术团队成员没有全部暂停工作来参与手术安全核查，手术部位标记不清楚，手术负荷重，急诊、肥胖、畸形、特殊设备或多个手术医师，多个手术，未标记手术部位，未使用核查表，患者评估不充分，人力不足，分心，缺乏相关信息和组织文化等均被列为导致手术部位错误的原因。手术团队成员、手术患者及家属之间的无效沟通也常导致错误发生。

3. 患者安全是医院医疗服务质量的核心。倡导患者安全活动是世界卫生组织（WHO）21世纪的重要举措，也是全球极为重视的课题和难题。规范医疗行为，降低医疗风险，保证患者安全，持续改进医疗质量，满足患者合理需求，提高就医群体满意度，是医疗服务行业最终的目标。

（三）应急管理启示

为保障手术安全，临床工作者研究出很多保障手术部位正确的工具或推荐方法，如手术部位标记被认为是一项有效的防范手术部位与侧向错误的措施。手术部位在病房即要规范、清晰、正确地标识；手术安全核查清单（surgical safety checklist, SSC）在全球的推广以及我国《手术安全核查制度》在医院管理工作中的落实；医疗机构评审联合委员会提出了防止错误手术的通用方案执行手术前的"Time-out"程序等，这些措施都是减少手术错误，保障患者安全的积极措施。但是，为真正杜绝此类事件的再发

生，可以在以下方面进行改进：

1. 科学管理的常态化

运用质量管理工具，对实践标准的规范、培训与监测持续进行常态化、细节化管理。定期监测外科系统临床实践，对手术申请，手术排台，术前手术部位标记、核查到手术结束进行督导和监控，发现风险点，不断完善流程及标准，并持续培训。

2. 临床实践的规范化

通过培训与巡视，使员工充分认识到发生手术部位错误的严重性，感受到上级的重视程度，树立防范意识，知道怎么做、为什么做，从而提高实践的依从性与持久性。

3. 安全教育的合理化

将手术安全教育培训关口前移至在校教育，使医学生在进入临床前即具备防范手术部位错误的意识，对防范措施有正确的认识。同时，合理安排入职前教育及入科前教育，避免"无知之错"。

4. 安全文化的可视化

（1）公布不良事件上报路径，鼓励上报并定期反馈；表扬或奖励及时中止错误发生的医务人员，公开支持敢于质疑和敢于批评违规行为的人员。

（2）公布患者参与安全管理的途径和渠道，鼓励患者方参与手术部位确认。

（3）通过营造并支持正向的医院安全文化，可以改变组织中不良的态度和行为，从而促进组织持续改进。

**二、一级甲等医疗事故！"女子纱布入腹致死"事件**

（一）事件经过

2018 年 5 月底，袁女士到四川某市某医院住院进行引产手术。2018 年 6 月 6 日，该医院对该女子实施剖宫取胎术和子宫次全切切除术。然而，从手术之后，袁某出现腹痛不止。在辗转三家医院进行六次治疗后，在经历 146 天的煎熬，最终于 2018 年 10 月 30 日，袁女士在某三甲医院 ICU 病房去世。为查明妻子的死因，丈夫尹某申请对妻子的尸体进行病理解剖检验。根据尸检报告，法医在死者体内找到了三块纱布。司法鉴定意见显示，死亡原因主要为肠梗阻、肠破裂导致急性化脓性腹膜炎、急性腹腔炎和盆腔炎导致的感染性休克死亡。然而，在该医院的手术记录单上，却写道"彻底止血，生理盐水冲洗盆腔干净，清理腹、盆腔干净，清点纱布器械无误"。该市卫计委 2019 年 1 月 11 日 22 时 30 分在其官网公布了调查和处理结果，该事件被定性为一级甲等医疗事故，该市某医院承担主要责任。最终吊销攀枝花市某医院《医疗机构执业许可证》；吊销相关人员的执业证书。

（二）重大意义

手术时在体腔或切口内遗留纱垫、纱布、缝针、器械等属于术中异物遗留事件，是医疗工作中的事故，后果往往很严重，不仅增加患者的痛苦和额外的治疗，还会给患者造成严重伤害。纱布及器械的清点是必不可少的，在提高手术患者安全方面起到至关重要的作用。纱布或器械意外遗留是非常严重的不良事件，但此类事件在很大程度上是可以避免的，或者说不能发生，所以它被列为"永不发生事件"。手术作为一种特殊的治疗手段，确保手术患者安全，杜绝手术用物品遗留患者体内是所有参加手术的医护人员的责任和义务。手术遗留异物的案例屡见不鲜却屡禁不止，四川大学华西医学院的一项研究对中国裁判文书网上传的 2013—2016 年间 122 例术中遗留异物案件法院判决文书材料进行分析，发现患者的不良后果多为九级伤残、十级伤残，医疗过错行为是患者最终不良后果的主要原因或直接原因，患者的胜诉率较高。所以，术中异物遗留是医疗事故，不仅为患者带来了身心伤害还为医护人员的职业生涯及医院造成了恶劣的影响，必需杜绝此类事故的发生。

（三）应急管理启示

纱布及器械清点是确保任何存在遗留风险的物品和术中使用的所有纱布器械等都被取出。彻底消灭异物遗留的事故是外科医师、护士的职责，在全心全意为患者服务的思想基础上，加强风险意识，认真执行清点制度，是达到这个目标的重要措施。纱布或器械遗留是可以预防的，严谨的作风、仔细的清点以及外科团队成员间的有效沟通，将显著降低此类事件的发生率（图 3-5-1-1，图 3-5-1-2）。在此基础上，还可以通过一系列策略保障手术患者安全：

1. 制定安全目标及规范，完善各种规章制度和流程，一切医疗活动按规范操作，可以减少医疗及护理差错。

2. 实施手术患者安全核查，认真执行《手术安全核查制度》，促进手术安全核查表（SSC）及手术核查清单等工具的使用和普及，帮助手术患者安全核查的落实。

3. 营造安全文化，鼓励上报不良事件。提倡无惩罚报告制度，要求医疗机构对不良事件进行分析，提出整改措施，持续质量改进。但是目前医院不良事件上报率仍然很低，且难以实施共享，难以达到通过低发生率事件的鉴定和预警尽早识别隐患的目的。

4. 提倡团队协作，促进有效沟通。手术是团队协作的过程，无效沟通是医疗错误、治疗延误、手术差错的首要原因。

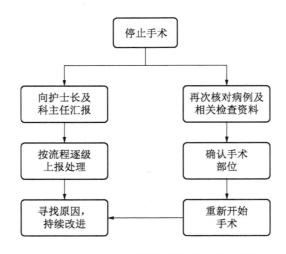

图 3-5-1-1　手术部位错误应急处理流程

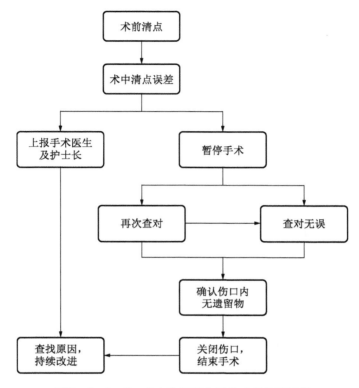

**图 3 - 5 - 1 - 2　术中物品清点误差应急处理流程**

5. 信息化建设，计算机网络技术与电子信息管理被运用到医疗、护理、检查、药物管理以及电子病历的管理、数据传输等领域，手术室日常管理正步入信息化管理模式，对保障手术患者安全起到促进作用。

6. 鼓励患者及其家属参与安全管理，鼓励患者及家属主动参与患者身份识别、手术操作部位确认、输液输血、药物使用等诊疗过程。

因此，保障手术安全，杜绝术中异物遗留，是所有医务人员的目标和责任。

（杨洋）

## 第二节　药品发放失误事件

### 一、为什么护士用药错误总是碰巧发生？

（一）事件经过

最近天气骤变，有 10 余年支气管炎的王老在等待了 2 天后终于住进了某三甲医院的呼吸科，但是还是只等来了一个加床，王老只能在走廊里的 +5 床先住着。医师当天就开了医嘱，进行相关输液治疗，治疗班护士配好相关药液并放于治疗车内。当天下午临近下班时，王老还剩下一袋 NS 250 mL + 丹参多酚酸盐 100 mg 放于治疗车内未挂，于是夜班护士就把未输注的一袋药液挂于 +5 床的输液架上，而这时病房里的 15 床办理了出院，于是王老就由 +5 床迁入 15 床，在这个过程中由家属和病房里的护工帮忙协助患者迁床。巧的是王老刚走，又一位肺气肿的患者入院，安排在 +5 床，医师开医嘱，同样进行输液治疗，夜班护士配好药液放置于患者输液架上，并给新来的 +5 床患者输注药液。20 分钟后 +5 床患者第一袋药液输入结束，呼叫护士换水，而此时其他病房的呼叫铃声也响了，夜班护士未核对就把输液架上的 NS 250 mL + 丹参多酚酸盐 100 mg 给换上了，10 分钟后患者家属呼叫护士正在挂的药液不是自己家的名字，护士这才知道换错了药液，赶紧暂停输液。事后，当班护士立即给予患者道歉，安慰。

（二）重大意义

用药错误（medication errors，ME）是指药品在临床使用及管理过程中出现的、任何可以防范的用药疏失，这些疏失可导致患者发生潜在的或直接的损害。给药过程是医院一个复杂的子系统，最后由护士给药，患者才能得到适当的治疗。ME 可以发生在药品使用管理流程的任何阶段，包括开具处方、转录处方、药物调配以及给药过程等环节。给药错误的范围包括：给药途径错误、给药时间错误、遗落给药、给药速度错误、剂量错误、药物错误、给药频次错误、给药时间错误、在缺少医嘱的情况下给药、药物过期及药物损坏等。给药错误往往会给医院和患者双方带来巨大影响，医院蒙受经济和声誉的损失，而患者得不到正确的药物治疗，安全受到威胁，不仅身心遭受痛苦，还导致住院时间延长，住院费用增加，甚至导致某些后遗症、重度伤残乃至死亡。深究其原因，主要包括以下方面风险因素：

1. 管理因素

（1）人员因素：人力不足导致的工作繁忙及护士的疲劳状态是造成给药错误的重要原因；知识不足，不遵守规章制度和操作流程以及缺乏培训、业务不熟、缺乏责任心等人员因素。

（2）环境因素：工作环境欠佳，空间狭小，光线不足，药品摆放不合理等因素。

（3）管理制度及流程方面的问题：国家相关法规或管理制度落实不够；监管部门不到位，缺乏专职的管理机构和人员；未建立健康的安全用药文化。

（4）药品因素：药品名称、标签、包装等外观或读音相似；特殊剂型、特殊用法；给药剂量计算复杂；药品储存条件特殊等。

2. 沟通因素

沟通不良导致的给药错误也较为常见，不仅包括护患沟通不良，还包括护士与医师及与同事之间的沟通，不管哪个环节的沟通存在问题，均有可能导致给药错误。

（三）应急管理启示

给药过程是医院一个复杂的子系统，最后由护士给药，患者才能得到适当的治疗，护理人员成为用药安全的最后一道重要防线。针对上述风险因素，减少用药错误的发生主要需要做好安全防范，建议从以下方面进行风险规避：

1. 严格执行给药查对制度、规范给药核对行为。针对给药对象错误，除了强化临床护士遵守"三查八对"操作流程外，住院患者均需佩戴腕带，核对时采用双重信息核对方法等提高身份核对的正确性。

2. 制定合理的工作流程。针对科室出现的问题，制定合理的工作流程和工作安排，避免因工作繁忙及个人能力不足等问题导致的差错发生。

3. 加强护理工作高危时段的管理。夜间、中午、双休日、节假日、交接班时间等护理缺陷高发时段，应该合理排班，弹性排班，新老搭配，加强风险意识。

4. 加强业务学习。通过业务讲座、护理查房、自学等形式加强自身业务能力，避免因为业务不熟练，知识面不足导致用药差错发生。

5. 加强患者及陪护人员的用药教育。教会患者正确用药，使患者和家属参与用药安全管理，帮助及时规避用药错误。

### 二、相关人员未尽注意义务，用错药致四岁男童死亡

（一）事件经过

4 岁男孩洋洋（化名）因"发热胸痛两天"前往安徽某医院接受治疗。接诊医师儿科主任，经过化验检查，发现洋洋有细菌感染征象，决定给予输液治疗，在开具处方时，误将维库溴铵（肌松药）当成氨溴索（化痰药）开出。洋洋在接受第三瓶液体时，出现了头晕、视力模糊、重影、看不见东西、嘴唇发紫、口吐白沫等症状，很快洋洋停止呼吸并陷入昏迷。当时主治医师储某不在场，值班护士和值班医师立即给予了抢救，并停止输液，更换液体。抢救持续了大约十几分钟，家属非常着急，在抢救过程中拨打了"120"急救电话，孩子随后被送到另一家医院抢救，傍晚 5 时 58 分宣布死亡。该市医学会出具了《医疗事故技术鉴定书》，鉴定书显示该医院医师用药错误，诊断与治疗不符；药师未按《处方管理办法》相关规定发药，即未予以审核处方就发药；护士在操作过程中，未违反"三查七对"，未违反操作规程，但护士在第一次使用维库溴铵时，未尽到注意义务；该医院抢救不规范（未针对维库溴铵进行抢救）；维库溴铵是致死的主要原因，不排除该药过敏致死，鉴定结论是：构成医疗事故，本案例属于一级甲等医疗事故，院方负完全责任。

（二）重大意义

本案例发生用药错误源于开具错误处方，在药剂师发药，护士给药阶段未及时发现，最终酿成悲剧。用药安全是关乎人类健康和民生的重要问题。用药错误管理是用药安全的一个重要组成部分。用药错误与医疗技术水平、科学管理水平有关，各国政府均高度重视用药错误的管理与防范，很多发达国家已经建立了较成熟的用药错误报告系统。我国政府也高度重视用药安全，2011 年卫生部颁布的《医疗机构药事管理规定》中明确定义了用药错误，并提出医疗机构应当建立用药错误监测报告制度。2012 年卫生部颁发的《三级综合医疗机构评审实施细则》中要求医疗机构应实施用药错误报告制度、建立调查处理程序和采取整改措施。因此，用药安全是医院质量管理的重要组成部分，也是医院医疗护理服务质量的体现。

（三）应急管理启示

用药错误的风险因素涉及处方、分发、储存、使用等多个环节，对于用药错误的防范从管理层面讲主要包括以下几点：

1. 建立用药安全法规及管理组织

医疗机构建立健全用药安全相关的规章制度和技术操作规范并实施，成立相应的委员会和工作小组。

2. 倡导健康的用药安全文化

鼓励临床医师、护士和药师等人员主动参与用药错误的监测报告（图3-5-2-1），倡导非惩罚性的用药安全文化，让每一位医务人员都认识到用药错误监测和报告是一项保障患者用药安全、提高医疗质量、降低执业风险的有效措施。

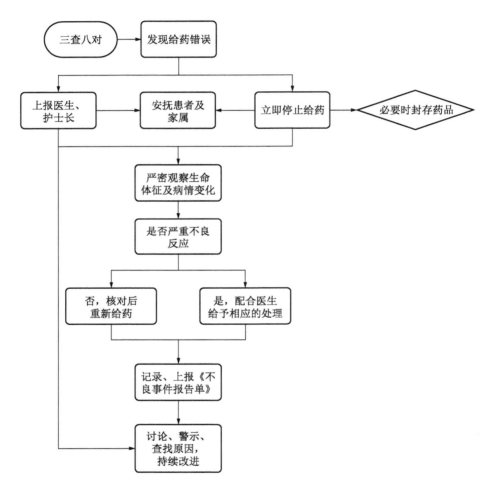

图3-5-2-1 给药错误应急处理流程

3. 配备充足的人力资源

减少或避免医务人员因工作负担过重引发疲倦、注意力不集中等人为因素造成的用药错误。

4. 加强基于岗位胜任力的专业技能培训

医疗机构应将用药错误的识别与防范作为培训内容之一。做好新职工的岗位培训，加强专业技能考核，减少因专业知识及技能欠缺而引起的用药错误。

5. 提供良好的工作环境和自动化/信息化设备

改善工作环境，加强信息化建设，减少不必要的人工操作。

6. 建立合理、简明、顺畅、严谨的工作流程

医疗机构的用药过程是一个涉及内部多个部门、多个岗位，需协调多个环节共同完成的过程。科室制定科学、合理、简明的工作流程，清晰、严谨、可操作的岗位职责，建立用药错误应急预案和处理流程。在保障用药安全的前提下，一旦出现用药错误，立刻启动应急预案及相应的处理流程，减少因为药物使用错误给患者造成的危害。

因此，在医疗机构中构建适宜的组织管理系统和医疗安全文化、恰当的人员配备和培训之后，还需要借助适宜的信息化建设和顺畅合理的标准操作流程，才能提高工作效率和保障患者用药安全。

（杨洋）

## 第三节　输血失误事件

### 一、2 名护士为患者输错血致其死亡，被刑拘

（一）事件经过

老年患者贺某因感冒前往北京某医院治疗，其间因窒息变成植物人入住该院的 ICU。在住院期间，护士错将 200 mL 的 B 型血输给了 O 型血的贺某，导致老人病情加重，并于三个月后死亡。区医学会组织 7 名专家对贺某的死亡进行了鉴定，并认定该病例为一级甲等医疗事故。在检察机关的要求下，涉案护士闫某、刘某被移送至警方，二人因涉嫌医疗事故罪被刑事拘留。家属要求某医院能够公开致歉，并继续追究此案中失职人员的责任。

（二）重大意义

临床输血作为患者临床救治的一项重要手段，也是护理工作中的常见操作技术，在抢救患者过程中发挥重要作用。在临床输血中，护理人员是输血成功的重要环节，输血护理的全过程包括采集标本、领取和保存血液、输注血液、观察记录、保存输血证据等，在任何一个环节出现掌控不严格的情况，可能产生严重的输血不良反应，重者可能危及患者生命。本案例中两名护士在输注血液环节未认真执行《临床输血制度》及"三查八对"制度，导致患者输入异型血液，最终因病情加重导致死亡。事故中的护士简化操作流程，未认真核对，最终导致医疗事故被刑事拘留。不仅为患者带来不可逆的损害，也造成自己执业生涯的中断，甚至面临牢狱之灾。医院不仅面临着巨额经济赔偿也造成了非常恶劣的社会影响，加剧了医患矛盾。探究临床输血错误的常见原因，主要有以下几点：

1. 责任性原因

（1）临床医师常见错误：输血申请单填写错误，不做血型检测等。

（2）临床护士常见错误：采集血标本、取血、输血前双人核对、输血中的操作规范、输血后的密切观察等，任何环节出现差错均会导致输血错误。

（3）检验人员常见错误：配血试验时未按照操作规范进行，或操作技术水平不过关，最后未进行反复核查等造成配血及发放错误。

（4）血站发血常见错误：发血前未对血液和血袋反复核查，导致不合格的血液发出或发错血型、品种等。

2. 特殊原因

如技术水平的限制或患者血液中特殊抗体等都会影响配血结果。

出现临床输血错误，责任性原因占主要部分，临床输血安全是每个医务工作者必须考虑，并严肃对待的问题，应切实做好防范工作。

（三）应急管理启示

临床输血作为患者临床救治的重要手段，为避免在临床输血相关环节中出现差错，降低输血差错率、保障输血安全性，需要高度重视临床输血的关键环节与过程控制。临床输血过程关键环节可以分为输血申请—采集血标本—配血—领取和保存血标本—输注血标本—观察记录输血情况—保存输血证据等环节，每个环节都要严格按照相关制度逐条落实。具体实施包括以下几点：

1. 制定严格且规范化的管理制度、操作流程，临床医护人员要掌握并严格按照《临床输血管理制度》进行输血流程及相关操作。

2. 对医护人员进行定期业务培训、技能知识讲座、输血事故案例警示等，培训涉及临床输血技术规范、安全用血知识等内容，特别是对新入职员工的岗前培训中，不断提高医护人员的输血制度的知晓水平和专业技能，提高医疗安全意识和对风险的防范意识。

3. 将临床输血安全管理列入医疗质量管理体系中，将科室输血行为指标列入日常查房进行监督检查，如输血指征、相关文书记录情况、输血前检查等医疗行为是否符合规范，加强医护人员的首任负责制，各个环节正确率均需达到100%。

临床输血各环节存在安全隐患，输血治疗安全有效仍任重而道远。只有加强学习，严格管理，加强监控，规范临床用血，引入信息化管理，才能减少医疗事故的发生，达到整体提高医院质量的目的。

## 二、"艾滋病少年"案和"熊猫血"孕妇失血死亡案宣判

（一）事件经过

1998年2月18日，16岁少年宋某因腿部意外刀伤被某市某医院收入手术。术前所输300毫升血与手术中所输1050毫升血均采自个体供血员齐某。术后转入北京某医院进一步治疗，常规检测发现艾滋病病毒抗体阳性，经北京市法定检测机构确认感染艾滋病。后经对个体献血员齐某血样检查，确认其HIV阳性。宋某感染HIV系输用齐某血液造成。国家对采供血工作有严格的检测标准及规定，医疗机构违反国家规定，采血前未对供血员做各项检测，本院也没有任何检测设备，从而造成血液传播性疾病的

传播。最终，3 名非法组织者被公安机关逮捕，追究刑事责任，其他涉案人员 7 人被公安机关取保候审。当地卫生局已经给予涉事卫生机构相关领导行政记大过至警告不等的行政处分。

（二）"熊猫血"孕妇失血死亡案事件经过

2008 年 10 月 9 日，济南 Rh 阴性 O 型血（俗称"熊猫血"）孕妇董某流产手术，术后大出血，因本身为"熊猫血"，被紧急从县医院转到省城的医院。按法律规定，医院要等待血液检验完毕才能输血，虽然董某家人一再表示他们承担一切后果，要求医院马上输血，但医院坚持按规定办事。苦等 6 小时未能输上血，最终董某因失血过多去世。事后，董某家属将两家医院和血液中心告上法庭。11 月 1 日，区法院做出一审判决，两家医院和血液中心共赔偿约 35 万元。

（三）重大意义

血液制品的违规使用对患者本人、对其家庭、对社会都造成了难以估量的伤害，涉事的医疗机构也面临巨额经济赔偿和巨大的负面影响。"艾滋病少年案"催生了《献血法》等相关法律法规的出台和实施。随着规章制度的不断完善，涵盖了无偿献血、机构管理、质量管理、临床用血管理等与血液安全有关的各方面，医疗机构血液管理越来越规范化，输血失误事件也越来越少。但是时隔十年，发生了"熊猫血"孕妇无血救命最终死亡的事件。事件中因 Rh 阴性血血源紧张，且按《献血法》规定医院不能抽血，中心血站抽血前要进行抽血前检查等规定，患者终于在等待中不治身亡，最终结果判定医院和血站均负主要责任。对于医院和血站而言，血型稀有，献血者少，用血者也少，储备大量血液不太现实；一旦术中用血，即使术前备血大多数情况下也是远远不够的，医疗机构常常难为"无米之炊"。从"艾滋病少年案"到"熊猫血孕妇之死"毫无疑问是社会和医疗的进步，法律制度的不断完善，但是法律不可能面面俱到，只能通过道德和人性去约束，使用弹性原则去应对突发事件。

（四）应急管理启示

1. 医院在遵守规章制度的同时应该制定应急预案，预留一些弹性空间，让医院和患者家属之间能有一个协商沟通达成共识的桥梁。

2. 医院制定紧急用血预案和相关应急流程：为挽救患者生命，临床医师因等待完成交叉试验而危及患者的生命时，在向其家属说明情况并征得同意的紧急情况下，血库可发放未进行交叉试验或完成部分交叉试验的血液，随后须立即完成血交叉试验。制定相关紧急用血预案，如稀有血型输血预案，血型定型困难、疑难配血处理预案，大量用血预案等。

3. 各地的采血机构应该建立自己的稀有血型应急联盟或相关的平台，如果急需用血可以向联盟或平台发出申请，应急人员开展抱团互救，使无偿献血活动挽救更多的生命。

尽管国家和医疗机构都在为解决稀有血型问题提出各种措施和办法，但是，仍然存在稀有血型供不应求的局面，目前急需相关配套制度和设施来降低稀有血型患者的无血可用或血液感染的风险。

4. 应急处理流程见图 3 – 5 – 3 – 1。

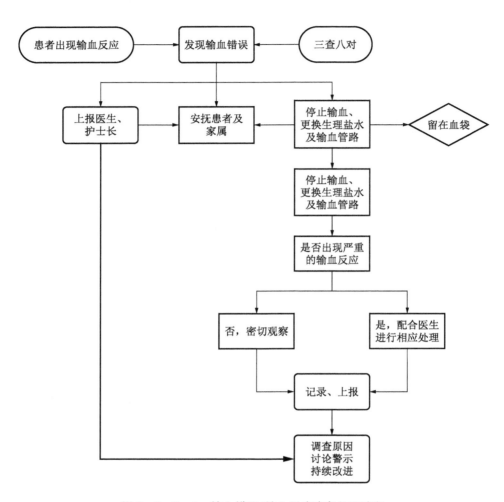

**图 3 – 5 – 3 – 1  输血错误/输血反应应急处理流程**

（杨洋）

# 第四节  院内坠床、跌倒事件

## 一、住院患者坠床事件

（一）事件经过

患者，男，85 岁，不慎跌倒后摔伤头部致硬膜下血肿，送诊后入急诊科观察病房，急诊给予颅内血肿清除术，术后给予一级护理。自入院起，护士已叮嘱患者多次，由于颅内有出血，需要卧床休息，在床上进行大小便。但患者多次和家属、护士争吵执意下床去卫生间。在术后第三天凌晨 2 点左右，患者欲要如厕，在未叫醒家属的情况下放下护栏欲翻身下床，不幸从床上摔下，再次摔伤头部。医师护士立即给予头颅 CT 检查，发现颅内二次出血，行急诊二次手术，术后一天，患者去世。事后查明，患者使用的病床一侧护栏卡槽失灵，因此患者可以轻松压下护栏翻下床。家属向护士反映过护栏已坏，但是护士没有及时联系维修或换床。家属认为病床设施损坏，科室没有提前察觉和检修；护士没有做好风险评估和提前做好防护，医院应该承担主要责任，最终科室给予一定数额的经济赔偿。

（二）重大意义

坠床是住院患者常见的安全问题，不但影响患者的心身健康和生活自理能力，增加患者及家庭的痛苦和负担，更会成为医疗纠纷的隐患。近年来，因患者住院期间坠床后致伤、致死导致的医疗费用增加和医患纠纷屡见不鲜，因而坠床越来越受到医院管理者的高度重视。在住院期间发生坠床，这是一起典型的护理不良事件，而这起不良事件如若防范措施得力，本是可防可控的。但在患者住院期间，护理安全管理上是存在着明显的缺陷和不足：患者使用的病床一侧护栏损坏，丧失保护功能，存在安全隐患，护理人员未发现或未通知后勤人员进行修缮、加固，也未采取换床等防范措施。随后患者不慎坠床，导致死亡。这使院方陷入被动状态，不得不为之承担责任和赔偿。探究原因，主要包括以下几个方面：

1．患者自身因素

年龄、体质虚弱、精神状况不良、感觉反应能力不佳、视野受损、谵妄等意识障碍等都容易发生坠床事件。

2．护理人员因素

（1）对坠床风险识别和评估能力不足未能全面正确识别出坠床风险，积极预防。

（2）巡视不及时，交接班流于形式，不能及时巡视病房，未能及时发现坠床风险。

（3）健康宣教不到位，坠床风险宣教未能达到效果，缺乏针对性和个性化，家属和患者未能提高依从性。

3．药物因素

作用于患者中枢神经药物，特别是镇静安眠药、抗精神病药、麻醉镇痛药等，被公认为发生坠床的显著因素。用药后可能产生眩晕、低血压甚至精神症状，成为诱发坠床的风险因素。

4．环境因素

（1）病房物品放置无序或摆放不合理，呼叫器使用不便。

（2）病床高低不合适，床档使用功能不稳定，床刹失灵，设备损坏维修不及时。

5．陪护因素

陪护人员缺乏耐心，对患者坠床风险意识不强，防范能力不足，缺乏防范经验。

（三）应急管理启示

坠床作为护理不良事件，是可防可控的，近年来越来越受到医院管理者的高度重视。建议从以下几个方面多加防范，规避患者跌倒风险：

1．做好入院评估：患者入院后及时给予准确、全面的评估，评估出高危患者，如高龄、病重、严格卧床、无自理能力等属于高危患者，应给予特殊格外关注。

2. 定期或不定期排查安全隐患：护士长要带领科室护理人员对病区环境进行排查，如跑冒滴漏，用电用水等安全隐患。如果督查严格，不难查出患者的病床存在着的安全隐患。一旦发现安全隐患，不要存在侥幸心理，及时消除和防范，确保患者住院期间的护理安全质量。

3. 正视患者方的心理情绪问题，及时开导和疏解，同家属一起了解患者需求，及时发现问题并给予重视和解决。护理人员要与患者和家属多做沟通和交流，密切护患关系，消减医护矛盾和摩擦，共同把患者医疗护理安全工作做好。

## 二、住院患者跌倒事件

### （一）事件经过

患者，男性，38 岁。诊断为消化道出血，因黑便 1 天由门诊步行入科，入院时神志清，自理能力及心理状态良好。入院后评估：患者活动能力一般，体质虚弱，轻度贫血貌，跌倒风险评分 1 分，属低危人群，床旁悬挂防跌倒标识，向患者及家属交代注意事项。17：50 患者与餐厅人员于走廊餐车旁订餐，回病房时突然跌倒在地，护士立即赶至患者身旁并通知值班医师。值班医师查看病情，将患者抬至床上，患者神志清，额头处有外伤，出现逆行性遗忘。测量生命体征，血压 90/40 mmHg，给予心电监护后继续扩容补液治疗。不久患者记忆恢复，为患者行头颅 CT 检查，未见明显异常，继续观察未做特殊处理。

### （二）重大意义

跌倒是指患者突发、不自主、非故意的体位改变，摔倒在地。跌倒往往导致患者机体创伤，功能状态衰退，生活质量明显降低，同时延长住院时间和增加医疗、护理费用，甚至危及生命。跌倒是医院内发生的最为常见的不良事件。在住院期间发生跌倒，是一起典型的护理不良事件，如若宣教和防范措施到位，本是可防可控的。很多国家已经把住院患者跌倒率作为临床护理质量控制的一项指标。预防住院患者跌倒一直是临床护理人员探索的课题之一，也是护理人员重要的职责之一。住院患者发生跌倒的原因常见以下几点：

1. 患者自身因素

患者年龄因素、疾病因素、药物因素都可能影响患者的精神状态、活动能力、平衡能力、血糖、血压等生理指标，从而导致跌倒的发生。

2. 护理人员因素

（1）护理人员对跌倒潜在的风险防范意识不强，未对跌倒高风险患者进行全面、针对性的评估和安全教育，健康宣教不到位，导致患者遵医行为不一，造成安全措施无法落实。

（2）护理人力资源不足，工作量大，对患者的关注度下降，使夜间、晨起、午后成为跌倒的高发时段。低年资护士的比例增高，对风险的预判能力不足。

2. 环境因素

（1）自然环境：如雨雪天气、上下坡道、道路障碍等因素。

（2）病区环境：病房光线过强或过暗，地面湿滑，警示标示不明显；病房物品摆放不合理，呼叫器使用不便；病床过高，护栏使用功能不稳定，制动功能丧失；卫生间防跌倒设备不完善等。

3. 陪护因素

陪护人员对跌倒相关风险的认识不足，文化水平低，防跌倒相关知识缺乏等会增加患者的跌倒风险。

（三）应急管理启示

住院患者发生跌倒是由潜在危险因素导致的，通过护理干预可以得到有效地减少和控制。护理人员可以从以下几个方面进行防范，进而规避住院患者发生跌倒的风险：

1. 护士要重视对患者的全面评估。提高自身业务能力，加强风险意识，从而降低跌倒的发生率和致死率。重视风险评估，入院评估要认真、细致、全面，并对住院患者定期进行评估，以便及时发现高危人群。认真筛查高危跌倒患者，对高龄（＞65岁）、体虚、存在跌倒病史及风险的患者需引起重视，加强巡视，针对性地给予入院宣教。

2. 对存在情绪不稳、焦虑、抑郁的患者要给予心理疏导，协助家庭给予更多支持。加强健康宣教的力度，采用口头宣教、图片、视频等形式，对认知能力差的患者及家属进行反复强化指导。

3. 应急处理流程见图 3 – 5 – 4 – 1。

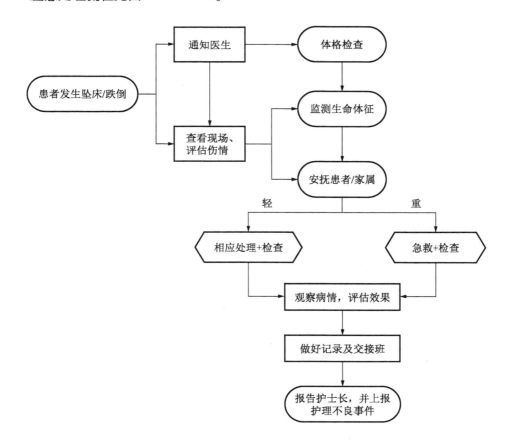

**图 3 – 5 – 4 – 1　住院患者跌倒/坠床应急处理流程**

4. 定期对护理人员开展跌倒相关知识的培训，及时识别和消除可能引起跌倒的风险因素。

5. 科室要加强医院环境安全建设，改善医院相关配套设施，如病区布局合理，光线适宜，浴室卫生间安装扶手、呼叫器，地面使用防滑材料等；定期对病房环境进行隐患排查。

预防跌倒是护理人员重要责任之一，因此通过重视患者评估、提高自身风险意识可以有效降低住院患者跌倒的发生率和致死率。

（杨洋）

# 第六章　突发医疗事件

## 第一节　群死群伤

### 一、12·15 吉林某医院特大火灾事故

（一）事件回顾

2005 年 12 月 15 日 16 时 10 分左右，吉林某医院突然停电，16 时 30 分许，该院值班电工手动启动备用电源后，配电箱发出"砰…砰…"的响声，随后发现浓烟和明火，在自行扑救无效的情况下，16 时 57 分，该院拨打了火灾报警电话。市公安消防支队 119 调度指挥中心接到该医院发生火灾的报警后，立即调派市区多个公安消防中队及支队机关执勤力量，共 18 辆消防车、82 名指战员赶赴现场，同时向支队指挥员报告。同时向市公安局、市政府和省消防总队报告，提请政府立即启动"该市重大火灾、灾害事故应急救援处置预案"，调集公安、医疗救护、武警和驻军部队到场参加救援。

此次火灾，消防部队共出动 46 辆消防车、223 名指战员，公安、卫生、环保、武警、驻军部队等相关力量千余人到场协助开展灭火救援工作。在火灾扑救中，消防指战员共抢救、疏散遇险人员 179 人，保护了医院综合楼及手术室、C 臂 X 光机设备室、透析室、CT 和磁共振治疗室共计 5000 余万元进口医疗设备的安全，将人员伤亡和财产损失降到了最低限度。火灾造成 37 人死亡、95 人受伤，烧毁建筑面积 5714 平方米，直接财产损失数百万元。

（二）重大意义

吉林省某医院重大火灾共造成 37 人死亡、95 人受伤，烧毁建筑面积 5714 平方米，直接财产损失数百万元。该事故由于发生场地是医院，有很多行动不便甚至无行动能力的住院患者，更应该引起我们的重视和深刻反思。这起火灾事故基本原因主要有以下几点：①医院配电室以及部分电气改造工程存在问题，埋下重大事故隐患；②医院各级领导对消防安全工作不够重视；③报警晚，担心重要医疗设备被损毁，先自行组织灭火从而错过了最佳救火时机。

当下我国的很多公立医院都在进行改造和扩建，期间有很多电路和电气都存在问题，都有事故隐患。很多医院的领导对消防安全工作也只是纸上谈兵，抱着侥幸心理得过且过，通过这个案例希望能引起各位医院领导对医院消防安全的高度重视，避免类似惨案再次发生。

很多医务人员面对突如其来的火与血的考验，将患者利益放在最先，确保患者生命安全就是责任，自己的生命放在最后，体现了崇高的医德。医院中心供氧室值班人员逄某发现火灾后的第一反应，就是不能让大火借助氧气燃烧，她果断地将供氧室的总阀门关闭，紧接着又将 30 个充满氧气的气瓶排阀逐一关闭。随后，她又通知自己的爱人赶来现场，

与后来赶到医院的消防人员一同将室内的氧气瓶全部转移到安全地带。眼科护士李某，当看到大火中跳楼逃生的人员伤亡惨重时，就劝阻人们不要从楼上往下跳。然后，她主动将科里剩下的 8 个老弱患者和 1 个 8 岁的男孩集中到离水房最近的 6 号病房里，让他们全部用湿毛巾堵住口鼻，趴在地上等待救援。护士林某在大火突起后，非常镇定地组织病区的人员用床单、被套拧成绳索，成功救下 6 名患者及陪护人员后，才撤离了火灾现场；住在重症监护室（ICU）的尿毒症患者孔某正在接受动静脉造瘘手术，在烟火中，医师苏某和赵某镇定地继续埋头为自己的患者做手术，其余 6 名医护人员也都坚守在 ICU 病房，手术持续了大约 40 min，处理妥善后，医护人员才和患者一起被救援人员救走……据事故后调查了解，当天值班的 72 名医务人员中，有 12 人受伤，4 人病情危重。正是由于医护人员在生死关头所表现出的崇高职业道德和英勇的献身精神，才将这场火灾所造成的伤亡和损失降到了最低限度。

（三）应急启示

这场火灾中，有的科室医护人员、患者及家属全部安全撤离，有的科室人员伤亡惨重。这证明关键时候掌握应急逃生、紧急自救和互救知识的重要性。警示各医院领导对应急管理和安全教育重要性的重新认识，平时所进行的安全知识培训、安全逃生救助、应急演练的必要性也可想而知。不可马马虎虎，敷衍了事，到时害人害己，甚至付出宝贵的生命。

（居宇峰）

# 第二节  特殊保障对象

**一、20 海里外的油轮上外籍船员海上作业突发疾病，青岛市某医院急救医师徒手爬游轮实施急救**

（一）事件经过

2019 年 7 月 31 日上午 10 点 12 分，青岛市某医院急救站接到"120"指挥中心急救任务："有名印度籍船员海上作业时突发疾病昏迷，需要出海急救"。青岛市"120"急救中心有硬性规定，接到急救通知 3 分钟内必须出车。当天正好值班的急诊科副主任孙祥恩和护士何倩倩以及两名担架工马上行动，带上了急救箱、心电图机、担架还有必需的药品。他们都有多年出海急救的经验，知道一般出海任务时间较长，有一次他们从上午 10 点出发救援一直到第二天凌晨 2 点才回来。所以在宝贵的 3 分钟内既要准备好所有的海上救援医疗急救用品，又要立即上厕所解手以免影响急救任务，还要准备好饮用水和方便随身携带的零食，以备时间较长及时补充体力。

10：15，急救人员坐急救车整装出发；10：21 急救车到达八大峡友谊码头。此时，救援船正好赶到码头，一行四人立即登上救援船开船赶往油轮停靠地点。救援船以将近 20 节的最大航速急速前行，摇晃的十分厉害，急救人员都不是专业海事人员，只能握紧扶手屏住呼吸。孙祥恩下意识地看了看航海地图，从码头到油轮所在海域有 20 海里，就算以最快速度也得一个多小时方能抵达。在这之前，孙祥恩掌握的信息只有一条：外籍船员作业时突发疾病昏迷。患者年龄多大？什么性别？究竟是什么原因导致昏迷？这些都一无所知，只能一边跟时间赛跑一边核实。登上救援船后，他马上通过船上的对讲机和油轮取得联系，通过船上唯一一名中国人了解到：这是一名男性船员，是在喷油漆时吸入有毒气体昏迷的，现在意识一会儿清醒一会儿昏迷。对一个普通人来说，由于医疗知识有限加上对讲机的限制，无法解释太清楚，孙祥恩赶紧指导对方对该外籍船员进行初级救治。

中午 12 点左右，救援船终于抵达油轮。这艘油轮有 20 多米高，孙祥恩马上脱下白大褂，临时穿上一件救生衣往上爬。他患有恐高症，平时连 7 楼窗台都不敢靠近，此时心里默念着"千万别往下看"，先经过一段没有扶手的软梯，然后才走上有扶手的金属梯，最后，一个翻身到了甲板上。

"甲板上的温度非常高，我的鞋刚站上去感觉像是被融化了一样，而且鞋底还打滑，行走非常困难。"孙祥恩回忆道，一进船舱他就闻到了一股刺鼻的油漆味道，昏迷的外籍船员此时正躺在船舱的过道上，已经吸上了氧气。据了解，事情发生在 9 点 10 分左右，该船员在密闭空间喷油漆时突然昏迷，幸亏发现及时，被紧急拖出来后就没有了意识，船上有自备氧气筒，他们马上给他吸上氧气。

此时距离出事已经两个多小时，孙祥恩边了解事情经过边对该船员进行查体：患者双侧瞳孔正常、四肢神经反射正常、呼吸平稳但意识时好时坏，对身体各方面进行综合判断后决定，可以转运。患者需平卧转移，但船上的救援担架无法通过扶梯，尤其是那一段软梯。情急之下，船长决定用平时装货物的吊篮将患者和一直守护在他身边为他持续吸氧通气的孙祥恩医师一起转运到了救援船上。一直待命的护士马上对患者开通静脉输液通道并在孙医师的指导下进行药物治疗，孙医师则借助仪器进一步完善对患者的体格检查。

中午 12 点 30 分左右，搭载着船员的"安和"号救援船驶离油轮开始返航。在救援船在返航途中，经过急救的患者已慢慢恢复意识，并可以进行简单交流。孙祥恩医师和"120"指挥中心联系反馈目前船员情况，并请求联系能接收外籍船员救治的青岛市立医院东院。

与此同时，青岛旅游集团安全生产运行指挥中心接到山东海事局海上搜救中心的紧急救助电话，立即启动应急预案，在 5 分钟内组织集团内部各相关公司二级调度、现场人员严阵以待：海洋旅游公司提前预留与船舶吃水相匹配的 N2 码头泊位，现场安排专人值守，开辟生命绿色通道，景区公司各入口安保人员快速放行相应救护车辆，并派遣专人引导救护车进入火炬码头等候。为"安和"号海域时间节省了 20 分钟，陆地时间节省了 20 分钟。

救援船航行 40 分钟后到达奥帆中心码头，在返航过程中他们已经得到了市立医院东院"同意接收并积极准备"的回复。此时"120"急救中心的急救车和医护人员已在停泊码头待命，等船靠岸后他们立即用担架将患者迅速转移到救护车上送往市立医院东院急诊室。

下午 1 点 20 分，患者被顺利送达青岛市立医院东院急症室，经过一系列详细的检查和对症治疗后，患者第二天已基本恢复，平安出院。

（二）重大意义

新中国成立以来，随着我国经济的飞速发展，我国现已成为世界第二大经济体。经济实力的飞速提升使我国很多大城市的居住环境、舒适度、交通、文化、娱乐、学习工作和收入等越来越具有吸引力。当前很多外籍人士选择来我国旅游、学习、工作和定居。由于我国是十四亿人口大国，医疗资源相对匮乏，应对本国公民的巨大医疗需求已经捉襟见肘，很难再设立专人专部门特别服务于外籍人士的医疗需求。而且由于文化和语言的差异性以及我国国情，外籍人士看病时往往需要陪护、翻译并涉及医院资质等问题，医院需投入比普通患者更多的人力和精力。因此当下外籍人士在我国看病就医如上述案例所述，主要通过一些有资质的私立医院和三级甲等综合医院的特需门诊这些高端服务来解决。但当遇到一些突发紧急情况需要急救和急诊就医时，上述这些涉外医疗服务部门往往难以应对。这就需要政府部门像案例里面所述，出面协调海事、急救、接收医院等部门，尽快尽好的完成衔接，尽最大努力救助外籍患者。既可以在国际上为我国医疗应急管理建立良好声誉，也能弥补当前在我国外籍人士医疗体制不完善的现况。

（三）应急管理启示

希望我国各省或直辖市的地方政府能成立自己的涉外急救应急管理协调委员会，充分利用省内或直辖市内的交通、公安、消防、海事、急救和涉外医疗机构这些资源，通过该委员会统一调配，使各部门之间能很好地协调和衔接，尽可能地将在我国境内发生的外籍人士突发医疗事件都处理到位。长此以往不仅能很好地提升我国医疗急救水平在国际上的声誉，而且能进一步增强各部门的应急能力和协调配合能力。

**二、演员烧伤事故**

（一）事件经过

2020 年两名演员在拍戏时，由于烟火师失误，导致二人大面积烧伤。

（二）重大意义

明星在日常生活和工作中也会遇到各种各样的突发紧急情况，需要医疗应急急救。但明星由于是公众人物，所以很多时候媒体为了自己的利益抢占第一手资料，会第一时间抵达现场，对现场的应急急救过程中会起到一定的阻碍作用。而明星本人和家属以及其公司则为了其职业生涯，尽可能将实际情况保密，使媒体报道简单化低调化。如何在应急急救过程中做好保护明星的私隐，做好各部门协调和衔接工作，使接诊医院有充分的时间准备好治疗和安保措施，对我们医院应急管理来说也是意义重大。

（三）应急管理启示

明星和公众人物在应急急救时不同于普通患者，需要在治疗过程中尽可能保护私隐而走一些特殊途径，并不是因为其社会地位显著而有优越性，而是为了其职业生涯考虑。不能让媒体过度和夸大地报道，使原本就患病的不幸再雪上加霜。这点需要我们医务工作者和管理者很好地去理解和配合，同时在治疗期间尽可能不受外界媒体干扰，让明星有一个很好的治疗和康复环境，需要我们医院应急管理和安保措施付出很大辛劳。

（居宇峰）

## 第三节　集体食物中毒

### 一、吉林省某高级技术职业学校集体食物中毒事件

2009年8月13日，吉林省某高级技术职业学校1名男生突然出现头晕、恶心、呕吐，到某医院就医。随后，该校陆续又有26名学生出现类似症状。27名中毒者中，男性15人，女性12人。经过矿业总医院治疗后，全部康复。无死亡病例。

根据吉林省白山市疾病预防控制中心调查，该学校食堂8月12日中饭剩余的10多公斤大米饭，均未冷藏保存。只予盆装纱罩覆盖1天，就在13日中午11:10分售给学生，出售前仅用炸大头菜锅的水放在笼屉上蒸半小时。事后追踪，当日一共有64人购买此米饭，大多数人至少进食2两，最多者6两。未进食的学生为少数。所有中毒者中，第一例中毒者潜伏期33分钟，最后一例中毒者潜伏期9.75小时，典型中毒者潜伏期0.83小时，中毒以消化道症状恶心、呕吐、腹泻、腹痛，以及神经中毒症状头晕、头痛等为主。

事发后，白山市疾病预防控制中心实验室迅速采集管网水5份、呕吐物2份，学生倒掉的食物1份，做病原菌分离和鉴定，均检测出蜡样芽孢杆菌，因此本事件确定为由蜡样芽孢杆菌污染大米饭引起的学生集体食物中毒。此次食物中毒事件系学校食堂内剩余米饭未冷藏，并于较高的温度下长时间放置，空气中存在的蜡样芽孢杆菌寄污染食物，且工作人员在售卖前未充分加工消毒米饭杀死蜡样芽孢杆菌，以致学生食用后引起中毒。此次食物中毒的症状、发病率、潜伏期医学实验室检查均符合蜡样芽孢杆菌食物中毒症状。

### 二、河南省某中学集体食物中毒事件

2004年4月19日，河南省疾控中心接到某医院疫情报告。当天12:20左右，某中学大批学生突然出现头晕、恶心、呕吐等症状。所有患者被学校紧急送到某卫生院就医。一共有37名中毒患者，其中，男性23人，女性14人，潜伏期为6~25 min。第1例患者发病时间在12:20左右。随后一部分学生出现抽搐，其中5人频繁抽搐，重者意识障碍。所有中毒者被紧急转送到新乡某医院，进行洗胃、补液、二巯基丙磺酸钠等抢救后康复，事件全程无死亡病例。检疫人员采集患者的洗胃液、血液，送河南省卫生防疫站检验，结果均显示毒鼠强阳性。事发后公安部门调查发现，中毒者均曾食用学校附近冷饮店中的冷饮，最后查到罪魁祸首是一些不法分子，由于嫉妒有相互竞争关系的学校门口的杂货店的生意，用注射器将毒鼠强注入杂货店冷饮中，致使数十名患者食用后中毒。

河南省疾控中心依据《食物中毒诊断标准及技术处理总则》（GB 14938-94）的规定，结合患者临床表现、流行病学、卫生学调查、实验室检验，证实此案件为四亚甲基二砜四胺（毒鼠强）集体中毒事件。引发集体中毒的毒性物质四亚甲基二砜四胺无臭无味，为白色粉末状，其毒性是氰化钾的100倍。

### 三、重大意义

蜡样芽孢杆菌污染米饭引起的学生集体中毒事件，起因为从业人员缺乏责任心，未

遵守规章制度，重复加工污染米饭，导致食品污染，最终引发食物中毒。"毒鼠强"集体中毒事件则是由于不法分子贪图一己私利，为非作歹，将毒物直接投放到冷饮中，造成了大面积的集体中毒。两起集体中毒事件中，受害者均为学生，造成多方面重大影响。

1. 对受害者的生理、心理造成极大影响，受害者均是学生，均处在成长发育阶段，不仅当时造成身体伤害，体内残存的毒素今后对患者身体的影响不可预知，而且容易对今后的学习、生活造成极大的心理阴影。

2. 可能引发假中毒现象，由于缺乏常识、误传等原因，集体中毒事件发生时，许多共同进食人群可能误认为自己中毒，与中毒者共同涌入医院，极易造成医院秩序瘫痪，间接导致真正的中毒者错过救治良机，造成不必要伤亡，引发家属不满，医疗纠纷。

3. 容易引发其他集体性事件，食物中毒多发生在学校、食堂、商场等人员密集场所，由于从众心理等容易造成人群恐慌，事发后可能引发中毒者家属采取报复、游行，聚众闹事等偏激行为。

4. 容易引发社会舆论负面影响，新闻媒体可能出现报道偏离实际情况甚至炒作等行为。集体中毒事件地区周围人群可能出现误传，散播假消息等现象。

5. 可能诱发不法逐利行为，某些不法商贩，可能给未中毒者推销虚假的医疗用品，甚至某些医院为了经济利益，给未中毒者做一些不必要的检查、治疗，造成资源浪费，甚至继发医疗事故。

6. 容易造成行政人力资源的浪费，群体事件发生后，需要调动人力、物力等各方面资源用在事发医院、学校、市场或者临近社会公共场所等场合，不可避免地出现人力和资源的浪费。

### 四、应急管理启示

食物中毒是指患者所进食物被细菌或细菌毒素污染，或食物含有毒素而引起的急性中毒性疾病。发病一般在就餐后数小时，常有大批人同时发病，因感染的病原菌不同而有不同的症状。

集体性急性食物中毒往往事发突然，涉及面较广，应急性组织管理及抢救工作有非常大的难度。及时、安全、有效的抢救措施能为患者赢得救治时间，提高抢救成功率。

1. 细菌性食物中毒预防措施：①依法加强管理，在食物生产、销售等各个环节，做到食品新鲜，防止污染；②正确加工食品，不出售不成熟、过期、不合格食品；③做好防鼠、蝇、蟑螂等污染工作。

2. 有毒动、植物食物中毒预防措施：①禁止加工和出售不新鲜、未知的、有毒有害的动物、植物制品等；②动物性食品加工时要取净内脏，并冲洗消毒干净；③制作携带毒素的食品（豇豆、豆角、河豚等）要充分煮熟加工，化解毒素。

3. 化学性食物中毒预防措施：①依法加强有毒有害药品（灭虫药、灭鼠药、有毒医疗用品、化学试剂等）的管理，相关场所配置一定量的解毒药。消毒食物时，最大程度降低农药残留。②依法加强食品添加剂、食品包装材料等管理。

4．各单位成立应急救援指挥部，平时加强相关人员对群体性中毒事件的培训，加强宣传，提高群众及工作人员对中毒事件辨识能力，救援团队应与政府、安保部门保持良好沟通，定期演练，当公共场所有人群出现中毒症状（呕吐、腹痛等症状）时，发现人或患者应立即将发生的情况（包括时间、地点、症状、进食人员等）报告"120"或者应急救援指挥部。

5．应急救援指挥部接到报告后，应立即联系医疗单位到现场进行检查，根据现场情况，决定启动应急救援应急处置方案，命令所有应急救援人员参加应急救援。

6．救援人员到达现场后应在现场紧急处置，现场无专业救援人员时，应电话联系"120"远程指导，正确救援，救援队伍到达后听从指挥，有序救援，尽快寻找到中毒原因。

7．当所有患者到达医院，得到救治后，由应急救援指挥部宣布应急救援应急处置方案结束，组织应急救援人员撤离现场。做好事发现场保护工作。事发单位应协助上级管理部门调查事件原因。

8．事发单位应维持好单位正常生产、生活、安全保卫工作，做好患者及家属、群众、媒体的接待、安抚工作。中毒原因明确的，应尽快恢复食物供应，避免二次中毒。对于中毒原因不明的，及时汇报有关部门启动备用方案，维持正常生产、生活状态。

（田天宁）

## 第四节 重大会议及赛事保障

### 一、G20 财长和央行行长会议医疗保障事件

随着我国综合国力和国际地位的提高，中国在当今世界舞台上扮演着越来越重要的角色，许多大型的国际会议、国际赛事在我国举办，所有重大会议及赛事的顺利召开都离不开完善的医疗保障。

G20 财长和央行行长会议于 2016 年 2 月 26 日—27 日在上海陆家嘴举行。会议期间，同济大学附属东方医院、浦东新区"120"人员等负责现场医疗保障，由 8 名国家紧急医学救援队队员领衔，包含外科医师 2 名，急诊科医师 2 名，护士 4 名。在 2016 年 2 月 24 日提前驻扎会议地点，医疗保障对象包括各国参会人员及国际重要人士。患者接受转运的保障医院为同济大学附属东方医院及上海交通大学医学院附属仁济医院。医疗保障工作采取 24 小时轮班制，每日一次交接班，每日早晨一次工作汇报，保证会议进行期间 24 小时不间断医疗保障。现场医疗保障设备包括除颤仪，氧气袋，气管插管箱，清创缝合包，四肢固定夹板等各类急救药品及器械，可确保常见内、外科急症的初期处理及有效心肺复苏等。每日物资清点和补给由专人负责。会议期间所有医疗保障工作成员建立微信工作群，24 小时待命。会议结束后对所有就诊患者的国籍、性别、年龄、疾病种类进行统计发现：会议期间接诊患者共 19 人，其中中国籍 18 例，外籍 1 例；男性 13 人，女性 6 人；年龄 20～67 岁不等，平均年龄 34 岁。所治疗的疾病种类包含：眼部感染、上呼吸道感染、胃

肠炎、痔疮出血、四肢外伤、甲沟炎等，所有重症患者后续均转至同济大学附属东方医院。在幕后紧急医疗医疗保障队有效保障下，会议期间各项议程顺利进行，大会圆满闭幕。

**二、F1 锦标赛上海国际赛事件**

2009 年 4 月 19 日 F1 大奖赛在上海国际赛车场闭幕，F1 锦标赛是体育运动中十分危险的项目。由于赛事的特殊性，车手受伤的概率和创伤的严重性都高居各项赛事前列。F1 锦标赛的医疗保障工作历来是世界体育运动中最严格、最独特的医疗保障。医疗保障工作由上海市卫生局负责，以复旦大学华山医院运动医学中心领衔。由来自上海市 15 家医院共 86 名临床医疗专家和护理人员组成，在经过特别训练和考核后，组成医疗保障团队。医疗救援队的职责是在医疗主管指挥下，应对紧急情况发生时的医疗救护，在最短时间内到达事故现场，实施现场解救、伤员抢救和伤员转运，以减少参赛人员、工作人员和观众的伤亡与损失。

1. 门诊

医疗中心日常诊疗的一个重要部门，主要处理赛事期间所发生的各种普通疾病。

2. 赛道医疗救援团队

由赛道步行医师团队、解救团队、快速医疗干预团队、全配置医疗救护车及救护直升机团队、医疗通信团队等组成，确保能应对赛道所发生的各种创伤和意外，解救伤员，进行医疗干预，处置和转运伤员至救援医院。

3. 临时赛场医疗中心

配备有抢救室、复苏室、轻伤治疗和观察室、灼伤治疗室、影像室、储藏室、小药房兼护士站、接待室兼调度室、兴奋剂检查室等，必须具备处理普外、骨科、脊柱、脑外、烧伤等复合伤伤员的能力。

F1 赛事已经在上海成功举办 6 届，2009 年上海 F1 锦标赛成功治疗伤员 74 人，其中内科 62 人，外科 12 人。所有患者均得到妥善救治，赛事圆满成功。因此，所有重大赛事的成功举办都离不开医疗保障团队的支持和协调工作。

**三、重大意义**

近年来，随着 G20 财长和央行行长会议、F1 锦标赛、奥运会等重大会议或体育赛事的举办，医疗保障显得越来越重要。大型赛事或重要会议一般都是涉及党和国家利益的重要项目，参会的国家众多，人员身份特殊，医疗保障有时候不仅是一项医疗任务，更是一项政治任务。从宏观意义上讲，会议及重大赛事的成功举办涉及国计民生。医务人员所保障的不仅是医疗安全，更是国家形象及与会人员的生命安全，甚至是我国的国际声誉。重大体育赛事医疗保障与重大会议的医疗保障不同，重大体育赛事更多以外伤、急性损伤为主，大型会议可能以内科疾病居多，因此医疗保障需根据不同体育项目或者大型会议的不同特点，建立符合各自特点的救援团队和计划，实现医疗资源的组织结构和工作流程优化，以形成一个精简、高效、目标明确的救援运作模式。

**四、应急管理启示**

1. 首先要在政府卫生部门的统一领导下，成立救援指挥中心。根据会议的特点，指定具备较高服务水平、综合与专科较强的医院作为重大活动的医疗救援定点医院。指定医院应要做好人员、设备、器材和药品等的储备，医疗保障期间确保定点医院急诊绿色通道畅通，应急床位数充足，以备收治重大会议及赛事中的危重患者。

2. 建立医疗保障人才库。人才库包括医疗队员和专家两部分。专家库可以由副高级以上，以救援对象为中心的相关专业医师为主。由于外出医疗队受人数、专业及经验限制，在遇到的医疗难题时，往往需要后方的专家给予技术支持。因此，专家担负着对外出执行医疗救援任务的医疗队员提供技术支持的任务。队员库则应由执行外出医疗保障任务的医师、护士、后勤等人员组成。

3. 所有人才库成员应在平时进行足量、有效的专业训练，以确保在医疗保障时进行多学科相关疾病的处理；政府卫生部门应提高同一区域内多部门、多单位协同应对群体事件的能力。在重大会议、赛事期间做到政府、安保、医疗等部门的协调合作。

4. 医疗保障人员做好会议或赛事前的充足准备，提前掌握保障场地的所有情况，包括参加人数、人员特点、天气情况、进出通道等。在举办重大活动场馆的适当位置设置醒目标志的急救医疗站，配备足够的救护车、药品、器械及通信设施等，确保救援畅通，且有应急预案。当场内有人员发生任何病情时，场内医护人员要及时采取救治措施，如需送医院救治的，应立即就近送往定点救援医院。保障期间所有救援队员 24 小时待命，从而做到对疾病早期有效处理和及时转运。

5. 完善救援机制，大型体育赛事和重要会议的医疗保障工作比较复杂，但也有一定的规律性。国内负责重大会议及赛事救援的专家们可依据实际情况，组建相关的学术组委会，组织国内外学术交流，建立全国性的人才库，吸纳更多的志愿者参与其中，总结成功的经验，吸取救援任务过程中出现的教训，不断进步。最终形成有章可循的救援规范，让今后的重大会议及赛事的举办能更安全、顺利。

（田天宁）

# 第五节　社会特殊重大事件就医

## 一、术中患者因"恐惧"跳楼

（一）案例事件经过

2019 年 4 月一则"术中患者跳楼"的消息引发公众关注。据媒体报道，56 岁的黄某因右锁骨骨折住进浙江东阳市某医院，2019 年 4 月 8 日下午进行骨折复位手术，局部麻醉的患者因对手术方式"不认可"，要求立即停止手术，并在医师试图与家属沟通期间，撞破窗户从 7 层坠下，最终不治。

手术当日 16：15 左右调整钢针置入时，患者极度不配合，认为手术方式不对，要求停止手术，开始剧烈吵闹不配合。手术医师马上停止手术操作，遂向医院领导汇报，随后到手术室门口寻找家属沟通,家属不在,期间多位医务人员赶至该手术间。患者吵闹不配合加剧,并自行拔出手术器械、监护设备及静脉置管等。在场多位医务人员劝阻按压患者无效。患者挣扎强行挣脱医务人员到手术间外的隔离门,之后急速转到放置 C 臂机的房间头部急速撞破房间窗户玻璃跳楼。经抢救无效,于晚 21:03 宣布死亡。

医院初步判断,该事件由患者谵妄突发造成。手术室的陌生环境、过程中意识到手术不顺利、听到医用榔头敲击等因素会让患者非常恐惧,患者突发意识障碍,导致悲剧发生。

(二)本事件重大意义

2019 年 4 月 23 日,某媒体题为"所有医师都在警惕这个案例?手术中患者跳楼"一文评论写道:近些年来,因术前签字问题而引发的患者死亡悲剧已有多起,如今又增加了一起需要家属同意中止手术引发的悲剧。和术前签署手术知情同意书不同的是,东阳市中医院这位患者在术中要求停止手术,此时不论家属是否同意中止手术,在患者极度不配合情况下,都无法再继续手术。而且作为一例骨折手术,择期进行也并不会危及患者生命。在这种情况下,发生如此悲剧,令人尤为叹息。

(三)本案例的应急管理启示

随着中国逐渐步入人口老龄化社会,接受手术的高龄患者日益增多。查阅相关术后谵妄的研究表明,术后谵妄是外科手术中常见的并发症之一,尤其以老年人常见,发病率为 30%~50%。Rudolph 等研究表明,术后谵妄的发生率处于前三位的手术方式分别是髋部骨折(35%~65%)、腹主动脉瘤(33%~54%)、冠状动脉搭桥手术(37%~52%),可见髋部骨折患者术后谵妄发生率最高。由此可见,在骨科手术中,尤其是老年人手术,术后谵妄的预防与治疗是极其重要的。但术后谵妄的病理生理机制目前尚不完全明确。在此案例中,术中穿入钢针反复调整几次,手术时间相对延长,患者出现情绪改变、极度不配合手术、吵闹等情况时,需要警惕患者谵妄的发生。

谵妄是老年患者手术常见且严重的并发症,医务人员应与患者家属积极沟通,从各个环节来阻断诱发谵妄的危险因素,并应了解谵妄的最新预防和治疗动态,加强对患者和家属的宣传教育,争取及时发现和处理,以免发生严重且不可挽回的后果。

风险评估过程中,要做到以患者为中心的有效沟通。风险评估是贯穿诊疗始终的一个动态过程。在伴随诊疗过程中,患者诊疗或手术的进展情况、术中情况的风险评估需不断深入,并贯穿风险沟通的全过程。在卫生领域,风险一般是指对人体健康和生命安全造成潜在危害的可能性。卫生领域的健康风险沟通主要是通过沟通向受众提供他们所期望了解的信息,即在此环境(情况)中一个行为或暴露产生健康和生命安全后果的类型(好或坏)和等级(弱或强)。就此方面而言,有效沟通主要是帮助患者及家属做出比较理性的选择。及时处理情绪和情感会建立最坚固的医患关系,促成最有效的沟通。以患者为中心的核心技巧之一就是与患者产生共鸣并进入患者由想法、情绪和情感组成的情感世界。作为医务人员,我们必须通过沟通来获取患者的想法或情感。案例中提示,手术请患者家属于手术室门外等候是十分必要的,在患者对手术方案提出异议或不满时,及时将患者停止手术的意见与患者家属沟通,将是稳定患者情绪、促成进一步沟通的有效方法之一。

　　1994 年国务院颁布、2016 年修订的《医疗机构管理条例》第三十三条规定："医疗机构施行手术、特殊检查或者特殊治疗时，必须征得患者同意，并应当取得其家属或者关系人同意并签字；无法取得患者意见时，应当取得家属或者关系人同意并签字；无法取得患者意见又无家属或者关系人在场，或者遇到其他特殊情况时，经治医师应当提出医疗处置方案，在取得医疗机构负责人或者被授权负责人员的批准后实施。"

　　1999 全国人大常委会颁布《中华人民共和国执业医师法》第二十六条规定："医师应当如实向患者或者其家属介绍病情，但应注意避免对患者产生不利。"

　　2002 年国务院第 351 号令，公布并实施《医疗事故处理条例》第十一条："在医疗活动中，医疗机构及其医务人员应当将患者的病情、医疗措施、医疗风险等如实告知患者，及时解答其咨询；但是，应当避免对患者产生不利后果。"

　　2010 年 7 月 1 日起实施的《中华人民共和国侵权责任法》第七章医疗损害责任第五十五条规定："医务人员在诊疗活动中应当向患者说明病情和医疗措施。需要实施手术、特殊检查、特殊治疗的，医务人员应当及时向患者说明医疗风险、替代医疗方案等情况，并取得其书面同意；不宜向患者说明的，应当向患者的近亲属说明，并取得其书面同意。"第五十六条规定："因抢救生命垂危的患者等紧急情况，不能取得患者或者其近亲属意见的，经医疗机构负责人或者授权的负责人批准，可以立即实施相应的医疗措施。"

　　北京大学医学院王岳教授用一张图表提示"患者利益最大化"或者说"患者利益至上"是立法沿革的方向。见图 3 - 6 - 5 - 1。

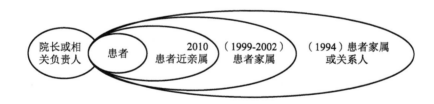

民法上的近亲属包括：配偶、父母、子女、兄弟姐妹、祖父母、外祖父母、孙子女、外孙子女。

**图 3 - 6 - 5 - 1　谁来代表患者的最大利益**

　　法律在逐步限制代表患者利益的范围，仅仅在法定情形下，才可以由患者近亲属代表患者利益签署知情同意书。

（刘欣）

## 第六节　门急诊患者突发倒地

### 一、男子心搏骤停倒在门诊大厅　医院保安出手相救

（一）事件经过

2018 年 11 月 6 日，47 岁男子胡先生感到胸闷难受，儿子得知后，便开车带他到余杭一院就诊。谁曾想，就在等儿子停车的短短几分钟内，胡先生突然倒在了医院的门诊大

厅，不省人事。此时，正在门诊大厅巡逻的医院保安朱月忠冲了过去，大声喊着胡先生。朱师傅马上用对讲机呼叫消控中心，和家属一起抬起胡先生冲向急诊室。当时朱师傅离抢救室直线距离不超过 100 米，院内急救广播响起后一两分钟内，抢救的医师就已赶到，他采用了更快的方法送患者去急诊。入院第 5 天，患者胡先生从重症监护室转入普通病房。

（二）本事件的重大意义

本案例中在医院门诊就诊的患者胡先生突发心脏骤停得到院内迅速有效的救治，结果转危为安，医院工勤保安等辅助人员对突发病情第一反应显示出医院突发事件应急处置机制完善，从而能做到案例中保安发现院内患者倒地，迅速采取呼救措施；抢救医师能在院内急救广播响起后一两分钟内赶到急救现场；迅速启动院内应急救治系统；应急急救快速反应小组的专业团队化救治，为患者提供不间断高质量持续心脏按压，短时间内采取有效电击除颤及紧急支架植入，大大提高了心肺复苏的成功率。

（三）本案例的应急管理启示

心脏骤停可以发生在医院任何非急诊（专业监护）区域，属于需要紧急处理的危重症。建立有效的院内快速反应系统，首先将"生存链"4 环紧扣，即早期识别与呼救、早期基础心肺复苏、早期心脏电击除颤、早期高级心血管生命支持这 4 环相扣的"生存链"，是保证患者生命安全的重要措施。

医院非急诊（专业监护）区域是指各大病区病房、门诊大厅、诊室、电梯、走廊以及专科普通病房等，这些非急诊区域发生如呼吸心搏骤停、恶性心律失常、卒中、癫痫等急症急救事件的概率大，救治难度高。医院非急诊区域急救事件具有紧迫性、时间地点不确定性、救治环境复杂性以及急救能力不确定性等因素。因此，医院制定整体有效应急救治预案及流程、建立急诊快速通道、提高院内快速反应能力，对提高突发院内非急诊区域急救事件抢救成功率至关重要。

医院参考制定非急诊区域突发患者倒地应急处置预案、流程，加强非医护人员在内的全员培训，定期进行应急预案的培训及模拟演练。应急预案演练具有重复性、科学性、选择性的优点，极大地满足了临床急救培训的需求。改变了原有传统的培训模式，通过进行应急预案模拟演练，创造真实的临床环境，身临其境经历抢救，反复多次训练，培养全员良好的心理素质，正确、快速地启动院内应急机制，早期识别、早期呼救、早期基础心肺复苏（CPR），避免在医院非急诊区域处理急救事件中出现手足无措的现象。

在大多数欧洲国家如挪威、瑞典、法国等国，有近一半的人口参加过心肺复苏、创伤等急救技能培训。当前我国心肺复苏技术普及率尚低，应加强院内工勤、保安等人员应急处置能力、CPR 定期培训，对争取医院非急诊区域突发心脏骤停应急反应医护到达前的急救黄金时间十分必要。

目前，国内已有一些医疗机构院内急救采取了 JCI 的质量体系，含有心脏停搏的抢救体系，建立快速反应组，对单纯院内急救专业化—院内心脏骤停抢救体系进行探索。代表了医院服务和管理的最高水平。借鉴 JCI 体系，思考构建院内快速反应系统的重要性：

1. 病情的正确判断和识别

快速反应组人员组成由经验丰富的中级职称以上的专业急救人员担任，对疾病的诊断、风险识别、预后的判断有较准确地把握，为突发急救事件的抢救争取更多的时间。心律失常与猝死的关系很密切，许多心血管疾病可出现心律失常，需及早识别和干预。

2. 提供高质量的 CPR

CPR 技术是心脏骤停患者最重要的抢救措施。抢救的成功与高质量的 CPR 有关，专业急救团队成员能提供不间断高质量的徒手 CPR，最短时间内采取有效的电击除颤，提高 CPR 的成功率。

3. 专业团队的密切配合

快速反应小组的医护人员经过长期合作，救治过程配合密切，能做到高效、快速、准确完成急救任务。在突发的急救事件处理过程中团队急救、医护密切配合保障了抢救效果。

（刘欣）

# 第七章　重大舆情事件

## 一、浙江一医院致 5 人感染艾滋病事件

**（一）案例事件经过**

2017 年 2 月浙江省卫生和计划生育委员会在其官网上通报浙江省中医院由于违规操作而导致 5 人感染艾滋病病毒的重大医疗事件：

1 月 26 日下午，我委接到浙江省中医院报告，因该院一位技术人员在某次技术操作中严重违反规程，该次操作涉及的治疗者可能存在感染艾滋病病毒风险。我委对此高度重视，迅速成立调查处置领导小组及专家工作组，立即组织有关单位和专家开展调查和处置工作，紧急对涉及的全部治疗者进行血液筛查，并启动相关责任人调查追责工作。

经查，此次传染源为一名治疗者在治疗过程中因个人原因在医院外感染艾滋病病毒，浙江省中医院一名技术人员违反"一人一管一抛弃"操作规程，在操作中重复使用吸管造成交叉污染，导致部分治疗者感染艾滋病病毒，造成重大医疗事故。经疾控机构检测，确诊 5 例。

浙江省委、省政府高度重视，主要领导对此事多次做出指示批示，要求本着对人民健康高度负责的态度，全力做好感染者治疗、关怀等工作，依法依规严肃查处责任人。

我委已组织专家根据感染者具体情况采取了规范化治疗和相应的干预措施，并责成有关单位全力做好感染者的关怀和赔偿等后续工作。同时，举一反三，在全省范围内开展医疗安全大排查，认真检查和严格规范医疗操作管理，坚决防止类似事件发生。

目前，有关部门已对省中医院相关责任人做出严肃处理：免去院长的行政职务和党委副书记职务，给予党内严重警告处分；免去党委书记的党内职务和副院长的行政职务；撤销分管副院长职务，免去其党委委员并给予党内严重警告处分；撤销检验科主任职务；免去医务部主任职务；免去院感科科长职务。

直接责任人以涉嫌医疗事故罪，由公安机关立案侦查，并已采取刑事强制措施。

跟踪相关后续报道，杭州上城区法院于 2017 年 12 月 12 日以涉事医师犯医疗事故罪，判处其有期徒刑 2 年 6 个月。

**（二）本事件的重大意义**

本事件不仅是重大舆情事件，同时也是涉及医院感染暴发、艾滋病防治相关法律法规执行的重大事故。医疗机构及相关责任人在事故中负有不可推卸的法律责任。浙江省省卫生健康委员会在接报后立即启动突发卫生公共事件相应预案措施，执行突发事件应急报告制度，国家相关部门在事件接报后的两周时间内进行了事件信息的收集、分析、报告、通报，有效进行事实信息发布和相关应急响应与处置，体现了国家相关管理及执法部门对此次突发公共卫生事件相关责任人追究法律责任的执法力度。

**（三）本案例的应急管理启示**

随着传播科技和通信技术的迅猛发展，"全媒体、大传播"格局初具雏形，国内外传

统媒体舆论与国内外新媒体舆论相互交织。当今，全主题、全对象、全渠道、全符号、全形态、全天候和全球空间这"七全"共同构成了"全媒体、大传播"格局，成为卫生应急沟通媒体环境的重要组成部分。无论是传统媒体与新兴媒体之间，还是不同新网络媒介应用形态之间，用户的接触和使用习惯都发生了巨大变化，即从传统媒体转向新兴媒体，从传统的网络应用转向新兴的应用形态，如微博和微信等。

在互联网上流行的对社会问题不同看法的网络舆论，是社会舆论的一种表现形式，是通过互联网传播的公众对现实生活中某些热点、焦点问题所持的有较强影响力、倾向性的言论和观点，即网络舆情。网络舆情是以网络为载体，以事件为核心，广大网民情感、态度、意见、观点的表达、传播与互动，以及后续影响力的集合。

网络舆情是社会舆情的一种表现形式。在网络舆情中"人们熟悉的舆情状态被打破，意见主体的'真实'遇到前所未有的挑战，使舆情的权威性受到冲击，无限放任的观念为网络提供极其危险的言论，舆情危机随时可能出现，错误的舆情引起社会混乱，并导致制造和追随舆情的人陷入被声讨的困境"。因此，必须对网络舆情进行观测和引导。如不能正确地引导舆情，掩盖了信息传播的真实情况，就有可能形成"舆情危机"，造成网络群体性事件。

同时，在公共卫生应急事件的风险沟通中，要体现人文关怀，建立相互信任，要利用便利的渠道与媒介形式，搜集来自民众的态度、意见和建议，提高自身的"公众参与"能力，同时要从受众的角度出发，在沟通中要体现对事件中的利益相关者，特别是患者受害者的关注与关爱，体现人文关怀，这也是社会公共责任的一种表现[4]。

查阅《艾滋病防治条例》《突发公共卫生事件应急条例》等相关法律法规，本章节作者认为，面对当今网络媒体突发卫生公共事件的卫生应急沟通、舆情引导尤为重要，需要在充分把握上述媒体格局的基础上，有效选择媒体，开展有效传播，提升舆论引导能力和应急沟通效果，为避免危机发生"第一时间"做出应急响应，在有效途径公布事件真实信息、卫生应急响应措施及处置，将占领舆论制高点。

（刘欣）

# 参考文献

1. CHEN DONG, LIU CHUNMEI, GUANG HAO, et al. 2007—2017 年中国重特大自然灾害事件特征及规律分析. 中国急救复苏与灾害医学杂志，2019，14（04）：301 – 304.

2. 张路亚，丁元元. 上海市原副市长回忆 1988 年上海甲肝大暴发. 2020-03-10. http://www. inewsweek. cn/society/2020-03-10/8742. shtml.

3. 王祖敏. 武汉"封城"76 天：浓缩一个国家的战疫轨迹. 2020-04-08. https://baijiahao. baidu. com/s? id = 1663385174859509020&wfr = spider&for = pc.

4. 王晓华，朱明刚. 数读舆情：2016 年以来典型的 42 起案例盘点. 人民网，2016-11-18. http://yuqing. people. com. cn/n1/2016/1118/c405625-28880100. html.

5. 中央政府网. 国家突发公共事件医疗卫生救援应急预案，http://www. gov. cn/yjgl/2006-02/26/content_ 211628. htm.

6. 中央政府网. 突发公共卫生事件应急条例，http://www. gov. cn/zhengce/2020-12/26/content_ 5574586. htm.

7. 中央政府网. 国家突发公共事件总体应急预案，http://www. gov. cn/jrzg/2006-01/08/content_ 150878. htm.

8. 中央政府网. 中华人民共和国传染病防治法实施办法，http://www. gov. cn/zhengce/2020-12/25/content _5574766. htm.

9. 中央政府网. 上海市突发公共事件总体应急预案，http://www. gov. cn/yjgl/2006-01/27/content_ 173385. htm.

10. 乡镇医院遭雷击典型实例分析及防雷对策. http://www. doczj. com/doc/46fd6b6b65ce050877321365. html.

11. 杨岚. 河北发生历史罕见特大暴雨 造成重大人员伤亡和财产损失. 人民政协网综合，2016-07-24. http://www. rmzxb. com. cn/c/2016-07-24/934909. shtml.

12. 解哲琳. 石家庄市供水抢修最新进展：争分夺秒抢修保供水. 长城网，2016-07-23. http://news. hebei. com. cn/system/2016/07/23/017095769. shtml? from = singlemessage.

13. 河南商丘一医院突然断电，靠呼吸机维持的老人被"憋"身亡. 澎湃新闻，2014-12-25. https://m. thepaper. cn/newsDetail_forward_1288643.

14. 芒果妞妞. 1987 巴西核物质泄漏事件. 新浪网，2016-04-25. http://blog. sina. com. cn/s/blog_4e6f1417 0102w4hn. html.

15. 巴基斯坦爆发艾滋疫情近 400 人感染，八成为儿童. 2019-05-14. https://baijiahao. baidu. com/s? id = 1633466373684335104&wfr = spider&for = pc.

16. 斌斌. 联合国艾滋病规划署发布 2019 年全球艾滋病报告. 2019-07-17. https://news. mydrivers. com/1/ 636/636713. htm.

17. 马慧敏. 基于免疫理论的非常规突发事件应急管理主动免疫系统研究. 武汉理工大学，2010.

18. 钟永光，毛中根，翁文国，等. 非常规突发事件应急管理研究进展. 系统工程理论与实践，2012，32（5）：911 – 918.

19. 刘丹，王红卫，祁超，等. 非常规突发事件应急指挥组织结构研究. 中国安全科学学报，2011，21（7）：163 – 170.

20. 武旭鹏，夏登友，李健行. 非常规突发事件情景描述方法研究. 中国安全科学学报，2014，24（4）：159 – 165.

21. 闪淳昌. 应急管理：中国特色的运行模式与实践. 北京：北京师范大学出版社，2011：102.

22. 左熊. 突发气象灾害应急管理研究与实践. 北京：气象出版社，2011.

23. 曹杰，于小兵. 突发事件应急管理研究与实践. 北京：科学出版社，2014.

24. 孔令栋，马奔. 突发公共事件应急管理. 济南：山东大学出版社，2011.

25. 陈安，陈宁. 现代应急管理理论与方法. 北京：科学出版社，2009.

26. 王陇德. 突发公共卫生事件应急管理——理论与实践. 北京：人民卫生出版社，2008.

27. 滕姗. 医院应急管理工作的探讨与实践. 医院管理论坛，2019，36（02）：51 – 79.

28. 谭琳琳，郝向阳. 医院突发公共卫生事件应急管理现状及策略分析. 智慧健康，2018，4（4）：23 – 25.

29. San Mateo County Health Services Agency Emergency Medical Services. The Hospital Emergency Incident Command System. State of California Emergency Medical Services Authority. California, 1998, 1：1 – 9.

30. 尚春明，贾抒，翟宝辉，等. 发达国家应急管理特点研究. 城市发展研究，2005（06）：66 – 71.

31. 单虎，丁帅，杨善林. 基于多属性匹配的突发事件应急管理决策模型. 中国科技论坛，2014（04）：129 – 134.

32. 辛衍涛. 医院应急管理的研究进展. 中国急救复苏与灾害医学杂志，2008（3）：158 – 160.

33. 夏保成. 西方应急管理学科内涵初探. 中国应急管理，2009（10）：15 – 20.

34. 顾林生，刘静坤. 澳大利亚城市灾害应急管理的新思维. 城市与减灾，2004，4：17 – 20.

35. 郭济. 政府应急管理实务. 北京：中共中央党校出版社，2004.

36. 薛澜，钟开斌. 突发公共事件分类、分级与分期：应急体制的管理基础. 中国行政管理，2005（02）：102 – 107.

37. Independent Study IS230, Principles of Emergency Management. Emergency Management Institute, 2003.

38. 龚维斌. 危机事件中的社会心理管理. 云南行政学院学报，2004，1：58 – 60.

39. Hazards Risk Management. Federal Emergency Management Agency：Higher Education Project，2004.

40. Glossary. Ministry of Civil Defense and Emergency Management.

41. 王飞，邱海鸥，王乐民. 新医改形势下医院应急管理体系的建设和评估. 外科研究与新技术，2014，3（01）：74 – 78.

42. 计雷，池宏，陈安等突发事件应急管理. 北京：高等教育出版社，2005.

43. 马成立. 开展灾害社会学研究的构想. 社会学研究，1992（01）：65 – 69.

44. 郑静晨. 美国国家应急医疗救援体系的建设与启示. 中国行政管理，2014，1：119 – 123.

45. 辛衍涛. 医院应急管理的脆弱性分析. 中国应急管理，2008，4：35 – 39.

46. 赵然. 医院的风险管理和危机处理. 黑龙江医学，2008，32（8）：631 – 632.

47. 牟明福. 发达国家应急管理理念探析. 中共贵州省委党校学报，2015，2：100 – 105.

48. 罗伯特·希斯. 危机管理. 王成，宋炳辉，金瑛，译. 北京：中信出版社，2001.

49. 魏海斌. 危机管理视野下医患冲突化解机制研究. 医学与社会，2015，28（01）：51 – 54.

50. 王飞，邱海鸥，王乐民. 新医改形势下医院应急管理体系的建设和评估. 外科研究与新技术，2014，3（01）：74 – 78.

51. 贾铁武. 灾害公共卫生应急的能力建设. 疾病监测，2003，18（4）：143 – 145.

52. 程红群. 吴乐山. 陈文亮. 等. 军队医院的应急医学救援. 解放军医院管理杂志，2006，13（2）：118 – 119.

53. 吴群红，杨维中. 卫生应急管理. 北京：人民卫生出版社，2013：7 – 151.

54. 马慧敏. 基于免疫理论的非常规突发事件应急管理主动免疫系统研究. 武汉理工大学，2010.

55. 钟永光，毛中根，翁文国，等. 非常规突发事件应急管理研究进展. 系统工程理论与实践，2012，32（5）：911 – 918.

56. 刘丹，王红卫，祁超，等. 非常规突发事件应急指挥组织结构研究. 中国安全科学学报，2011，21（7）：163 – 170.

57. 武旭鹏，夏登友，李健行. 非常规突发事件情景描述方法研究. 中国安全科学学报，2014，24（4）：159 – 165.

58. 闪淳昌. 应急管理：中国特色的运行模式与实践. 北京：北京师范大学出版社，2011：102.

59. 榆林一院公布监控截图：跳楼产妇曾两次下跪. 凤凰资讯，2017-09-06.

60. 陕西产妇坠楼事件陷罗生门：产妇马茸茸坠亡前的 29 小时. 网易，2017-09-07.

61. 回归尊重凝聚"产房里的共识". 人民日报，2017-09-07.

62. 王晓伟，何冰娟. 临床不良护理事件管理与案例分析. 北京：中国医药科技出版社，2017.

63. Heavy rain damages operating rooms at Lexington hospital. 2012-11-12. https://myfox8.com/news/heavy-rain-damages-operating-rooms-at-lexington-hospital/.

64. 张义凌. 江苏徐州一所医院病房墙体被暴雨冲毁 病人 3 死 1 伤. 2018-08-19. http://news.sina.com.cn/s/2018-08-19/doc-ihhxaafy7369747.shtml.

65. Houston's Hospitals Treat Storm Victims and Become Victims Themselve. 纽约时报，2017-08-28.

66. 王安俊，姚春景，罗双玲. 乡镇医院遭雷击典型实例分析及防雷对策. 科技与生活，2010，19：5 – 5.